Vadim Tschenze
Vadims Methode

W0174939

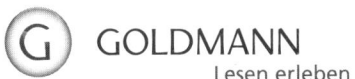

GOLDMANN
Lesen erleben

Buch

Vadim Tschenzes Großmutter Baba Walja war eine bekannte Heilerin in Russland. Von ihr hat er viele Heilungsrituale gelernt sowie die typisch russische Auffassung, dass Heilen etwas mit dem Austausch von Energien zu tun hat. Auf dieser Auffassung beruht auch »Vadims Methode«. Der Autor erklärt, wie man Energie fokussiert, um die Lebenskraft zu stärken, und wie man negative energetische Einflüsse ausschaltet. Seine Methode kann jeder Mensch leicht erlernen und anwenden und damit spektakuläre Ergebnisse erzielen.

Autor

Vadim Tschenze, geb. 1973 in Usbekistan, lebt und arbeitet unweit von Konstanz am Bodensee in der Schweiz. Sein Wissen über die Parapsychologie, Naturheilkunde und Spiritualität ist ein Familienerbe, denn seit vielen Generationen arbeitet seine Familie im Bereich Heilen und spirituelle Beratung. Vadim Tschenze selbst beschäftigt sich seit dem zwölften Lebensjahr mit schamanischem Geistheilen und mit dem Medizinrad sowie mit dem Thema Karmabewältigung und Planetencode. Zudem entwickelte er das schamanische Aurakorrektur-Verfahren, das mittlerweile Heiler in der ganzen Welt benutzen.
Er leitet seit Jahren die Vadim Tschenze Akademie für Geistheilen, Schamanismus und Medialität in Tägerwilen bei Kreuzlingen am Bodensee und ist Autor zahlreicher erfolgreicher Bücher.
http://www.vadimtschenze.ch

Vadim Tschenze

Vadims Methode

Heilung mit programmierten Energien

GOLDMANN

Hinweis: Alle Angaben wurden nach bestem Wissen und aktueller Fachkenntnis sorgfältig erstellt. Dennoch erfolgen alle Angaben ohne Gewähr. Der Verlag und die Autoren übernehmen keine Haftung für eventuelle Schäden, die aus den im Buch gemachten Hinweisen resultieren. Weiterhin möchten wir Sie darum bitten, bei Krankheit oder Beschwerden ungewisser Herkunft jegliche Selbstmedikation zu unterlassen und unbedingt einen Arzt oder einen Heilpraktiker aufzusuchen, damit dieser eine Diagnose stellen kann.

Der Verlag weist ausdrücklich darauf hin, dass im Text enthaltene externe Links vom Verlag nur bis zum Zeitpunkt der Buchveröffentlichung eingesehen werden konnten. Auf spätere Veränderungen hat der Verlag keinerlei Einfluss. Eine Haftung des Verlags ist daher ausgeschlossen.

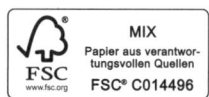

MIX
Papier aus verantwortungsvollen Quellen
FSC® C014496

Verlagsgruppe Random House FSC® N001967

4. Auflage

Originalausgabe Juli 2014
© 2014 Wilhelm Goldmann Verlag, München,
in der Verlagsgruppe Random House GmbH
Umschlaggestaltung: Uno Werbeagentur
Umschlagmotiv: Fine Pic c/o Zero Werbeagentur
Lektorat: Ingrid Lenz-Aktaş
WL · Herstellung: cb
Satz: Fotosatz Amann, Memmingen
Druck: GGP Media GmbH, Pößneck
Printed in Germany
ISBN 978-3-442-22073-1
www.goldmann-verlag.de

Besuchen Sie den Goldmann Verlag im Netz
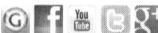

Inhalt

Dank

Wie jeder Blinde weiß, dass es Licht gibt, und wie jeder Kranke weiß, dass auch die Gesundheit existiert, so sollte jeder Mensch wissen, dass es eine göttliche Kraft gibt, die alles zusammenhält. Vertrauen Sie auf diese Kraft!

Ich bedanke mich bei all meinen Lesern und Schülern, die mich bei meiner Arbeit motiviert haben. Ich danke auch allen, die mir bei der Erstellung dieses Buches von Anbeginn zur Seite standen. Mein besonderer Dank gilt meiner gesamten Familie, meinen Ahnen und dem Verleger.

Ihr Vadim Tschenze

Vorwort

*»Alles wirklich Wertvolle kommt nicht aus dem Ehrgeiz
oder aus dem Pflichtgefühl, sondern aus der Liebe und Ehrfurcht
gegenüber Menschen oder objektiven Dingen.«*
Albert Einstein

Lieber Leser,
jeder Mensch hat sehr verschiedene Kräfte in sich, die er oft nicht
einmal kennt. Auch Sie sind ein einzigartiges Wesen auf dieser
Erde. Ihre Gaben sind vielfältig. Jeder Mensch ist wie ein Universum – unendlich und unerforscht. Oft wollen Menschen ihre Gaben nicht annehmen oder nicht wahrhaben. Sie denken nicht, dass
diese Gaben existieren, und wenn sie sie erkennen, haben sie oft
Angst davor. Einige bekommen sogar Angst vor sich selbst. Diese
Angst ist jedoch überflüssig und grundlos. Wenn Sie das Herz ein-
schalten und den Kopf abstellen, sehen und fühlen Sie Ihre Gaben
deutlicher und lassen sie irgendwann zu. Danach fragen Sie sich
bestimmt: »Warum habe ich die mir gegebenen Kräfte nicht schon
früher benutzt?«

Geistheilen, Energieübertragung, Prana oder Chi – Begriffe, die
mittlerweile so gut wie jeder Mensch kennt, werden Ihnen immer
vertrauter. Dieses Buch ist eine Goldgrube für alle, die mit Energien arbeiten wollen und sich für die oben genannten Themen in-

teressieren. Nicht nur Theorie ist in diesem Buch zu finden, sondern viele praktische Tipps und Tricks als Komplettwissen zur sofortigen Umsetzung. Hier finden Sie die zusammengetragene Erfahrung meiner Familie sowie meine eigene Methode der Geistheilung mit programmierten Energien. Vieles habe ich durch meine bereits verstorbene Großmutter Walentina, auch Baba Walja genannt, überliefert bekommen, die als Kräuterfrau und Heilerin in Russland tätig war. An dieser Stelle sage ich ihr ein riesiges Dankeschön, dass es sie auf dieser Erde gab und dass sie in meinem Herzen ist.

Ich freue mich sehr, Ihnen dieses alte und das neue Wissen, das oft Wunder bewirkt, weitergeben zu können. Ich verwende in meiner Arbeit als spiritueller Therapeut altes Wissen aus dem russischen Schamanismus und der russischen weißen Magie sowie die neuen Erfahrungen der Energielehre zur Genesung meiner Klienten. All dies lege ich Ihnen nun auch als Buch vor. Sie haben die Möglichkeit, Notizen zu machen, die für eine Vertiefung hilfreich sind. Lassen Sie sich inspirieren und motivieren. Fühlen Sie sich willkommen!

Mit diesem Buch können Sie eine wunderbare energetische Reinigung und seelisch-körperliche Genesung erreichen und womöglich selbst zum Heiler werden. Falls Sie, liebe Leserinnen und Leser, in meinen Seminaren noch mehr lernen möchten, schreiben Sie mir bitte eine E-Mail an meine Akademie: *vadim@vadim tschenze.ch* oder besuchen Sie meine Homepage *www.vadimtschenze.ch.*

Ihr Vadim Tschenze

Kapitel 1

Heilwissen aus Russland – das alte Erbe der Familie oder Vadims Familienmethode

Das energetische Erbe

Einige Menschen erben Geld oder Häuser, andere bekommen Wertpapiere oder Schmuckstücke, und Dritte erben gar nichts. Ich habe auch ein Erbe erhalten und bin sehr froh darüber, dass ich dazu auserwählt wurde. Meine Erb-Schmuckstücke sind jedoch kein Geld oder Gold. Ich kam mit meiner Familie vor über 20 Jahren mit drei Koffern nach Deutschland, ohne etwas zu besitzen, und doch habe ich vieles mitnehmen können. Mein Erbe lag nicht in diesen Koffern, sondern in meinem Geist und in meiner Seele: kostbare Informationen und das geheime Heilwissen aus dem russischen Raum – Wissen, welches im Westen kaum bekannt ist.

Ich bekam es von meiner Familie als Bereicherung für mein Leben sowie das Leben meiner Mitmenschen und meiner Klienten und Schüler. Ich bin begeistert davon. Diese Begeisterung ist mit dem Gefühl vergleichbar, etwas Ausgefallenes im Leben geschaffen zu haben. Etwas, das Menschen weiterbringt und ihnen das Gefühl vermittelt, ein besonderes Wesen zu sein. Das Gefühl der Freiheit und der Weiterentwicklung.

Jeder Mensch stellt etwas Besonderes dar, nur merken viele nicht, dass sie etwas Besonderes sind.

Dieses Buch ist das Besondere für den besonderen Menschen – für Sie, mein lieber Leser.

Es ist für Menschen gedacht, die neue Informationen brauchen, um ihr Leben zu meistern, und für Menschen, die offen sind. Man sagt nicht umsonst: »Wer über Informationen verfügt, verfügt über geistige Macht, und diese ermöglicht ein echtes Leben auf diesem Planeten.« Diese geistige Macht wächst durch Lernen und durch Praxis.

Das »energetische Erbe«, wie ich es oft nenne, wurde von Mund zu Mund und teilweise schriftlich weitergereicht und landete irgendwann bei mir im Hier und Jetzt. Ich habe mir vorgenommen, dieses Wissen weiterzugeben, damit jeder davon profitieren kann.

In diesem Buch entdecken Sie ein *komplettes Wissen*, das Ihren Horizont bis ins Unendliche erweitern kann. Ich vermittle Wissen in einfachen Worten, damit es jeder, wirklich jeder, verstehen und anwenden kann. Alles wird Ihnen Schritt für Schritt erklärt, sodass Sie, mein lieber Leser, sofort alles ausprobieren können. Das alte Wissen meiner Familie lädt Sie in eine Welt der Geheimnisse ein.

Das Heilwissen der Familie

»Nicht die Dinge verwirren die Menschen, sondern die Ansichten über die Dinge«, so sagte Euripides. Welche Ansichten haben Sie? Glauben Sie vielleicht auch oft an alte Dogmen wie: »Dies ist nicht gut und nicht richtig« oder: »Jenes ist o. k., aber vielleicht nicht normal?« Sagen Sie mir bitte, was ist überhaupt normal in der heutigen Zeit? Die Welt ist nicht normal und unterliegt keinen allgemeinen Mustern. Jeder hat seine eigene Realität und lebt sein Leben allein. Menschen, die Sie begleiten, haben ihre persönlichen Realitäten, und Sie haben Ihre. Fremde Realitäten müssen mit Ihrer Wahrheit nicht übereinstimmen. In welcher Realität leben Sie, lieber Leser?

Haben Sie Angst, wenn Sie etwas Anderes, Besonderes machen? Haben Sie vielleicht Bedenken, dass Menschen Sie dafür kritisieren könnten oder sagen, dass Sie verrückt sind? Es spielt keine Rolle, wenn jemand sagt: »Er oder sie ist verrückt!« Verrückt sein heißt nur, anders und individuell sein. Ver-rückt eben. Somit sind alle Heiler ein wenig verrückt, weil sie das Besondere in der Welt sehen. Das Besondere muss nicht jeder verstehen. Es hilft jedoch anderen Menschen weiterzukommen. Einigen rettet dieses Wissen sogar das Leben. Denken Sie immer daran: Sie werden frei sein, wenn Sie nicht mehr bedenken, was andere über Sie sagen oder denken. Das ist das wichtigste schamanische Gesetz! Also befreien Sie sich von alten, nicht brauchbaren Dogmen.

Energiearbeit, Selbstheilung, Gesundbleiben, diese Begriffe sind mittlerweile in aller Munde. Menschen denken an diese Begriffe meistens erst dann, wenn ihnen etwas fehlt. Wenn sie erkranken oder unglücklich sind, dann denken sie an die Gesundheit. Wenn sie verlassen werden, dann denken sie an die Liebe. Muss das so sein? Leider ist es menschlich, wichtige Fragen zu spät zu stellen. Einfacher wäre es, dies bereits vorher zu klären, um sich auf die Geschehnisse vorzubereiten.

Meine Oma Walja, die mich schamanisch ausbildete, sagte oft: »Menschen machen oft ihre schönsten Jahre zu den unschönen, so werden die unschönen noch weniger schön.« Wie recht hatte sie mit dieser Aussage! Die meisten Menschen schätzen ihre schönen Jahre nicht und sind immer auf der Flucht. Sie haben keine Zeit für sich, verlieren dann den Boden unter den Füßen und rennen rastlos ins Nirgendwo. Das Leben ist jedoch nicht dazu da, um zu rennen, sondern um es zu genießen. Das ist ein spiritueller Gedanke, den ich von meiner Familie übernommen habe.

Erkennen Sie das Wichtigste im Leben – Ihre Gesundheit und Ihre geistige Entwicklung –, und werden Sie weise!

Das spirituelle bzw. das kosmische Denken erobert die menschlichen Seelen immer mehr. Die Menschen wollen endlich verstehen, was hier auf der Erde passiert, und es passiert von Tag zu Tag immer mehr. Die Zeit bleibt nicht stehen, und die Energie verändert sich auf dem Planeten schneller, als Sie denken können.

Ich nenne diese Zeit »Neuzeit«, Neuzeit der Erde. In dieser Zeit erkennen Menschen immer mehr von dem, was bis heute unsichtbar blieb. Auch Sie erkennen, dass es etwas gibt, das man mit den Händen nicht anfassen kann. Und es gibt nicht nur »etwas«, es gibt vieles, das wir Menschen nicht sehen können, und trotzdem existiert es. Man muss diese energetischen Dinge auch nicht beweisen. Das sind Tatsachen, die von der heutigen Wissenschaft, die in dieser Hinsicht in ihrer Entwicklung noch in den Kinderschuhen steckt, noch nicht erforscht wurden. Diese Energien existieren länger als die Menschheit selbst. Es sind unsichtbare Energien, die das menschliche Dasein bestimmen. Wissenschaftlich ist es bereits bewiesen, dass unsere Augen mehr Informationen wahrnehmen, als unser Gehirn zulässt. Also wird einiges »ausgefiltert«. Man kann jedoch das Gehirn und auch die Augen schulen, um mehr wahrzunehmen. Wie das geht, erfahren Sie in diesem Buch.

Irgendwann, vielleicht in hundert Jahren, ist die Wissenschaft so weit, diese Energien zu belegen. Heute nennt man sie »Wunder«. Was ist überhaupt ein Wunder? Ein Wunder überschreitet die Grenze Ihres Verstehens. Alles, was Menschen nicht verstehen, nennen sie »Wunder«. Hinter jedem Wunder liegt eine Grenze. Diese könnte schon heute erweitert werden, wenn Sie das zulassen.

Machen Sie einen Test: Sie nehmen einen Bleistift in die Hand und sehen ihn an. Was ist Ihr Gedanke in diesem Moment? Schreiben Sie ihn auf:

Was haben Sie aufgeschrieben? Sie konzentrierten sich bestimmt nur auf das, was Sie sehen oder mit der Hand fühlen konnten, nicht wahr? Sie haben bestimmt etwas in der Art aufgeschrieben wie hart, Holz, Mine oder auch braun oder grün? Dachten Sie auch daran, wer diesen Bleistift entworfen hat oder aus was die Mine des Bleistifts besteht? Oder was dieser Bestandteil der Mine, der Kohlenstoff, im Körper bewirken kann? Wohl eher nicht, und dies ist ein Teil Ihrer Grenzen.

In diesem Buch werden Ihre Grenzen erweitert oder gar aufgebrochen. So, dass Sie Ihr Leben erweitern können.

Wenn Sie die Energieabläufe dieser Welt verstehen, wird sich Ihr Dasein zum Positiven wenden. Geben Sie also Ihre Grenzen auf.

Für manche ist Energiematerie nur schwer zu verstehen. Ich selbst versuche seit über 20 Jahren, die Energiematerie zu erforschen und das erworbene Wissen in meinen Seminaren an die Menschen weiterzugeben. Nicht nur die Theorie, die man als Grundlage braucht, um das, was um uns herum passiert, zu verstehen, sondern auch eine praktische Anleitung muss vermittelt werden. Sie sind vermutlich in keiner schamanischen Familie aufgewachsen und denken gerade: »Tja, Vadim Tschenze hatte Glück und wurde mit dem Wissen schon in seiner Kindheit beschenkt, und was soll ich bitteschön tun? Ich habe keine schamanischen Vorfahren!«

Kein Problem, lieber Leser, dafür haben Sie mich und mein Buch. Meine Oma Walja sagte oft: »Das Wissen ist dafür da, um weitergegeben zu werden, sonst vergeht es.«

Am besten blenden Sie Ihre westliche Logik aus und schalten stattdessen Ihre Intuition ein. Menschen sind grundsätzlich keine Logiker, sie sind emotionelle, spirituelle Wesen. Wenn Sie Ihre Emotionen beachten und nach Ihrer Intuition leben, können Sie die geheimen Stellen Ihrer Seele entdecken und dadurch vieles verändern. Meine Familie lebt seit Generationen nach ihren Emotionen und ihrer Intuition. Der Kopf hatte nicht viel zu sagen.

»Lebe nach dem Herzimpuls, der sehr viel Energie besitzt, die Berge versetzen kann«, ist das Motto meines Lebens. Wenn man aus dem Herzen lebt, wird man auch von anderen Wesen gehört. Sie werden das merken, wenn Sie sich entschieden haben, das Wissen meiner Familie für sich zu nutzen.

Nehmen Sie Ihr Leben in die Hand und öffnen Sie JETZT Ihr Herz!

»Akzeptiere das Schicksal, aber verwandele es in Deine Bestimmung«, so lautet ein altes Sprichwort. Genau das sollte jeder Mensch tun.

Jeder Mensch verfügt über mehrere Gaben. Aber nicht jeder entdeckt sie. Schamanen sagen: »Der Mensch wird geboren, und auch sein Schicksal wird geboren. Er kommt im Keller eines Schlosses zur Welt und muss das Schloss, sein Leben, erforschen. Jeder Mensch bekommt also ein Schloss, manche bleiben jedoch lebenslang im Keller hocken ohne nach oben zu gehen und beschweren sich über ihr Leben. Sie haben ihre Schlösser nicht entdeckt ...« Dies sind wahre und weise Worte!

Wenn Sie sich entschlossen haben, Ihr Schloss zu erforschen und Teil meiner schamanischen Familie zu werden, dann kann ich Ihnen die Geschichte meiner Familie natürlich nicht vorenthalten.

Seit Hunderten von Jahren wird das Magische in meiner Familie gelebt und weitervermittelt. Die Naturmedizin, Kräuter und die Verbindung zur geistigen Welt gehören zu ihr wie die Luft zum Atmen. Auch für Sie, lieber Leser, werden viele Ereignisse zur Selbstverständlichkeit werden, wenn Sie beginnen zu verstehen. Magie ist eine Projektion von Lebensenergie, die vom menschlichen Willen dynamisiert werden kann. Genau das werden Sie lernen.

Bevor ich meinen eigenen Lebensweg offenbare, möchte ich Sie an der Geschichte meiner Vorfahren teilhaben lassen. Ich durfte von beiden Zweigen meiner Familie, dem Mutter- und dem Vaterzweig, viel lernen.

Meine Familie ist sehr groß. Ich habe Verwandte in Deutschland, Russland, Polen, Tschechien, England, Amerika, Kanada, der Schweiz, in Mittelasien und sogar in Australien und in Südamerika. Unabhängig davon, wo sie leben, haben all diese Menschen ihre schamanischen Wurzeln erhalten können.

Geboren bin ich in Mittelasien, in der ehemaligen Sowjetrepublik Usbekistan. Ich bin der Einzige, der dort geboren wurde. Meine Vorfahren kamen aus unterschiedlichen Gründen nach Usbekistan. Ihre Schicksalswege führten sie aus den verschiedenen Ecken der Welt zusammen.

Mein Vaterzweig

Die Geschichte beginnt im Jahre 1763 in Deutschland, genauer gesagt in Thüringen. Den Namen der Ahnen meines Vaters schrieb man damals »Schönsee«, dann »Czense«, später aus nicht bekannten Gründen »Tschense«. Als ich nach Deutschland kam, wurde er zu Tschenze umgeschrieben.

Die Familie lebte hier seit Jahrhunderten. Familienvater Eduard war ein evangelischer Pfarrer, seine Frau Margret führte den Haushalt mit neun Kindern. Es war seine zweite Ehe, aus der ersten entstammten auch drei Kinder. Die erste Ehe Eduards hatte nicht lang gedauert. Sie war vom Adel arrangiert worden. Eduard kam aus einer adeligen Familie, seine zweite Frau Margret kam aus dem Volk. Als das Leben in der thüringischen Provinz immer härter wurde und viele umsiedelten, suchten auch die Tschenzes ihr Glück im Osten. Aufgrund der Einladungsmanifeste von Zarin Katharina II. machten sich 1762 und 1763 rund 30.000 Deutsche auf den Weg nach Russland. Es ging zuerst nach Libau, heute *Liepāja*, an die Ostsee. Hier fand die Familie Zuflucht. Die Tschenzes lebten in dieser Gegend 115 Jahre ohne Unterbrechung, bis die Politik und Kriege ihre Nachkommen tiefer in den Osten ziehen ließen.

Sie entschieden sich, in die Ukraine, in die sogenannte Provinz Neurussland, zu gehen und dort ihr Glück zu versuchen. Am 15. Februar 1878 kamen die Nachkommen von Eduard Tschenze, sein Enkel Eduard, mein Ururgroßvater mit seiner Frau Emilie und neun Kinder, dort an. Sie widmeten sich der Landwirtschaft und schufen sich langsam eine neue Existenz. Eduard ging den gleichen Weg wie sein Großvater, auch er wurde Pfarrer, und auch er hatte neun Kinder mit seiner Frau.

Dann geschah etwas Schreckliches. Im Jahr 1917 ließ die Russische Revolution die Familie verarmen. Die schlaue Frau Tschenze hatte aber »geheime Verstecke«, die das »bessere« Leben der Familie weiterhin ermöglichten. Die Jahre vergingen, die Familie durfte nun in einer Kolchose arbeiten und dort auch eigenes Vieh halten.

Der Sohn von Eduard und Emilie, auch Eduard genannt, heiratete seine geliebte Rosa, die aus einer sehr armen Familie kam. Dies war jedoch keine Schande. Schließlich war er nicht der erste adelige Eduard, der eine Frau aus dem Volk zur Ehegattin nahm.

Adel heißt nicht gleichzeitig Reichtum, sondern Manieren, und Manieren kann man lernen. So lernte Rosa nicht nur Manieren, sondern auch das Schreiben und das Lesen. Rosa Tschenze legte in ihrer freien Zeit Karten, orakelte, sammelte Kräuter für die Familie und schrieb ihre Rezepte für ihre Kinder und Enkelkinder nieder. Ein kleines Rezeptbuch mit Salben- und Teerezepten von ihr habe ich immer noch. Ihm entnahm ich eine interessante Einreibung gegen Schmerzen: Rosa füllte ein Glas mit fünfprozentigem Weinessig und legte eine alte Nadel und ein rohes Ei hinein. Die Mischung blieb drei Tage stehen, bis sich die Eischale und die Nadel aufgelöst hatten. Das Ei ohne Schale zerlief, und die Masse wurde zusammengemischt. So entstand eine Salbe für Rheumakranke. Ich nenne diese Einreibung bis heute »Rosas Einreibung«. Dann kam das Jahr 1937. Der Stalinismus herrschte im Lande, und alle Deutschstämmigen wurden aus ihren Orten tief in die kasachischen Steppen vertrieben. Auch Eduard und Rosa mussten gehen. Ein paar Jahre nach der Umsiedlung in die kasachische Stadt Taldykorgan starb Eduard, und Rosa blieb ohne ihren Mann zurück. Als Älteste in der Familie musste sie sich nun um alles kümmern. Oma Rosa (meine Urgroßmutter), ihre Schwiegertochter Danida (meine Oma) und ihr Sohn Edmund (mein Opa) schufen sich eine neue Existenz. Nach dem Zweiten Weltkrieg arbeitete Danida Tag und Nacht in der Schule, und ihr Mann Edmund hatte seine Landwirtschaft und machte die Buchhaltung. Rosa kümmerte sich ums Haus.

Ich habe die alte Oma Rosa selbst noch als Kind kennengelernt. Wie viel Würde und Stolz, Lebenserfahrung gemischt mit den Spuren, die die Vertreibungen hinterlassen hatten, sah man in ihrem Gesicht. Die Augen aber waren auch mit über 90 Jahren immer noch jung und klar. Ihr Sohn, mein Opa Edmund, starb vor ihr an einem Herzinfarkt. Es gibt nichts Grausameres, als das eigene Kind zu verlieren. Zum Trauern hatte Rosa jedoch keine Zeit. Sie musste weiterleben und die Familie zusammenhalten.

Danida hatte Edmund sehr jung geheiratet. Sie bekamen fünf Kinder, eines davon war mein Vater Waldemar. Zwei Geschwister verstarben. Doch hielt die Familie zusammen: Rosa, Danida, zwei Schwestern meines Vaters und er selbst. Sie erhielten ihre deutsche Kultur und sprachen Altdeutsch, mit alten Worten, die heutzutage kaum jemand versteht. So hießen z. B. Tomaten »Rote Potatos«. Und als Kind sagte mein Vater, wenn ich nicht hören wollte: »Geh in de Eck!«

Mein Vater Waldemar sprach als Kind bis zu seinem sechsten Lebensjahr Deutsch als Muttersprache. In der Schule lernte er später Russisch. Als wir nach Deutschland kamen, war er der Einzige, der die deutsche Sprache gut beherrschte. Waldemar war kurz nach dem Zweiten Weltkrieg geboren worden. Nach dem Tod seines älteren Bruders sollte er seinem Vater Edmund helfen, die Familie zu ernähren. Doch Edmund starb, als Waldemar neunzehn und in der Armee war. Von diesem Moment an lag die Versorgung der Familie auf seinen Schultern.

Waldemars Mutter Danida hatte mehrere Schicksalsschläge zu verkraften, doch diesen verwand sie nie. Ich besuchte meine Großmutter Danida ab und zu im Schwabenland. Bis in ihr hohes Alter blieb sie das Oberhaupt der Familie. Sie liebte die Natur und unternahm viele Spaziergänge. Im Wald sprach sie mit den Bäumen und sammelte die Zutaten für ihre Kräutertees. Ihre verstorbene Schwester Meita und ihr Mann Edmund standen ihr aus der geistigen Welt bis zum letzten Atemzug zur Seite. Sie kommunizierte mit beiden, bis sie in ein Koma fiel. Die letzten Jahre verbrachte sie in diesem Zustand in ihrem Bett. Sie konnte nicht sterben. Bei der Diagnose, die sie hatte, galt sie als lebendes Phänomen. Ich wusste aber, warum sie nicht gehen konnte. Als Kind hatte ich im Traum die Information erhalten, dass sie erst nach meinem Vater sterben könne. Dies ist genau so eingetroffen. Mein Vater starb im Frühjahr 2008 und Danida im Sommer desselben Jahres. Beide gingen Hand in Hand ins Licht. Was meinen Vater angeht, so erhielt ich Jahre vor seiner Diagnose im Traum die Information, dass er früh gehen werde. Es gibt unsichtbare Kanäle der Kommunikation zwischen Erde und Himmel, und sie funktionieren. Mein Vater starb mit 59, im selben Alter wie auch sein Vater und sein Onkel. Ist dies Karma?

Mein Mutterzweig

Die Familie meiner Mutter – mein Mutterzweig, der mir das schamanische Erbe übergab – hatte eine besondere Geschichte. Hier durfte ich sehr viel für mein Leben lernen. Diese Familie ist einzigartig, und Sie werden viele Parallelen zu meinem Vaterzweig finden.

Die Ahnen meiner Mutter kommen ursprünglich aus der Gegend von St. Petersburg. Ein Teil der Familie lebte jedoch in Moskau und in Kasan. Um 1765 gehörte die Familie zum Hof der Romanow-Dynastie. Über diese Zeit ist nur bekannt, dass sich einige aus der Familie mit Heilung und Medizin beschäftigt haben. Ab dem Jahr 1889 wird die Familiengeschichte meiner Mutter deutlicher. Wir schreiben also das Jahr 1889 in Moskau. Die Vorfahren meiner Mutter kamen aus der Familie des adeligen Russen Schuwalow. Michail Fomitsch Schuwalow (mein Ururgroßvater) heiratete mit neunzehn Fekla Iwanowna (meine Ururgroßmutter), eine russische Bäuerin. Eine aus dem Volk zu heiraten, galt als Verrat an der Heimat, dem Mütterchen Russland. Gegen diese Eheschließung sträubte sich der Adel und schloss Michail aus. Er bekam nur ein Stück Land, weit weg in der russischen Pampa, und etwas Geld zum Überleben. Michails Vorbild war Graf Leo Tolstoi, der trotz seiner adeligen Abstammung die Bedürfnisse und Nöte des Volkes kannte. Michail lebte in der Natur und mit den Menschen, die er liebte und die aus dem Volk kamen. Aus der Ehe mit Fekla gingen neun Kinder hervor: Klaudia, Anna, Anastasia (meine Urgroßmutter), Maria, Alexandra, Sergej, Stepan, Peter, Jurij. Die Familienmitglieder vollzogen Heilrituale, ehrten das schamanische Wissen und beschäftigten sich mit Kräutern und Edelsteinen. Der Familienvater arbeitete auf dem Bauernhof, und seine Frau Fekla verbrachte ihre Zeit mit den Kindern und beim Nähen. Sie legte Karten und bereitete Tees und Salben zu. Sie galt als Kräuterfrau des Dorfes. So verlief ihr Leben bis zur Russischen Revolution.

Auf der Flucht vor den Kommunisten gelangte die Familie in den sibirischen Ort Slawgorod im Altai, tief in der sibirischen Provinz. Damals war Slawgorod ein echtes Dorf, heute hat die Kleinstadt über 30.000 Einwohner. Fekla legte großen Wert auf die Ausbildung ihrer Kinder und half in der sibirischen Stadt in einer Schule aus. Sie unterrichtete Französisch und Russisch. An den Abenden empfing sie Menschen zu Hause und behandelte sie nach ihren schamanischen Rezepten, legte Hände auf und besprach ihre Leiden.

Eines Tages sah ich die alten Fotos (ca. 1880) der Schuwalow-Familie mit Fekla (S. 25, links) und die der Familie meines Vaters (rechts) an. Ich hielt sie nebeneinander und staunte: Die Ähnlichkeit von Fekla Schuwalowa mit der von Emilie Tschenze war verblüffend. Zwei Frauen, die sich nie kennengelernt haben, beide aus dem Volk, die adelige Abkömmlinge liebten, sahen sich auch äußerlich sehr ähnlich. Beide hatten neun Kinder und erlitten ähnliche Verluste. Was für ein Karma!

Die Schuwalows blieben im Altai. Diese Gegend mit ihren Berglandschaften gilt als Kraftort. Das Schicksal führte sie dahin, wo sie eine enorme Naturkraft tanken konnten. Die starke Energie des Altai ist eine universelle Quelle. Bilder des Gebirges gelten heute als heilend. Der Altai liegt im Grenzgebiet von Südsibirien, Kasachstan und der Mongolei. Es ist das Land der Schamanen.

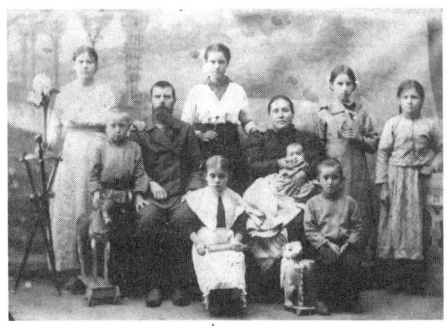 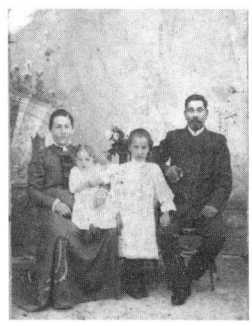

Der Altai hat nicht umsonst in uralter Zeit den Namen »Goldener Berg« bekommen. Trotz des Tourismus gibt es hier immer noch unentdeckte Orte und Geheimnisse. Die Berge bewahren viele Legenden, und irgendwo im Altaigebirge ist sogar das sogenannte Tor zum sagenhaften Schambalah verborgen. In den dünn besiedelten Bergen mit seinen Gletschern und Wasserfällen leben bis heute Bären, Schneeleoparden und andere Wildtiere. Vor Kurzem las ich in der Presse einen interessanten Artikel: In Südsibirien wurde der Fingerknochen einer 30.000 Jahre alten Frau gefunden, deren Gene sich von jenen des modernen Menschen und des Neandertalers unterscheiden. Forscher des Max-Planck-Instituts für evolutionäre Anthropologie in Leipzig entdeckten einen gänzlich neuen Genpool des Menschen. Und dort lebten meine Vorfahren!

Zurück zur Familiengeschichte. Es vergingen die Jahre, die Generation wechselte. Meine Urgroßmutter Anastasia, Feklas Tochter, blieb in Slawgorod. Sie heiratete Filipp und bekam vier Kinder: Peter, Nikolai, Walentina (meine Oma Walja) und Gregori. Eines Tages verschwand der kleine Gregori in den Bergen und wurde nie mehr gefunden. Anastasias Ehemann starb kurz danach, und so musste sie ihre drei noch relativ kleinen Kinder alleine erziehen. Sie machte dies gut und arbeitete Tag und Nacht, um ihre

Sprösslinge großzuziehen. Ich kann mich an sie gut erinnern, auch wenn ich sie zum letzten Mal als Fünfjähriger gesehen habe. Als Kind hörte ich oft, wie meine Urgroßmutter Anastasia Französisch sprach, sie verlernte es nie. Am Wochenende legte sie ihre Karten und orakelte. Tagsüber arbeitete sie als Näherin, und nach der Arbeit unterrichtete sie auch privat Französisch. Anastasia war hellsichtig und beriet Menschen in Not. Sie kannte sich mit Kräutern aus und lehrte ihre Kinder, im Einklang mit der Natur zu leben. Später, während des Zweiten Weltkrieges, zog sie nach Usbekistan und blieb dort.

2007 hatte ich ein interessantes Erlebnis in meiner Akademie am Bodensee. Eine Schülerin erzählte ihre Erlebnisse aus den Zeiten, als sie in Usbekistan lebte. Sie kommt wie ich aus der Stadt Fergana und ist seit 20 Jahren in Deutschland. 1975 war sie bei meiner Urgroßmutter Anastasia zu einer Beratung. Dieses Treffen hat in ihrer Seele viel hinterlassen, da sich die erhaltenen Informationen über Jahre hinweg bestätigt haben. Sie erzählte über meine Urgroßmutter, und ich war fasziniert, wie sie auf Menschen zu ihrer Lebenszeit gewirkt hatte. Anastasia Michailowna verstarb 1977, als ich noch ein kleiner Junge war. Zu ihrer Beerdigung kamen Hunderte von Menschen. Obwohl ich noch sehr klein war, kann ich mich relativ gut an sie erinnern. Ich nannte sie Babulka (kleine Oma), was von Baba (Oma) abgeleitet wird. Ich hatte als Kind drei Frauen um mich: meine Mutter, Urgroßmutter Babulka und meine Oma Baba Walja. In unserer Familie sind fast alle Frauen sehr alt geworden, auch Babulkas Schwestern wurden alle über 90 Jahre alt. Mein Vater hatte immer wieder gescherzt: »Ihr Frauen jammert und werdet alt, wir Männer jammern nicht und sterben früh.« So war es auch in seinem Fall, er starb mit 59, im gleichen Alter wie sein Vater und sein Onkel. Ich glaube nicht an Zufälle und denke, auch das ist karmisch bedingt.

Baba Walja – Heilerin Russlands

An dieser Stelle möchte ich ein paar Zeilen meiner Oma Walja, der Tochter Anastasias, widmen. Walentina Filippowna oder, wie ich sie nannte, Baba Walja, die Mutter meiner Mutter, war meine wahrhaftige Lebenslehrerin. Ihr verdanke ich das, was ich heute bin. Baba Walja lehrte mich ihr geheimes Wissen über Schamanismus und über die Natur. Baba, die Heilerin, war eine Frau mit einem großen Herzen. Sie übernahm die Gabe von ihrer Mutter Anastasia und gab mir einen großen Teil davon weiter. Sie lebte in Sibirien, bis der Zweite Weltkrieg ausbrach, 1942 siedelte die Familie nach Usbekistan um. Meine Oma Walja ging erst später wieder zurück nach Russland. Bis zu ihrem Tod war sie dort als Heilerin bekannt. Sie erhielt ihre eigene Gesundheit durch Kräuter, Aniswodka und Energiearbeit und half auch anderen Menschen, gesund zu bleiben.

Ihr Leben war nicht leicht. Sie kam als junge Frau mit ihrer Mutter nach Usbekistan in die sogenannte Etappe, wo man Kleider und Geschirr für die Front, also für die Armee, fertigte, die sich im Krieg befand. Der Krieg ging zu Ende, und das mehr oder weniger normale Leben kehrte zurück. Walja heiratete Sergej. 1949 wurde sie schwanger mit meiner Mutter und arbeitete weiter als Näherin und Schneiderin. Walentina war eine sehr angesehene Frau, die alle liebten. In der Fabrik betreute sie bedürftige Mitarbeiter, und in ihrer Freizeit half sie ihnen und heilte ihre Leiden. Sie war immer für alle da.

Ihre Mutter Anastasia war in der gleichen Nähfabrik beschäftigt. Beide bekamen Anerkennung von Menschen und Medaillen vom Staat. Als Anastasia in Rente ging, übernahm Walentina die Leitung der Fabrik, und Anastasia ging ihrer Gabe nach – sie beriet ihre Klienten zu Hause.

Walentina bekam zwei Kinder und ließ sich anschließend schei-

den. Sie ging ihren Heiler-Weg ohne ihren Mann, der diese Gabe
nicht verstand. Sie entschied sich für ihre Berufung. Nach der Arbeit empfing sie Kranke und arbeitete mit Ritualen. Ich kenne sie
als Heilerin, ihre Tätigkeit als Leiterin der Fabrik habe ich kaum
mitbekommen. Ich war noch zu jung. Walentina hat ihre Kinder
alleine großgezogen, so wie ihre Mutter es getan hatte. In diesen
Jahren erlebte sie viele Vorfälle und Prüfungen. Sie behielt ihre
Würde und half Menschen weiter, jeden Tag und jede Stunde. Ihr
half keiner außer der Familie. Als ich zur Welt kam, stand sie meiner Mutter zur Seite und unterstützte sie tagtäglich. Zu ihr passt
das Sprichwort »Die Frau kann ein laufendes Pferd stoppen und
in ein brennendes Haus hineinspazieren« sehr gut.

Erdbeben und Überflutungen sind in Usbekistan keine Seltenheit. Es schüttet und fließt, sagt man bei uns. »Die Götter prüfen
unsere Liebe«, sagte Walentina. Als ihr Haus 1967 unter Wasser
stand und regelrecht zerstört wurde, versuchte sie, die wertvollsten
Sachen zu retten. Das waren Fotos der Familie und ein altes Klavier. Das Haus brach zusammen, nur eine Ecke im Westen blieb
stehen. Genau darunter stand das alte Erbstück. Zehn Soldaten
zogen das Klavier heraus, kurz danach sind die Wände eingestürzt.
Aber sie retteten das gute Stück, und so konnte meine Mutter später darauf üben. Walja war überglücklich, dass niemandem etwas
geschehen war. Sie sagte: »Das Geld kann man verdienen, die Gesundheit nicht.« Auch ich habe später auf dem Klavier gespielt,
dem Erbstück aus den Adelszeiten der Familie. Es steht bis heute
im Haus meiner Oma, wo mein Onkel mit seiner Familie wohnt.
An dieses Klavier kann ich mich sehr gut erinnern, sogar an seinen
Klang. 1980 kam eine Musiklehrerin zu uns nach Hause und sprach
mit meinen Eltern: »Der Junge hat das Zeug dazu, lassen Sie ihn
spielen.« Ich bekam Klavierunterricht, doch irgendwann hörte ich
damit auf. Mich interessierte viel mehr, was Oma Walja tat – ihre
Heilvorgänge und Zauberrituale im Garten mit ihren Kräutern.

Meine Mutter Larissa kam 1950 zur Welt. Sie war das erste Kind in der Familie, ihr Bruder Alexander, mein Onkel, wurde vier Jahre später geboren. Walentina ermöglichte ihrer Tochter das Studium der Ingenieurswissenschaft und ihrem Sohn Alexander eine technische Ausbildung. Sie lebte im Einklang mit der Natur und lehrte dies auch ihre Kinder. Sie impfte ihnen eine wichtige Tatsache ein: Energetisch ist alles möglich! Walja lehrte sie, ihre Gaben anzunehmen und auf die Zeichen zu achten.

In ihrem Haus fehlte es nie an frischen Kräutern oder Naturprodukten: Hagebuttentee, Kresse, Baumwoll-Öl, Sanddornbeeren, getrocknete Früchte oder auch Aufgesetzter mit Nüssen und Wurzeln.

Die schamanische Kräuterlehre bekam ich als Kind von ihr vermittelt. Sie sagte: »Pflanzen geben uns ihre Seele.« Kaum jemand wusste über Heilpflanzen und Edelsteine so viel zu erzählen wie Baba Walja. Sie war diejenige, die auch mir den Impuls gab, Menschen zu heilen und sie zu beraten. Ihre Helfer waren Energien, Gebete, ihr Glaube und die Pflanzengeister. Sie sagte mir einmal: »Auch das wird dein Weg sein, Menschen zu helfen, ob du es möchtest oder nicht, du wirst geführt.« So ist es auch geschehen. »Du gehst dahin, wohin du musst, und kommst da an, wo es von deiner Seele geplant wurde«, waren ihre Worte, die in meinen Ohren noch bis heute nachklingen.

Baba Walja arbeitete jahrelang mit ihren eigenen Methoden, nicht nur mit alten Methoden, sondern sie entwickelte immer wieder etwas Neues. Sie sagte mir einmal: »Nicht alle alten Energien sind noch so stark, wie sie es einmal waren. Die Quellen sind fast leer. Es gibt jedoch neue Energien, die zur Erde kommen, und diese sollte sich jeder Heiler zunutze machen. Du wirst das sehen und finden.«

Heute arbeite ich mit von Baba Walja überlieferten Methoden, die ich mit diesen neuen Energien tatsächlich verknüpfe. Dadurch geschieht die Heilung schneller und ist viel effektiver.

Walentina Filippowna reiste sehr viel. Sie behandelte Menschen im Altai, in Usbekistan und am Kaspischen Meer. Im Sommer lebte sie bei uns in Usbekistan, dann zog sie weiter. Ich besuchte sie in den Ferien oft in ihrem Haus auf dem Lande.

Eines Tages habe ich beobachtet, wie meine Oma ihre Heilvorgänge durchführte: Zum Heilen nahm sie immer ihre alte Emailleschüssel, füllte sie mit Gartenerde und stellte sich anschließend barfuß darauf. Danach betete sie und legte ihre Hände auf den Rücken des Klienten. Durch diesen Vorgang leitete sie die »Dämonen« aus dem Körper des Erkrankten in die Erde und befreite so seinen Körper. Doch bevor sie einen neuen Klienten behandelte, tauschte sie die Erde aus. Die alte Erde warf sie in einen speziellen Kasten hinter ihrem Haus. Eines Tages bat sie mich, die Erde zu entsorgen und in den Kasten zu werfen, doch ich warf die Erde einfach auf das kleine Kartoffelfeld. Ich verwischte die Spuren und ging wieder spielen. Nur eine halbe Stunde später hielt mir meine Oma eine ordentliche Standpauke. Alle Kartoffeln waren eingegangen, und sie wusste, dass ich dahintersteckte. Die negative Energie ihres Klienten, die in die Erde übergegangen war, hatte die Pflanzen getötet. Schade, dass ich das als Kind nicht wusste.

Als kleiner Junge war ich oft ein Querdenker und sehr eigensinnig. Ich mochte z. B. die Natur, aber keine Spinnen. Ich liebte Bienen, aber keine Wespen. So habe ich es vermieden, in Babas Garten die Stellen, wo Spinnen lebten, zu besuchen. Meine Oma sagte jedoch, dass das Spinnennetz sehr gut für die Wundheilung sei. Daher hatte sie in ihrem Garten einen Platz, wo Spinnen leben durften. Das war eine Horrorstelle für mich. Erst vor Kurzem haben Wissenschaftler herausgefunden, dass Spinnweben tatsächlich die beste Heilmöglichkeit für Wunden am Körper bieten. Heute gibt es sogar Spinnen-Farmen, auf denen Spinnweben gewonnen werden. Schamanen wussten schon immer, was sie mit Spinnweben machen konnten.

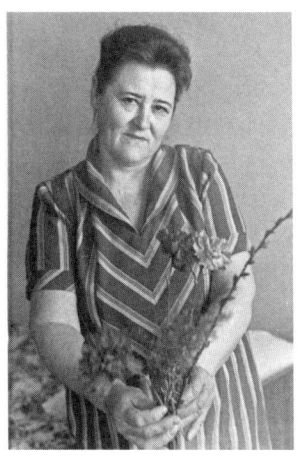

Später, als wir 1991 nach Deutschland gingen, ging Oma Walja ganz nach Russland zurück. Ihr Sohn und seine Familie folgten ihr. Unser Angebot, mit nach Deutschland zu gehen, lehnte sie strikt ab. Sie sagte: »Ich werde in diesem Land gebraucht und kann meine Bedürftigen nicht im Regen stehen lassen. Zudem kann man alte Bäume nicht umpflanzen, da sie sonst sterben. Sie brauchen ihre gewohnte Umgebung und Energie.« Wir akzeptierten diese Entscheidung schweren Herzens.

Baba Walja ging nach Russland, wo sie bis ins hohe Alter arbeitete. Erst kurz vor ihrem Tod sagte sie, dass sie mit der Arbeit aufhöre und ein halbes Jahr für sich selbst brauche, um sich auf die schöne Reise vorzubereiten. Das war exakt ein halbes Jahr vor ihrem Gehen. Übrigens, ihren Todestag hat sie vier Jahre zuvor vorausgesagt – und sie hatte auch damit recht. Sogar die Todesuhrzeit hat gestimmt. Die letzten sechs Jahre war sie nach einem Schlaganfall fast blind. Sie regenerierte innerhalb von drei bis vier Wochen ihren Körper und konnte die Lähmung besiegen, damit sie weiter arbeiten konnte. Zum Thema Blindsein hatte sie jedoch eine eigene Meinung. Sie sagte: »Ich habe von dieser kranken Welt genug gesehen, heilen kann ich noch besser, wenn ich sie nicht mehr sehe.« An ihrem Todestag stand sie sehr früh auf und ging in die Küche der Schwiegertochter. Sie bereitete ein Brot mit Butter, aß es und ging wieder. Sie rief nach ihrer Schwiegertochter und nach ihrem Sohn, bedankte sich für ihre Unterstützung, umarmte sie noch einmal und legte sich wieder in ihr Bett. Eine halbe Stunde später schlief sie für immer ein. So war sie, die Frau der Natur, meine liebe Baba Walja.

Ich kam zur Welt und lächelte

Ende 1971 lernte meine Mutter meinen Vater Waldemar kennen. Mein Vater besuchte damals seinen Onkel Eduard, Onkel Eddi, in Usbekistan. Waldemar war nur ein paar Tage da und traf meine Mutter. Das war eine Führung und kein Zufall – wie aus heiterem Himmel entflammte eine neue Liebe. Als er Larissa sah, entschloss er sich, sie sofort zu heiraten. Nach einem halben Jahr kam diese karmische Ehe zustande, sie dauerte 35 Jahre. 2008 starb mein Vater an Krebs.

Ich kann mich an Onkel Eddi, der eine große Rolle bei dieser Führung gespielt hatte, erinnern. Er starb 1980, ich war damals in der ersten Klasse. Ich kann mich erinnern, dass er im Sarg lag wie ein lebendiger Mann. Das war meine zweite Begegnung mit dem Tod, die erste war mit meiner Uroma Anastasia. Ich hatte vor Leichen keine Angst. Auch das verdanke ich meiner Oma Walja. Sie hatte mir einmal gesagt: »Wenn du Angst vor einem Verstorbenen hast, fass ihn kurz an seinem Fuß an, und die Angst vergeht.« Das tat ich dann auch. Nach Eddis Tod erbte mein Vater einige seiner Fotos und Bücher. Ein Teil davon ist heute in meinem Besitz.

Im Jahre 1973 wurde dann in Usbekistan ein Junge geboren, der den Namen Vadim bekam. In einer russischen Familie warteten die Familienmitglieder gespannt auf ihn. Er kam zur Welt und lächelte. Das war ein putziger Knabe, der von der ersten Minute seines Lebens an eine große Klappe hatte. Er ließ sich nichts gefallen und schrie, wenn er etwas bekommen wollte. Keiner aus der Familie konnte ihn beruhigen, außer seiner Oma Walja und seiner Oma Anastasia, die sich bereits seit Jahren mit der Heilung der Seele beschäftigten und Menschen halfen. Wie das Leben dieses Jungen weiterging, was aus ihm geworden ist und wie er sein Leben heute als Lebensberater und Schamane lebt, werden Sie erfahren, denn dieser Junge war ich.

Ich wurde am 10. August 1973 geboren. Nach langem Warten kam ich endlich zur Welt. 23.45 Uhr, an einem Freitag, 3.100 Gramm schwer und 51 cm groß. Ich hatte schwarze bzw. pechschwarze längere Haare, was die Krankenschwester gewundert hat. Sie sagte:»Oh, das ist ein Schamanenkind.«

So hat meine Geschichte in Usbekistan begonnen, in einem Land zwischen Bergen und Flüssen, in einer grünen Oase in Mittelasien. In einem Sommer mit 36 Grad Celsius im Schatten, in einer Stadt namens Fergana, feierte man in der Familie Tschenze die Geburt von Sohn Vadim. Viele Bekannte und Freunde kamen, um meinen Eltern zu gratulieren. Es wurde gegessen und getrunken, die Feier ging über mehrere Tage.

Lange vor der Geburt hatten meine Eltern schon überlegt, welchen Namen das Kind bekommen sollte. Bis zur Geburt dachten alle, es käme ein Mädel zur Welt, das Irina heißen sollte. Die werdende Mutter Larissa sprach zu dem Kind in ihrem Bauch: »Irotschka, bald ist es so weit, und du kommst zu uns, ich freue mich so auf dich!« Die anhaltenden Nierenleiden meiner Mutter während der Schwangerschaft ließen sie jede Stunde vor der Geburt zählen. Doch »Irotschka« ließ sich Zeit. Erst eine Woche nach dem offiziellen Termin kam das Kind endlich. Das erste Wunder geschah – es war ein Junge! Was für eine Überraschung. Ein neuer Name musste her, und zwar so schnell wie möglich. Viele Vorschläge wurden von den Verwandten gemacht: Eduard, Michael, Alexander oder Nikolai. Doch Larissa entschied sich für einen besonderen, seltenen Namen – Vadim. Sie hörte ihn im Traum. Obwohl der Name selten war, war er ein echter russischer Name mit einer tiefen Bedeutung. Es war bestimmt kein Zufall, denn der Name prägte später mein Leben.

Welche Bedeutung dieser Name hat, darüber sind sich die Linguisten bis heute nicht einig. Doch nicht die Bedeutung des Namens und nicht der Traum allein haben die entscheidende Rolle bei der Auswahl gespielt. In einem alten Buch las meine Mutter, dass der Name Vadim dem Kind Gesundheit und Glück verleihen sollte. Vadim-Kinder sollten lebensfroh, seelisch gut entwickelt, gesprächig und offen werden. Solche Kinder sind wie kleine Lämmer, springen durch die Zimmer, freuen sich über die Natur im Park oder im Wald und haben unheimlich viel Energie. Nicht zuletzt spielte auch eine Rolle, dass so ein Vadim-Kind eine soziale Berufung haben soll, die es zum Beruf umsetzt und ein Menschenhelfer wird. Der Name steht symbolisch auch für Tüchtigkeit, Führungsqualitäten sowie die Liebe zu den Mitmenschen. Im Sommer geborene Vadims sollen zusätzlich einen geschmeidigen Charakter haben. So fiel die Entscheidung, Irina zu Vadim umzubenennen, leicht, und so bekam ich meinen Namen, der mein Leben bis heute bestimmt.

Ein zweites Wunder brachte ich auch mit: Nach meiner Geburt verlor meine Mutter ihre Nierenerkrankung. Die Pyelonephritis (Nierenbeckenentzündung) war wie weggeblasen. Eine jahrelange Leidensgeschichte war zu Ende gegangen. Keiner konnte es erklären, es ist jedoch eine Tatsache. Noch immer ist sie schmerzfrei.

Heute bin ich ein Schamane der alten russischen Tradition. Schamane zu sein ist für mich ein Lebensstil und keine Bezeichnung. Jeder kann zu diesem Lebensstil finden. Ich fand ihn durch meine Vorfahren, und Sie können ihn durch mein Werk finden. Da es keine Zufälle gibt, ist es auch kein Zufall, dass Sie dieses Buch gerade in Ihren Händen halten, es wird Ihr Denken anregen.

Dieses Buch über die Energiearbeit meiner Vorfahren kombiniert mit meiner Methode ist seit Jahren geplant. Ich habe es in relativ kurzer Zeit geschrieben, hatte jedoch nicht vor, es so schnell zu veröffentlichen. Daher auch seine eher belletristische Art. Doch entschied ich mich später dazu, das Buch einem breiten Publikum zur Verfügung zu stellen. Es ist geschrieben für die, die nicht die Äußerlichkeiten lieben, sondern den tieferen Sinn des

Geschehens hier auf der Erde erkennen wollen. Für die, die etwas für sich tun und lernen wollen, um das eigene Leben neu zu überdenken und um herauszufinden, wofür man geboren ist.

Ich habe in diesem Kapitel Menschen gezeigt, die mein Leben bereicherten. Einige hier beschriebene Personen sind Freunde der Mutter Erde, Helfer des Universums, die auch in schweren Zeiten ihre Gaben behielten und sich für die Weiterentwicklung der Menschen zur Verfügung stellten, egal was geschah. Das sind Menschen, die erkannt haben, in welcher Zeit sie leben.

Erkennen auch Sie, in welcher Zeit Sie leben. Alles hat eine Seele und einen Geist. Jeder hat seinen Weg, seine Realität und seine Aufgaben.Ich habe echte Führung in meinem Leben erhalten und es leichter als viele andere Kinder gehabt. Drei Frauen (Oma, Uroma und Mutter) behüteten mich nach bestem Wissen und Gewissen. Ich wurde geschützt und »natürlich« erzogen. Von klein auf lernte ich, dass ein Mensch zur Natur gehört und nicht von ihr getrennt werden darf. Ich bin jedoch zwischen zwei Feuern aufgewachsen: der Familie meiner Mutter, die schamanisch lebte, und der Familie meines Vaters, die zwar die Natur schätzte, sich jedoch als gelehrt ansah. Die Familie meiner Mutter ehrte und lebte das schamanische Wissen und hat nie den Kontakt zur Natur unterbrochen. Ihr war es egal, was andere gedacht oder gesagt haben. Die Familie meines Vaters liebte die Natur ebenso, ging jedoch in den letzten Generationen den wissenschaftlichen Weg. Hier findet man Lehrer, Professoren und Ärzte.

Später entschied ich mich dafür, ein Seelen-Therapeut zu werden. Auf der Suche nach echter Berufung erlernte ich jedoch mehrere Berufe. Dieser Weg war lang. So war ich zuerst Fotolaborant und Fotograf, danach lernte ich Wickler und Elektromonteur. Als wir nach Deutschland kamen, erlernte ich die Zahntechnik und machte, nachdem ich meinen Gesellenbrief in der Tasche hatte, eine Heilpraktiker-Ausbildung. Zwischendurch versuchte ich mich in den Bereichen Versicherung, Eventmanagement und in der Spiritualität. Durch verschiedene Lehren erfuhr ich, was ich wirklich will – Menschen zu helfen, und zwar so schnell wie möglich.

Ich komme aber noch kurz zu meiner Kindheit. Meine Mutter machte immer Notizen, die ich später als Tagebuch vorgelegt bekam. Ich musste sehr lachen, als ich es zum ersten Mal gelesen habe.

Aus den Notizen meiner Mutter:

5. Oktober 1973
Er sieht in die Seelen hinein.

1. November 1973
Er wird irgendwann Bücher schreiben, das sagt mir mein Gefühl. Viele Bücher …

15. November 1973
Sein Ohr ist leider entzündet. Die Ärztin hat Penizillin-Spritzen verschrieben, das werden wir jedoch nicht machen. Mama hat etwas Hausgemachtes aus der Naturapotheke. Mal schauen, ob es hilft und für die Therapie ausreicht, bis jetzt haben ihre Mittel immer geholfen. Sie ist eine Kräuterhexe durch und durch.

19. November 1973
Sein Ohr ist geheilt. Mama hat mit Gebeten und einer Natursalbe gezaubert.

14. Januar 1974
Über Mama hat eine Zeitschrift berichtet. Sie schrieben einen langen Artikel, wie gut sie arbeitet und dass sie eine ausgezeichnete Führungskraft ist. Mama hat den Artikel aber nicht gut

aufgenommen, sie will nicht prominent sein. Auch Babulka wurde im Artikel erwähnt und der kleine Vadim. Schon mit seinem ersten Lebensjahr ist er in der Presse. Was mag wohl später kommen?

So weit die Notizen meiner Mutter. Wenn ich sie heute lese, wundere ich mich nicht, dass mein Lebensweg so ist, wie er ist. Aber noch ein paar Ereignisse, die mein Leben in der Kindheit geprägt haben, möchte ich Ihnen nicht vorenthalten:

Eines Tages kam eine Nachbarin zu Besuch und borgte sich von meiner Oma Walja einen Emaillekochtopf. Wochen vergingen, sie brachte den Topf nicht zurück. Als Baba Walja sie fragte, wo ihr Topf wäre, reagierte die Nachbarin bösartig und sagte, dass Walja den Topf nie mehr sehen würde und dass sie sich rächen werde. Sie kam zu uns nach Hause und schaute mich kurz an, dann ging sie. An diesem Tag war ich wie ausgewechselt, ich aß nicht mehr und weinte nur. Abends rief die Nachbarin an und sagte zu meiner Oma: »Na, ich habe dir gezeigt, dass das Kind leiden wird. Ich habe meinen bösen Blick auf das Kind geworfen!« Meine Oma war außer sich, sie führte ein Reinigungsritual durch und betete zwei Tage lang, um mich zu schützen. So bekam ich meine erste Einweihung. Sie besprach zusätzlich noch mein Foto zum Schutz, sodass niemand etwas Magisches durch das Foto machen konnte. Als der Schutz aufgebaut war, kam die Nachbarin mit dem Topf angerannt, weil sie ihre böse Energie zurückbekam. Sie litt, Tränen standen in ihren Augen. Sie bat um Hilfe und schwor, dass sie so etwas nie mehr im Leben machen werde. Meine Oma verzieh ihr.

Meine Schutzengel hatte ich immer bei mir. Zwei Vorfälle zeigen das: Es war ein heißer Sommer. Ich spielte auf der Veranda vor der Wohnung, und plötzlich explodierte etwas. Meine Mutter rannte sofort auf die Veranda und roch Parfum. Jemand hatte eine Flasche dort hingestellt, und die Sonne schien so heiß, dass die

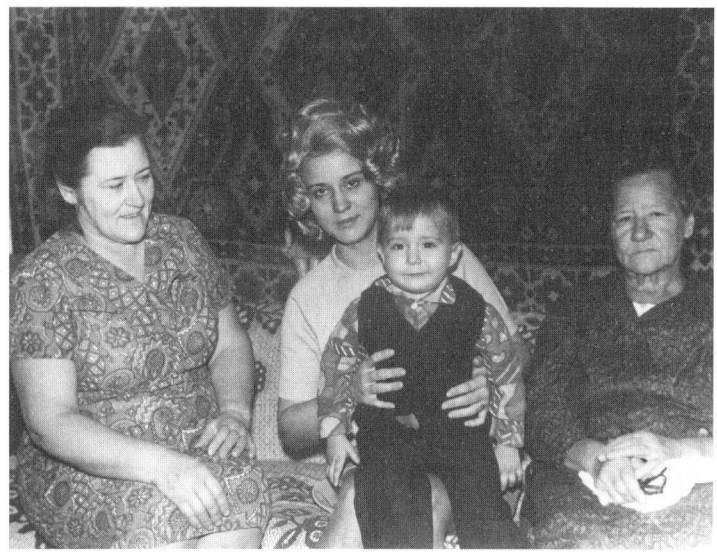

von links: Baba Walja, meine Mutter mit mir und Urgroßmutter Anastasia

Flasche explodierte. Meine Engel behüteten mich vor allen Verletzungen. Überall lagen Glasscherben, ich hatte nichts abbekommen.

Der zweite Vorfall ereignete sich kurze Zeit danach. Ich spielte auf dem Boden vor einem Schrank und schraubte an etwas herum. Eine schwere Eichentür fiel ein paar Millimeter von meinem Kopf entfernt vor mir auf den Boden. Ich blieb unversehrt, nichts war mir geschehen. Mein Freund Dimitri kam aus Russland. Seine Eltern, beide Offiziere der russischen Armee, kamen nach Usbekistan wegen ihrer Arbeit. Wir lernten uns mit dreizehn Jahren kennen, als die Familie Dimitris in die schöne Stadt Fergana zog. Wir freundeten uns schnell an. Dimitris Mutter Jeanna kam gebürtig aus der Ukraine. Als ihre Mutter nach der Tschernobyl-Katastrophe starb, hat sie ihren Weg zur Spiritualität gefunden. Für ihre Mutter waren spirituelle Themen ein Tabu gewesen. Das

Thema interessierte Jeanna jedoch immer sehr. Nach dem Tod ihrer Mutter erzählte sie mir diese Geschichte: Als ihre Mutter gestorben war, fuhr sie zu ihrer Beerdigung. Dort übernachtete sie in einem alten Haus der Nachbarin. In der Nacht wurde sie geweckt. Ein kleiner Mann stand an ihrem Bett und lächelte. Das war ein Gnom oder ein Hausgeist. Jeanna war zuerst sehr erschrocken, konnte sich jedoch schnell beruhigen, und der kleine Mann verschwand wieder. Die Hausbesitzerin sagte ihr am nächsten Tag, dass der kleine Mann das Haus schütze und Gubelus heißen würde. Als Jeanna mir dies erzählte, klang es für mich wie eine normale Begegnung. Ich kannte ähnliche Erzählungen bereits aus der Familie. Denn Hausgeister gibt es tatsächlich.

Meine ersten geistigen Erfahrungen

Meine Kindheit ging vorüber, die Jugend kam. Immer wieder litt ich als pubertierender Junge an Gerstenkörnern. Eines Tages hatte ich sogar drei Gerstenkörner an jedem Auge. Die Schmerzen waren unerträglich. »Es reicht jetzt!«, sagte meine Oma Walja und besprach sie mit Gebeten. Es dauerte gute zehn Minuten. Die Gerstenkörner verschwanden und kamen nie mehr wieder. Das Gebet lautete: »Gerstenkorn, verschwinde und vergehe wie die Sonne in der Nacht für immer!« Der Spruch hatte gewirkt! Sie spuckte anschließend auf meine Augen, und tatsächlich kenne ich diesen Schmerz bis heute nicht mehr.

Fasziniert haben mich auch die täglichen Rituale meiner Oma Walja. Da konnte ich stundenlang zusehen. Sie zelebrierte viele Rituale mit Feuer und Wasser. Bei sich im Garten hatte sie eine Feuerstelle. Bei uns zu Hause machte sie ihren Feuerzauber in einer speziellen Ahnenschale. Ich liebte diesen Duft der Kräuter. Auch eine Reinigung der Wohnung gehörte immer dazu, diese vollzog sie immer mit dem zweiten Schnee eines Jahres. Oma Walja rollte alle Teppiche im Haus zusammen und brachte sie auf die mit dem Schnee bedeckte Wiese. Die Teppiche wurden ausgelegt und ordentlich durchgeklopft. Sie sagte: »Nicht nur der Staub vergeht, auch die negative Energie, die am Teppich haftet.« Am gleichen Tag reinigte sie die gesamte Wohnung mit Rauch und Kerzen. Sie nahm einen Löffel, erhitzte ihn auf einer Kerzenflamme und gab ihre selbst hergestellte Räuchermischung aus Salbei und verschiedenen Kräutern hinein. Mit diesem Löffel ging sie im Uhrzeigersinn durch alle Räume, reinigte die Ecken und betete. Anschließend lüftete sie alle Zimmer und zündete Kerzen an. In der Zwischenzeit gab sie mir ihre rote »geheime« Tasche mit ihren Medaillen und Auszeichnungen zum Sortieren. Damit spielte ich sehr gerne.

Rituale gehörten zu meinem Alltag. Ich erschuf immer wieder eigene und faszinierte meine Kameraden damit. In Usbekistan war dies jedoch eher der Alltag, und niemand zweifelte an ihrer Wirkung. Einmal im Monat kamen sogar Hodschas genannte Pilger und beräucherten die Gehwege der Stadt.

In meiner Kindheit und Jugend bereiteten meine Oma Walja und meine Mutter viele Heilmittel selbst zu. So lernte ich einige Rezepturen für Aufgesetzten, Heilweine und Essige sowie Marmeladen. Besonders ist mir die Löwenzahnmarmelade in Erinnerung geblieben. Diese Marmelade fördert die Verdauung, und sie schmeckt lecker. Dazu verwendet man Löwenzahnblüten, Karotten und Tomaten mit Zucker. Auch die Herstellung von sogenanntem lebendigem Wasser wurde mir gezeigt. Mit einem speziellen, selbst hergestellten Gerät wurde der Wasserstrom, der aus der Leitung kommt, in zwei Teile geteilt.

Als ich zehn Jahre alt war, machte ich diese spirituelle Erfahrung: Wir waren in Moskau zu Besuch bei Verwandten. Plötzlich bekam ich Fieber. Es verging drei Wochen lang nicht, ich fühlte mich aber mehr als gut, obwohl ich glühte wie eine Glühbirne. Zufälligerweise hatten meine Verwandten in Moskau einen Freund, der sich mit Biophotonen-Messungen auskannte und sich mit dem Thema Körperenergie beschäftigte. Er riet meiner Mutter, meine Körperenergien messen zu lassen. Das tat sie dann auch. Wir gingen in ein Institut und ließen mich durchchecken. Die Energie der Hände war enorm erhöht, sodass sogleich folgende Diagnose gestellt wurde: »Das Kind kann mit den Händen heilen, sonst ist alles o. k.« Meine Mutter war nicht überrascht, eigentlich hatte sie es bereits gewusst. Um das Fieber zu senken, wurde mir geraten, barfuß zu laufen. So konnte ich die Energieüberschüsse ableiten, was ich auch tat. Seit dieser Zeit habe ich nie mehr im Leben Fieber bekommen. Das Handauflegen habe ich natürlich sofort in die Tat umgesetzt. Dies mussten alle über sich ergehen lassen, angefangen von unseren Haustieren bis hin zu den Nachbarn. Besonders Baba Walja musste immer mein Versuchskaninchen spielen. Sie bekam meine Hände mehrmals am Tag aufgelegt.

In meinem zwölften Lebensjahr erlebte ich die echte Begegnung mit der heiligen geistigen Welt: Ich hatte einen Unfall als Beifahrer in einem PKW. Ich saß vorne. Plötzlich raste ein Auto in meine Seite. Nach dem Zusammenprall stand ich auf einmal vor dem Wagen und konnte alles sehen: mich, den Fahrer sowie weitere Insassen. Auch das Ehepaar auf dem hinteren Sitz. Ich wusste nicht, was passiert war. Ich sah eine kurz während Dunkelheit, dann viel Licht, und schon stand ich vor dem Auto und beobachtete alles, was geschah. Ich konnte sehen, wie sich die Insassen verhielten und wie mein Körper darin saß. Kurze Zeit später war ich wieder in meinem Körper und spürte Schmerzen. Ich empfand keine Angst vor dem Tod. Ich war also in einen Unfall verwickelt und hatte kurzfristig meinen Körper verlassen. Dieses Ereignis warf natürlich Fragen über Fragen auf. Genau dieser Tag war wie eine Initialzündung für meine spirituelle Tätigkeit. Ich wollte wissen, was es alles außer dem Sichtbaren gibt und wie diese Welt funktioniert. Meine Oma Walja betete für mich und sagte nach diesem Unfall: »Deine Engel waren sehr fleißig!«

Ein Jahr später brach ich mir meinen linken Fuß beim Sport. Es war ein offener Bruch, der Knochen schaute heraus. Aber ich konnte mich mit Hilfe der geistigen Vorstellungskraft gut heilen. Die Schwellung verging schnell. Ich stellte mir mehrmals vor, mein Fuß sei abgekühlt und der Knochen sei ganz. Die Röntgenaufnahmen zeigten schon nach drei Wochen, dass der Knochen zusammengewachsen war. Ärzte zweifelten sogar an ihrer Diagnose, denn das Knochenbild zeigte nicht einmal mehr einen Riss.

Ich verwende meine geistige Vorstellungskraft auch heute noch. So verrenkte ich denselben Fuß vor Kurzem auf meinem Balkon. Durch die geistige Vorstellung, der Fuß sei nicht geschwollen, vergingen die Schmerzen ziemlich schnell. Am nächsten Tag war ich bei meinem Arzt, um den Fuß ansehen zu lassen, und wurde von ihm zurechtgewiesen: »Herr Tschenze, wenn so etwas passiert, sollte man nicht drei bis vier Tage warten, sondern sofort abklären lassen, ob nichts gebrochen ist. Der Fuß ist ja schon ganz blau!« Ich sagte, dass es erst am Abend zuvor passiert sei. Mein Arzt konnte es nicht glauben. Mit dem Geist kann man eben vieles bewegen.

Irgendwann vergeht die Kindheit, und wir werden erwachsen.

1991 verließen wir Usbekistan. Dort war ein Bürgerkrieg ausgebrochen. Wir gingen nach Russland und kamen anschließend nach Deutschland, in die alte Heimat meines Vaters. Wir standen im Schnee, mit drei Koffern und nichts als unseren Händen. Die Familiengeschichte wiederholte sich zum zigsten Mal. Auch wir gingen in ein anderes Land, um dort zu leben. Wir waren angekommen – das neue Leben begann.

Zuerst besuchte ich eine Sprachschule in Waldkraiburg, danach begann meine Lehre als Zahntechniker im Allgäu, die ich mit dem Gesellenbrief abschloss. Nebenbei half ich meinen Eltern in ihrem Gartendomizil und züchtete meine Kräuter.

Nach ein paar Jahren begann meine Heilpraktiker-Ausbildung neben meinem Beruf. Die geistige Arbeit übte ich nebenbei aus, bis der Tag kam, an dem ich mir sagte: »Ich will Geistheilung praktizieren und Menschen darin unterrichten!« In diesem Moment startete ich meine selbständige Tätigkeit mit Seminaren und Beratungen. In der Zwischenzeit hatte ich einige Zeichen vom Universum bekommen, die ich nicht wahrhaben wollte. Ich arbeitete noch in einem Zahntechniker-Labor in München, die Arbeit machte mir zwar Spaß, doch es mangelte mir an menschlichen Kontakten. Ich wollte direkt mit Menschen und nicht mit ihren Zahnabdrücken arbeiten. Plötzlich bekam ich Ekzeme. Meine beiden Hände quollen auf, und nichts half. Damals dachte ich: »Was wollt ihr denn von mir?« Ich schrieb die Kündigung, und die Ekzeme verschwanden nach ein paar Wochen. Man lernt jedoch oft nicht schnell genug. Als ich mit dem Gedanken spielte, ins Labor zurückzukehren, kamen die Ekzeme wieder, bis ich es schließlich akzeptierte und mir schwor, ich würde meinen Heilerweg weiter verfolgen und nie mehr ins Labor gehen. Seit diesem Moment habe ich keine Hautprobleme mehr.

Zwischenzeitlich schrieb ich mein erstes kleines Buch und übte mich weiter in geistiger Arbeit. Später folgten weitere Bücher sowie Fernsehauftritte, Beratungen und Kurse. Ich erlebte eine energetische Revolution. Heute sage ich, dass die Neuzeit-Impulse mich schon damals angeschubst haben. Mittlerweile arbeite ich fast ausschließlich geistig und lehre meine Schüler Heilung, Zukunftsdeutung und Kosmologie.

Ist es Schicksal, krank zu werden?

»Vadim, ich bin gestern schon gegen neun Uhr ins Bett gegangen und habe ganz tief geschlafen. Ich bin wegen des Schnees schon in der Nacht aufgestanden und habe Schnee geschippt, stundenlang. Seit der Energiearbeit, die du geleistet hast, habe ich viel mehr Power und fühle mich einfach fit. Auch heute habe ich an die zehn bis elf Stunden Schnee geschippt und bin immer noch nicht müde. So etwas hab ich noch nie erlebt, unglaublich!«, schrieb eine Kundin nach einer Energieübertragung, die sie von mir bekam. Solche Resonanz kann nur Freude bringen, und das Wichtigste dabei ist: Jeder kann es, auch Sie!

Das Thema dieses Buches ist die Heilung der Seele, des Körpers und des Geistes. Ich sehe meine Aufgabe darin, das alte Heilwissen aus Russland in den deutschsprachigen Raum zu bringen, um Menschen zu helfen, die wahren Werte dieses Daseins zu erkennen.

Viele Menschen sind energetisch nicht mehr in der Lage, etwas im Leben zu bewegen. Es ist auch menschlich, bequem zu sein. Schuld daran sind meistens die Menschen selbst, weil sie sich nicht abgrenzen können oder sich selbst psychisch oder physisch nach unten ziehen. Einige leben das Leben, ohne darüber nachzudenken, wozu ihnen das Leben überhaupt geschenkt wurde. Dies kann energetisch schaden. Andere leben, um zu leben, lieben das Leben und genießen jede Sekunde des Daseins. Sie freuen sich, dass ein neuer Tag beginnt, und bleiben froh und fit. Eine besondere Stellung in deren Dasein haben Energien, die sie umhüllen. Was können Sie selbst tun, um gesund zu bleiben oder zu werden?

Ist es Schicksal, krank zu werden? Nein, auf keinen Fall! Jeder kann etwas für seine eigene Heilung tun. Mein altes Wissen aus der Familienschatztruhe, kombiniert mit meinen eigenen Erfahrungen in der Energielehre, die ich seit fast 20 Jahren erforsche und anwende, gebe ich in diesem Buch gerne an Sie weiter. Sie, mein lieber Leser, sind ab sofort mein Schüler in Schamanismus, Geistheilen und Medialität. Sie können lernen, sich selbst und anderen zu helfen. Sie erfahren die Heilung des Geistes, der Seele und des Körpers. Dieses Buch wird Ihnen helfen, das Leben zu genießen und seelisch sowie körperlich fit und entspannt zu bleiben oder zu werden. Das Verstehen der Energie macht es möglich, sie richtig einzusetzen und zu verwenden. Diese Methode, die ihre Wurzel in Russland hat, nenne ich »Energieprogrammierung«.

»Wir unterschätzen das, was wir haben, und überschätzen das, was wir sind«, sagte Marie von Ebner-Eschenbach. Also, unterschätzen Sie nie das, was Sie haben! Jeder Mensch verfügt über ungeheure Kräfte. Man kann diese Kräfte mit meiner Methode aktivieren. Energieprogrammierung kann von Laien angewendet werden, aber auch als professionelle Behandlung durchgeführt werden. Man arbeitet dabei sehr intensiv mit der Seele und dem Körper und beginnt mit der Reinigung, die danach durch die Heilung und neue Energieimpulse ergänzt wird. Diese Heilung arbeitet mit sanften Berührungen des Geistes und des Körpers, weckt die Selbstheilungskräfte und aktiviert mehrere Heilprozesse. Das Erstaunliche dabei ist: Es findet nicht nur eine Heilung statt, sondern auch Regeneration und Schutz.

Energieprogrammierung basiert auf feinstofflichen Energien. Dabei werden Energien mit verschiedenen geistigen Werkzeugen und Informationen kombiniert. In erster Linie verwende ich göttliche Energien des Universums, also alte Energien. Diese entstanden lange vor der Materie und haben deshalb viel Einfluss auf die Heilprozesse. Zusätzlich werden die sogenannten »neuen Energien« eingesetzt, um die alten Energien zu stärken. Arbeiten Sie mit beiden Energien gleichzeitig, werden Sie sofort merken, dass die Methode sehr schnell funktioniert. Mit meiner Methode kann man neue Energie zur Heilung der Ursachen nutzen!

Kapitel 2

Bevor es losgeht: Energieverständnis und geistige Gesetze

Das gegenwärtige Wissen – die Impulslehre

Die energetische Materie ist unendlich. Sie ist schon seit Tausenden von Jahren im Gebrauch. In der Nähe meiner Geburtsstadt Fergana findet man in den Bergen Schachimardans Felszeichnungen in den Höhlen, die fliegende Untertassen und Menschen mit Antennen auf dem Kopf zeigen. Was sind das für Informationen? Es gibt auch viele Theorien über das alte Ägypten und damalige Ärzte, die schon operieren konnten, sowie Therapieformen, die man heute als wissenschaftlich ansieht. Woher kam dieses Wissen? Gab es Kulturen, die vor den Pharaonen so weit waren und ihr Wissen weitergaben? Gab es Außerirdische? Gab es beides, und wir Menschen wissen nur nichts davon? Fragen über Fragen! Im Tempel eines Pharaos sind Dinge zu sehen, die es nicht geben dürfte, wie z.B. Abbildungen mit Unterseebooten, Panzern oder Hubschraubern. Wenn man an Osiris denkt, der gegen die Sonne als Scheibe flog, wie eine Inschrift berichtet, oder an Götter wie Thot, der eine Weltformel brachte, fragt man sich erneut, woher das alte Wissen stammt und wer die »Götter« waren und woher die Architekten der alten Städte ihr Wissen hatten.

Wer heute nach Ägypten reist, besucht meistens die Pyramiden, das Tal der Könige und Kairo. Die Hygiene im Land ist nicht die beste. Kein Tourist kommt auf die Idee, dass genau hier, in Ägypten, die Medizin vor Tausenden von Jahren so weit wie nirgendwo anders auf der Welt entwickelt war. Vor Hippokrates praktizierten am Nil berühmte Heiler. Sie kannten sich mit Kräutern aus, konnten operieren und amputieren, ähnlich wie die Chirurgen heute. Es gab Spezialisten für Organsysteme wie HNO, den Magen-Darm-Trakt und das Herzsystem. Woher kam dieses Wissen? Woher kannten die Ärzte dieser Zeit Skalpelle und Zangen? Die Ärzte von damals wussten, was sie taten. Wo haben sie es gelernt vor 5000 Jahren? Stellen Sie sich vor: Die Ärzte setzten damals künstliche Gliedmaßen ein. Sie wussten lange vor Geburt eines Kindes, welches Geschlecht es haben wird. Sie wussten viel über die Ernährung und was der Körper eines Menschen nicht verdauen kann. Knoblauch, Rettich und Zwiebeln standen schon damals als Heilmittel ganz oben auf der Liste. Die ägyptischen Ärzte heilten aber auch mit Energie und mit dem Geist.

Bevor ich Ihnen die Energieheilung beibringen kann, sollten Sie die wichtigsten Energieabläufe verstehen. Nur so kann diese Lehre und das wahre Wissen des Universums für die Menschheit aufgenommen werden. Wer die Gesetze der Geburt und der Entwicklung kennt, kennt alles und traut sich schnell an die Materie. Der Wissende ist der König des Daseins und bestimmt sein Leben selbst. Er ist frei! Daher möchte ich Ihnen zuerst erklären, wie diese Welt und der Mensch aus energetischer Sicht funktionieren, um Ihnen anschließend einige Energievorgänge nahezubringen.

Welche Energien gibt es, und wie kommunizieren sie miteinander? Was sind überhaupt Energien, und wie funktionieren sie? Diese Fragen sind sehr wichtig. Alles, was Sie bis heute gelernt haben, werden Sie hier kaum brauchen, denn Sie begegnen der Impulslehre. Sie werden nur nicht mehr irdisch, sondern kosmisch denken lernen. Das nenne ich das »gegenwärtige Denken«.

Die Welt ist ein Hologramm. Auch das Schicksal ist eins. Es ist eine Projektion dessen, was bereits geschah. Das Schicksal ist ein Begriff für unentwickelte Menschen. Es wird Sie bald nicht mehr interessieren, wie Ihr Schicksal weitergeht, da Sie Ihr Schicksal selbst bestimmen werden.

Wenn Sie Ihre Lebensziele erkennen, ist das Schicksal von Ihnen abhängig und nicht Sie von Ihrem Schicksal. Wenn Sie den Lebensplan kennen, werden Sie wissen, wie Ihr Schicksal weiter verläuft. Sie werden den Verlauf Ihres Daseins selbst gestalten können. Das Wissen, das Sie hier erlernen, ist nicht alt und nicht neu. Es ist gegenwärtig. Sie bekommen Impulse durch das Erlernte aus der Gegenwart. Menschen, die in der Hologramm-Welt leben, gibt es Milliarden. Es gibt jedoch Menschen wie Sie, die ihr Leben verstehen und verändern möchten. Sie gehören dadurch zu den Menschen, die in den Impulsen bereits leben. Sonst hätten Sie dieses Buch nie in die Hand genommen. Einige Impulse sind auf der Erde seit Langem vorhanden. Durch das gegenwärtige Wissen werden Sie in der Lage sein, diese wahrzunehmen.

Fazit: Sie leben nicht nur in einer Hologramm-Welt, sondern in einer Welt der Impulse.

Bleiben Sie gesund!

Sie haben sich bestimmt schon einmal gefragt, warum Ihnen etwas widerfährt? Zum Beispiel, warum Sie genau zu einem bestimmten Zeitpunkt krank geworden sind? Oder warum Ihnen zu einem bestimmten Zeitpunkt ein Mensch begegnet? Oder warum Sie genau jetzt dieses Buch in den Händen halten? Es gibt nämlich keine Zufälle.

Der Mensch wird geboren, und zwar meistens gesund. Gesund

zu sein, ist der natürlichste Zustand eines Lebewesens. Menschen kommen zur Welt, um gesund zu leben, und haben auch das Recht dazu. Auch Ihr Leben braucht keine Kränkung. Sie werden jedoch mit den eigenen Erkrankungen oder den Erkrankungen anderer Menschen konfrontiert. Warum nur? Viele Menschen denken, sie werden durch Erkrankungen bestraft, weil sie etwas falsch machen. Dies ist nur die Hälfte der Wahrheit. Jeder macht Fehler oder macht etwas nicht, was er machen sollte, nur es bestraft Sie niemand dafür, weder der liebe Gott, das Universum noch der Kosmos. Der Mensch bestraft sich höchstens selbst durch eine falsche Einstellung, negative Muster oder Gedanken sowie durch eine falsche Ernährung oder auch durch seine Ängste. Also ist jede Erkrankung ein Zeichen, dass der Mensch etwas falsch gemacht oder übersehen hat. Wenn Sie das erkennen, können Sie alles korrigieren.

In ihren jüngeren Jahren haben sich die Menschen daran gewöhnt, gesund zu sein. Sie achten erst dann auf ihren Körper und auf ihre Seele, wenn sie erkranken. Genau dasselbe geschieht auch mit dem menschlichen Geist. Klug wäre es jedoch, den Körper von Anfang an zu lieben und zu behüten, denn er ist das Haus der menschlichen Seele und des menschlichen Geistes, und beide wollen schließlich in Klarheit leben. Tun Menschen dies nicht, fängt die Seele an, sich zu melden. Hören sie sie nicht, meldet sich irgendwann auch der Körper zu Wort. Vielleicht kennen Sie diese Abläufe?

Fazit: Lieben Sie Ihren Körper, er ist das Haus der Seele und des Geistes.

An den Universitäten und Schulen weltweit lernen zukünftige Ärzte und Heilpraktiker etwas anderes. Sie erfahren, welche Krankheiten es geben kann, wie die Symptome dieser Krankheiten aussehen und wie diese zu beheben sind. Auch ich besuchte eine Heilpraktiker-Akademie, um zu erlernen, wie der Körper funktioniert. Dort lernte ich leider nicht, was das Gesundsein und das Gesundbleiben ist. In Krankenhäusern und Praxen (warum heißen sie eigentlich nicht Gesundheitshäuser?) werden somit Krankheiten anstatt Menschen behandelt. Das soll der Mensch selbst tun.

Dieses Buch ist Ihr Selbstheilungslehrer! Trauen Sie sich an dieses Wissen und befolgen Sie die Schritte, die ich hier beschreibe. Verbessern Sie Ihre Lebensqualität durch mein Wissen.

Werden und bleiben Sie gesund!

Meiner Meinung nach werden Menschen, wenn sie krank werden, ganzheitlich krank. Körper, Geist und Seele gehören zusammen und erkranken miteinander. Man kann diese drei Begriffe gar nicht trennen. Diese alte Weisheit liegt als Basis der Selbstheilung meiner Theorie zugrunde. Man sollte versuchen, ganzheitlich zu denken und zu handeln. Jede Erkrankung hat ihre eigenen Ursachen, sowohl psychisch, seelisch, aber auch körperlich. Keine Ursache – keine Erkrankung. Wenn eine Erkrankung da ist, ist sie nur ein Zeichen, das Ihnen vom Körper gesendet wird. Das Zeichen bedeutet jedoch nicht »Jetzt kriegst du es ab«, sondern »Tue etwas dagegen«. Ihr Körper will leben und vernichtet sich nicht selbst, somit sind Ihre Leiden tatsächlich nur ein Zeichen der Seele durch die körperliche Ebene. Denken Sie nach: Sogar Krebs ist kein Monster. Krebs ist das Ergebnis der Lebenseinstellungen und Gewohnheiten. Verändert man diese, verändert sich Ihr Zustand.

Fazit: Machen Sie Ihre Gesundheit zu Ihrer Gewohnheit!

Ein Mensch lebt meistens ein sehr bequemes Leben. Meine Oma Walja sagte, der Mensch sei ein Gewohnheitstier. Er lässt seine Gewohnheiten erst dann los, wenn sie lebensgefährlich werden.

Wenn er erkrankt, sucht er ständig nach Hilfe von außen, nach einer Wundertablette, die sein Leid abstellt. Vielleicht geht er auch zu einem Wunderheiler. Der Teufelskreis schließt sich, und irgendwann stellt sich jeder nur eine Frage:»Warum habe ich selbst nicht gehandelt und mich auf andere verlassen?« Der beste Wunderheiler lebt in Ihnen selbst – das ist Ihr Geist!

Es ist klar, dass man einen Arzt bei Erkrankungen kontaktieren muss. Die Schulmedizin gehört zu Ihrer Selbstheilung, wie ein Paar Handschuhe zusammengehören. Das eine kann ohne das andere nicht richtig funktionieren. Es muss Ihnen jedoch bewusst werden, dass kein Arzt der Welt sich mehr um Sie sorgen wird als Sie selbst. Die Hoffnung, dass es anders wäre, ist naiv. Es ist Ihre Pflicht, Ihren Körper, Ihre Seele und Ihren Geist zu pflegen, sie gehören nur Ihnen. Ärzte behandeln, und die Natur heilt.

Fazit: Zu jedem Arzt gehört auch Ihr eigener Arzt, Ihre Selbstheilungskraft.

Warum erkranken Menschen eigentlich? Es wäre zu schön, wenn es keine Erkrankungen gäbe. Nach der sibirischen, schamanischen Vorstellung sind alle Erkrankungen im Menschen schon bei der Geburt vorhanden. Die Erkrankungen, die Mediziner kennen, und die, die noch unbekannt sind. Diese sind im Körper als Information hinterlegt. Diese Information ist jedoch deaktiviert. Machen Menschen etwas gegen ihre Natur, werden Erkrankungen eingeschaltet, um eine Korrektur zu ermöglichen und eine Regulation zu erreichen. Vieles, was Menschen widerfährt, ist ein Resultat ihres Lebensstils und ihrer Einstellungen. Auf dem Grabstein der Erde könnte tatsächlich stehen:»Jeder wollte das Beste – für sich!«, wie Siegfried Lenz sagte. Ja, das ist oft die menschliche Einstellung. Menschen haben vergessen, dass alles miteinander zusammenhängt und alles eins ist und nichts. Schamanen sagen dazu: »So wie oben, so auch unten.«

Oft sind Menschen so, dass sie nur bis zu ihrer Nasenspitze sehen wollen. Sie unterdrücken vieles in sich oder können etwas nicht los- oder zulassen. Viele können nicht einmal sich selbst so annehmen, wie sie sind, und das kann schaden. Während einer meiner Seminare zum Thema Kommunikation und Spiritualität fragte ich meine Schüler: »Wer sehnt sich nach mehr Macht?« Keiner sagte »Ich«. Alle sagten eher: »Ich doch nicht!« oder »Wie kann ich nur, Macht ist doch etwas Negatives?« Als ich aber gefragt habe: »Wer will ein Medium, Hypnosemeister oder Magier werden?«, war keine einzige Person dabei, die »Ich nicht« sagte. Die Frage war dieselbe, nur anders formuliert. Menschen können es nicht zugeben, dass sie mächtig sein wollen, und gleichzeitig wollen sie das alle! Menschen sind mächtig – mächtig in ihrer Einzigartigkeit und ihren Gaben. Akzeptieren Sie diese Tatsache. Jeder Mensch ist etwas Besonderes, und Macht heißt nicht unbedingt »jemanden beherrschen«. Menschen müssen ihre Macht nicht verstecken oder gar sich selbst täuschen. Sie sind mächtig, ich bin mächtig, so ist das Leben. Mächtig sein ist gut! Viele von uns versuchen, diese innere Macht zu kontrollieren oder gar zu unterdrücken. Bringt Sie eine solche Einstellung weiter? Natürlich nicht! Einige Menschen kontrollieren diese innere Macht und damit auch ihren Geist, um Konflikte zu umgehen. Schließlich will niemand Konflikte haben. Immer wenn im Leben Konfliktsituationen eintreten, ziehen sie sich zurück, um den Konflikt zu vermeiden. Es funktioniert aber nur kurzfristig, denn Konflikte gehören zum Leben dazu. Hinter jeder Krise steckt schließlich eine Chance. Versucht man immer wieder, seinen Geist zu kontrollieren, kommt es irgendwann zu einer Psychose. Zudem wird man einsam und allein gelassen.

Fazit: Ihr Geist darf nicht kontrolliert werden!

An dieser Stelle will ich noch einmal betonen: Wollen Sie glücklich werden, dann denken Sie nicht daran, was andere Menschen über Sie denken oder sagen. Stehen Sie zu sich und zu Ihrer eigenen Stärke. Vielen meiner Kunden habe ich oft die Frage gestellt: »Wollen Sie recht haben oder lieber glücklich sein?« Um glücklich zu sein, sollte man nicht auf Rechthaberei beharren. Nutzen Sie Ihre Stärke, aber nutzen Sie sie nicht aus. Einige Menschen versuchen, ihre Stellung zu missbrauchen – sie haben eine gute Stellung in der Firma und kommandieren andere, Unterlegene, herum. Nicht nur in der Firma, sondern auch zu Hause herrschen Diktatoren. Kommen solche Menschen weiter? Natürlich kaum. Sie vereinsamen genauso wie die, die Konflikte umgehen. Suchen Sie also die goldene Mitte für Ihre innerliche Macht und leben sie aus. Bestrafen Sie sich nicht, so etwas macht nur krank!

Fazit: Arbeiten Sie an Ihrer Einstellung!

Die Selbstentwicklung

Zu jeder Heilung gehört eine Selbstentwicklung. In den vielen Jahren meiner Arbeit lernte ich Tausende Menschen kennen und beriet beinahe 50.000 Kunden. Ich las Hunderte Bücher und schrieb mehrere selbst. Ich studierte die Transaktionsanalyse, Gestalttherapie und Werke verschiedener Autoren wie Carnegie, Freud und Jung. Was mir auffiel, war, dass Menschen, egal aus welchen gesellschaftlichen Kreisen sie auch kamen, dazu neigen, sich meistens selbst das Leben schwer zu machen. Meistens heißt für mich in 99 Prozent der Fälle. Sie machten sich selbst Kummer und Sorgen um das, was oft nicht mal existierte. Viele Dinge existierten eher in ihren Köpfen: Hat er eine Andere? Hat er mich betrogen? Hat sie einen Liebhaber? Werde ich in meinem Job geschätzt? Menschen, die Konflikte erleben, stellen meistens solche Fragen: Wie sieht es mit meinem Erbe aus? Bekomme ich meinen Pflichtteil? Wann stirbt endlich einmal die Schwiegermutter? Wann geht mein Chef in Rente, damit ich in seine Fußstapfen treten kann? Bekomme ich einen besseren Job? Sie merken nicht einmal, dass all diese Dinge sie unglücklich machen und sie das Wichtigste im Leben bereits aufgegeben haben – sich selbst. Sie vergessen, dass nur sie der Mittelpunkt des Lebens sind und nicht das drum herum herrschende Chaos. Also versuchen Sie, sich zu entwickeln, anstatt Ihre Nerven zu verlieren. Der wichtigste Mensch in Ihrem Leben ist nicht Ihr Chef oder Ihr Partner, sondern das sind Sie! Schonen Sie Ihre Nerven, und schätzen Sie das, was Sie haben!

Man sagt nicht umsonst, dass alle Erkrankungen, ob körperlich oder seelisch, von den Nerven kommen. Der alltägliche Stress macht Menschen krank. Das wissen alle bereits, und trotzdem geraten Menschen immer wieder in stressige Situationen, weil sie sie oft selbst herstellen. Mein Rat an dieser Stelle: Setzen Sie sich hin, wenn Sie Stress erleben, und konzentrieren Sie sich auf Ihre Füße. Denken Sie nur das: »Meine Füße stehen auf dem Boden, und ich bin hier, alles andere existiert nicht.« Sie werden merken, dass Sie ruhiger werden und Ihr Kopf zu arbeiten beginnt. Dieser Tipp funktioniert auch bei Lampenfieber und Ängsten. Ich habe ihn schon oft genug an Menschen weitergegeben, die genau wie ich vor der Kamera stehen. Es funktioniert sofort! Denken Sie auch über Folgendes nach: Was haben Sie schon zu verlieren? Menschen haben wenig Zeit auf der Erde und werden alle irgendwann sterben. Warum sollten Sie sich bis dahin unnötig stressen? Machen Sie sich Gedanken zu diesem Thema. Was haben Sie zu verlieren? Nichts, außer Ihrer Ruhe und Gesundheit! Was ist Ihnen Ihre Gesundheit wert?

Alle Erkrankungen kommen von den Nerven. Deshalb wäre es klug, mit der Heilung zu beginnen, bevor die Erkrankung da ist und bevor Sie Ihre Nerven verloren haben. Der Schlüssel dazu ist eine spirituelle Lebenseinstellung. Was tun Sie, wenn Sie erfahren, dass Ihr Partner/Ihre Partnerin jemand Anderen kennengelernt hat? Sie explodieren? Sie streiten? Sie machen ihm oder ihr Stress? Oder verkriechen Sie sich in eine Ecke und sprechen nicht mehr mit ihm oder ihr und machen sich damit selbst Stress? Was passiert dabei? Egal was Sie tun, Sie speichern Wut und negative Energien in Ihrem Körper, und das zerstört Sie früher oder später. Besser ist es, dem Partner Glück zu wünschen und zu versuchen, sich auf das eigene Leben zu freuen. Schwierig, nicht wahr? Sie kritisieren ihn bzw. sie lieber!

Und was machen Sie, wenn Sie selbst kritisiert werden? Stellen Sie sich vor, Sie gehen zu Ihrer Arbeitsstelle, und gleich in der Früh kommt Ihr Chef und sagt Ihnen: »Sie haben schlampig gearbeitet, Herr/Frau ...« Wie fühlen Sie sich dann? Niemand will kritisiert werden, und trotzdem machen Menschen es immer wieder – sie kritisieren andere und werden selbst von anderen kritisiert. Das ist menschlich. Auch hier werden Negativitäten gespeichert, die sie zerstören.

Wie können Sie solche kritischen Situationen in Ihrem Leben vermeiden? Mein Rat: Wenn Sie kritisiert werden, versuchen Sie sich nicht zu verteidigen, denn wenn der Chef oder Partner Ihnen sagt, Sie haben etwas falsch gemacht, und Sie ihm sagen, dass es doch richtig war, heißt das für ihn: »Sie sind ein Idiot, ich habe es gut gemacht.« Sagen Sie lieber: »Ich werde mich bessern, tatsächlich habe ich übersehen, dass man es so und so machen könnte.« Nehmen Sie die Kritik nicht in Ihr Herz hinein. Überlegen Sie lieber, ob an dieser Kritik etwas dran ist. Denken Sie an Ihre Erfolge und nicht an Misserfolge. Auch wenn Sie jemand kritisiert, sollten Sie denken: »Ich habe etwas gemacht, was bemerkt wurde, sonst wäre ich nicht kritisiert worden.« Kritik ist wie ein Kompliment. Kein Mensch denkt an Sie oder an mich. Jeder Mensch denkt schließlich nur an sich selbst.

Fazit: Schonen Sie Ihre Nerven. Das Leben ist zu kurz, um sich zu ärgern.

Jede Sekunde Ihres Lebens kontaktieren Sie Ihre Mitmenschen und tauschen sich nicht nur verbal, sondern auch energetisch miteinander aus. Lernen Sie, mit Menschen »richtig« umzugehen, dann haben Sie keine Feinde, sondern nur Freunde, und derjenige, der profitiert, sind Sie. An dieser Stelle möchte ich Ihnen eine Frage stellen: »Was machen Sie, wenn es draußen regnet und kalt ist und Sie zur Arbeit fahren müssen?« Sie ziehen sich bestimmt dementsprechend an und nehmen einen Regenschirm mit, richtig? Sie wissen, dass es normal ist, sich auf das Wetter einzustellen. Es regnet und Sie schützen sich vor dem Regen, weil es normal ist. Sie akzeptieren die Naturgesetze und passen sich an. Sie schimpfen nicht auf den Himmel. Nun haben Sie einen Konflikt mit Ihrem Partner oder in der Arbeit. Sie denken, dass die Menschen Sie nerven und sie schuld daran sind, dass es Ihnen schlecht geht. Auch hier gilt dasselbe Naturgesetz. Warum versuchen Sie sich nicht anzupassen? Sie denken in diesem Moment nur eins: »Der Partner ist der Böse, nun werde ich es ihm zeigen!« Sie kämpfen in dem Moment sozusagen mit dem Regen. Was macht der Partner? Das Gleiche, er denkt, dass Sie böse sind. Die Gesetze der Kommunikation sind die gleichen wie die der Natur. Es regnet eben, und anstatt zu schimpfen, sollten Sie sich lieber warm anziehen. Denken Sie daran: Sie können niemanden umerziehen, außer einen Menschen – sich selbst.

Was Menschen ausstrahlen, ziehen sie auch an. Sie kennen das Gesetz bereits und haben womöglich oft daran gedacht. Das ist das Projektions- oder Spiegelgesetz. Haben Sie schon einmal über Ihr eigenes Leben nachgedacht? Wofür sind Sie geboren? Schreiben Sie einfach hier drei bis fünf Punkte auf, die Ihnen in diesem Moment einfallen. Was sind Ihre Ziele oder Wünsche? Für was sind Sie auf der Erde?

Was wünschen Sie sich gerade? In den Urlaub zu fahren? Anerkennung zu bekommen? Geliebt zu werden? Haben Sie Ihren Urlaub schon geplant? Nein? Warum nicht? Und was würden Sie
tun, wenn Sie nur noch einen Tag oder einen Monat zu leben hätten? Planen Sie dann schneller? Klingelt es nun? Hier kann ich
Ihnen nur eins wünschen:

LEBEN SIE HEUTE – NICHT MORGEN UND NICHT GES-
TERN

Das menschliche Leben läuft zum großen Teil in der Arbeit und
der Familie ab, ein weiterer Teil davon im Schlaf. Das Gehirn arbeitet ständig und verwertet unzählige verschiedene Informationen. Menschen sind alle Individuen – es ist auch egal, welchen Job
oder wie viele Familienmitglieder Sie haben –, und jeder lebt sein
Leben selbst so, wie er es sieht. Jeder Mensch kreiert seine eigene
Realität, vieles liegt also in Ihrer Hand. Wenn Sie Ihre Einstellung
zu einigen Dingen verändern, wird Ihnen auch das, was Sie im
Moment nervt, Spaß machen können. Ihre Einstellung zu Personen und zur Arbeit macht Ihr Leben glücklich oder unglücklich.
Dabei spielt es keine Rolle, wie gut Ihnen die Personen gesonnen
sind. Von Ihrer Einstellung hängt Ihr Leben ab – ob Ihr Leben Sie
begeistert, Sie zufriedenstellt oder es unerträglich wird. Menschen
sind oft Opfer ihrer eigenen Einstellungen, und die können Sie
selbst verändern!

Fazit: Ihr Leben ist nur so, wie Sie es gestalten und sehen.

Denken Sie nach: Sie haben z. B. kein Geld und würden sich sehr über einen Blumenstrauß freuen. Ein Mensch, der viel Geld hat, freut sich nicht immer über einen Blumenstrauß. Er hat mehrere im Haus. Das ist eine Relation. Menschen beklagen sich ständig, dass dies oder jenes nicht läuft oder dass ihnen etwas fehlt. Sie sind unzufrieden. »Viele denken an das, was sie nicht besitzen, und vergessen das, was ihr Gut ist!«, das sagte meine Oma Walja oft. Ich kann mich an einen Vorfall aus meiner Jugendzeit erinnern: Eines Tages kam ich aus der Schule nach Hause. Ich ärgerte mich über das Mittagessen in der Kantine. Es war eine Suppe serviert worden, die ich nicht mochte, und alle Getränke waren zu warm. Meine Oma umarmte mich und sagte: »Bist du satt geworden? Viele Kinder in Afrika hatten heute noch gar nichts zu essen und in Indien nichts zu trinken gehabt.« Diese Worte öffneten mir damals die Augen. Ich selbst sage heute, es gibt Menschen, die nicht laufen oder nicht sprechen können, ich kann das und bin dankbar dafür. Es gibt Menschen, die sich im Krieg befinden, ich lebe im Frieden. Es gibt Menschen, die überhaupt keine Arbeit haben, ich habe sie, und es gibt Menschen, die unter einer Brücke leben müssen, ich habe ein Dach über dem Kopf. Schätzen Sie also das, was Sie besitzen.

Lieben Sie sich oder lernen Sie sich anzunehmen und zu lieben, so wie Sie sind. So werden Sie in der Lage sein, alles Geplante zu erreichen. Versuchen Sie, nicht gleichzeitig eine Vielzahl von Problemen anzupacken, machen Sie eins nach dem anderen, und Sie werden alles nach und nach meistern. Organisieren Sie Ihren Alltag. Menschen sterben nicht von außen, sondern durch Belastungen und Sorgen von innen. Auch das sagte meine Baba Walja.

Einige selbständig veranlagte Menschen versuchen immer, alles selbst zu erreichen. Sie können jedoch so viel auf einmal nicht schaffen und treiben sich somit lebendig ins Grab. Sie bekommen schlechte Laune, Depressionen und Kummer, und irgendwann kippen sie um. Einige davon werden sogar lebensmüde. Wollen Sie das? Nein! Dann lernen Sie Ihre Arbeit und Freizeit einzuteilen und einige Aufgaben einem anderen zu überlassen. Das macht Sie nicht schwach, sondern stark!

Fazit: Lieben Sie sich und lernen Sie sich anzunehmen, so wie Sie sind.

Jeder Mensch liebt es, etwas zu bedeuten. Die Bedeutsamkeit des Menschen ist der süßeste Honig für ihn. Das ist eine Sucht. Akzeptiert werden will jeder, und das macht Menschen zu irdischen Wesen. Diesen Drang hat jeder in sich, und jeder sucht Wege, diesen Drang zu stillen. Einige machen etwas Außergewöhnliches, andere simulieren eine Krankheit, die nächsten schreiben eine Doktorarbeit, um sich abzuheben. Jeder Mensch will geliebt werden. Es macht viele Menschen krank, wenn sie unscheinbar bleiben. Sie gewöhnen sich jedoch schnell an das, was sie haben: ihren Ehepartner, ihr Haus, ihren Job, ihr Auto. Wenn Sie einen Wunsch haben, wer, denken Sie, hat noch Interesse daran, dass der Wunsch in Erfüllung geht? Nur Sie selbst! Deshalb sollten Sie nicht über Ihre Wünsche sprechen, sondern diese Wünsche leben, so werden sie in Erfüllung gehen. Nur mit dieser Einstellung kann Ihr Leben genussvoll sein.

Fazit: Leben Sie Ihre Wünsche!

Das nächste Problem der Menschen ist die allgemeine Überspannung. Sie powern oft bis zum Umfallen. Sie haben bestimmt schon oft den Begriff Burn-out gehört, dieses »komplett ausgelaugt sein«? Lernen Sie, sich zu entspannen, wenn Sie eine Arbeit verrichten. Entspannen Sie sich und lassen Sie los. Versuchen Sie Spaß zu haben, und zwar an allem, was Sie tun. Was Menschen haben, schätzen sie nicht, und wenn sie es verlieren, weinen sie. Machen Sie Vergleiche: Jemand hat nichts zum Anziehen, Sie jedoch schon. Sie haben Sorgen, dann versuchen Sie Ihre Sorgen mit den Sorgen anderer zu vergleichen, so werden Ihnen Ihre mickrig erscheinen. Denken Sie an das, was Sie besitzen, und nicht an das, was Ihnen fehlt, und Sie werden glücklich. Sie kennen bestimmt Menschen, die Sie gerne verändern würden, nicht wahr? Beginnen Sie jedoch mit der eigenen Veränderung. Verändern Sie sich selbst.

Fazit: Verändern Sie sich und nicht die Anderen!

Harte Worte, nicht wahr? Und nun der letzte Punkt menschlicher Eigenschaften: die Angst. Jeder Mensch hat Ängste. Die Frage ist nur, wovor man diese hat. Welche Ängste haben Sie? Denken Sie an Ihre Ängste und analysieren Sie diese. Ich gebe Ihnen eine Übung an die Hand, die Ihre Ängste vertreiben kann: Stellen Sie sich Ihre Ängste vor, und zwar in Form eines Kopfkissens. Setzen Sie sich gedanklich darauf. Ballen Sie nun die rechte Hand zur Faust, als ob Sie kämpfen wollten. Nun stellen Sie sich vor, dass Sie das Kissen, auf dem Sie sitzen, schlagen. Wiederholen Sie den Vorgang. Sie werden merken, dass die Ängste verschwinden. Eine leichte Übung, die viel Erfolg bringt. Sie können auch ein echtes Kissen für diese Zwecke benutzen. In Amerika gibt es solche Kissen z. B. mit dem Gesicht des Chefs, damit Mitarbeiter ihren Frust an ihm auslassen können – es funktioniert. Man kann schließlich nicht alles in sich hineinfressen, irgendwann muss der Ärger rausgelassen werden, sonst platzt die Psyche. Solche Übungen stärken die männliche Energie in Ihnen und erden Sie.

Fazit: Bekämpfen Sie Ihre Angst. Sie stört Ihre Entwicklung. Lassen Sie Ihren Frust raus!

Im Folgenden möchte ich Ihnen wichtige geistige Gesetze offenbaren. Sie gelten für jeden Menschen auf dieser Erde. Beachten Sie diese, werden Sie sofort einige Ihrer Probleme verlieren.

Universelle Energie und geistige Gesetze

Das Selbstheilungsgesetz

Vieles ist möglich, auch Dinge, die unmöglich erscheinen. Krankheit ist aus Selbstheilungssicht das verlorene Gleichgewicht zwischen Körper, Geist und Seele. Deshalb basiert die Selbstheilung immer auf folgenden Punkten:

- Ursachenerkennung
- Reinigung
- Heilung
- Aufnahme der Neuenergie
- Fixierung und Schutz der Energie

Wichtig ist auch zu wissen:

- Alle Menschen sind miteinander verbunden.
- Die Natur verurteilt Sie nicht, sie belehrt Sie nur eines Besseren.
- Es gibt keine Feinde, es gibt nur Lehrer.
- Man kann vieles durch Naturkräfte heilen.
- Alles braucht eine goldene Mitte.
- Alles ist ein Prozess.

Das Mittelpunkt-des-Lebens-Gesetz

Sie sind der wichtigste Mensch in Ihrem Leben. Verlieren Sie sich daher nie! Lernen Sie, »egoistisch gesund« zu sein. Wie meine Familie sagt: »Zu viel Ego ist nicht gut, zu wenig ist tödlich.« Denken Sie an diese Worte! Man sollte sich selbst nicht vergessen, sonst klopft jemand von oben. Zu wenig Egoismus ist schlimmer als zu viel. Zu egoistisch zu sein ist belastend, zu wenig Ego ist zerstörend. Jeder Mensch kommt auf die Erde, um bestimmte Aufgaben zu erledigen, und nicht, um das Karma eines anderen Menschen abzutragen. Jeder ist deshalb etwas Besonderes und besonders wichtig. Akzeptieren Sie sich als Mittelpunkt!

Das Zebrastreifen-Gesetz

»Es gibt keine Menschen, in deren Lebenscollier aus Perlen nur weiße Perlen eingearbeitet sind«, so sagte meine Oma Walja. Das Leben ist wie ein Zebrastreifen. Es gibt immer schöne Momente und weniger schöne. Damit es Ihnen hier nicht zu langweilig wird, werden Sie immer wieder geprüft. Nehmen Sie diese Prüfungen mit Würde an. Nach jeder Prüfung gibt es immer wieder schöne Momente. Jeder wird nach einer Prüfung belohnt, auch Sie.

Das Vernetzungs-Gesetz

Es gibt keine Zufälle im Leben. Es gibt ein Netz der Gesetzmäßigkeiten der Natur, das Harmonie darstellt. Harmonie herrscht immer und überall. Der Mensch erschafft die Betrübnis und den Kummer oft selbst. Was Sie heute machen, hat eine Nachwirkung in der Zukunft. Platzt heute ein Knoten, werden weitere Knoten nach Jahren platzen können. Alles ist vernetzt. Ich nenne diese Vernetzung »Matrix«.

Das Gesetz des Herzens

Wenn Ihre Gedankenwelt sich dehnt und erweitert, weitet sich auch Ihr Herz. Gestern hatten Sie womöglich gedacht, dass Sie nur eine Person ins Herz schließen können. Morgen werden Sie sehen, dass Sie mehr Platz dort haben und mehrere Menschen ins Herz aufnehmen können. Tun Sie das! Im Herzen gibt es genügend Platz für alle. So lernen Sie die allumfassende Liebe kennen.

Das Gesetz der Gewinne

Wer in der Lage ist zu handeln, ohne an sich selbst zu denken, gewinnt immer. Das Leben könnte zudem leichter laufen, wenn Sie es zulassen würden. Wer kein Risiko eingeht, trinkt schließlich keinen Champagner! Also gehört etwas Risiko zum Leben. Meine Oma sagte einmal: »Wenn man etwas aus dem Herzen schenkt, ohne an das Risiko zu denken, bekommt man es mehrfach zurück.«

Das Gesetz des Taktes

Ein taktloser Mensch ist genauso schädlich für andere wie verseuchte Luft für die Lungen. Lernen Sie etwas Psychologie! Takt gehört zum Leben. Man sollte sich immer wieder die Frage stellen: »Will ich glücklich sein oder will ich eher recht haben?« Entscheiden Sie sich für das Glück!

Das Gesetz der Einzigartigkeit

Vergleichen Sie sich mit niemandem, es hat keinen Sinn: nicht beim Atemholen und nicht auf Ihrem Lebensweg. Jeder hat seine eigenen Umstände, und das andere, fremde Leben kann man so und so keine Sekunde lang leben. Sehen Sie nicht nach dem, was andere haben, sehen Sie lieber nach dem, was Sie besitzen. Man braucht nicht immer einen Porsche oder Ferrari, um schnell zu fahren!

Das Kettengesetz

Der Mensch selbst ist es, der sein Karma erschafft und verarbeitet. Denken Sie deshalb daran, was Sie richtig oder falsch in Ihrem Leben machen, denn was man gesät hat, wird man auch früher oder später ernten. Jeder von uns schreibt und gestaltet also die eigene Zukunft zu einem großen Teil selbst, und alles, was geschieht, ist eine Kettenreaktion.

Das Harmoniegesetz

Die Welt ist wie eine Waage, und alles muss ausgewogen sein. Es ist selbstverständlich, dass es in unserem komplizierten Universum einen Sinn gibt. Sollte etwas geschehen, das universell gesehen die Materie durcheinanderbringt, schlägt das Karma sofort zu und gleicht das Durcheinander wieder aus. Karma ist also ein Mittel, das die Harmonie und Gerechtigkeit wiederherstellt. Deswegen ist Karma nichts Negatives. Für mich persönlich ist Karma ein Werkzeug, das der Harmonie dient. Eine Art Hammer, den das Universum in der Hand hat, um die nicht festsitzenden Nagelköpfe anzupassen.

Alles hängt zusammen

Meiner Auffassung nach ist das Karma eine große Einheit. Diese bezieht sich, wie schon erwähnt, auf das Prinzip von Ursache und Reaktion. Ich möchte aber darauf hinweisen, dass Karma kein unabwendbares Schicksal ist. »Karma« ist ein Wort aus dem Sanskrit und bedeutet auch »Wirkung nach einer Ursache«. Es ist das Gesetz, das tatsächlich wirkt. Sie sollten sich nur einmal wirklich bewusst umschauen. Ihr ganzes Leben besteht aus Übergangsphasen, in denen Sie sich weiterentwickeln: vom Baby zum Erwachsenen und dann zum alten Menschen. Im Kosmos ist alles auf Entwicklung ausgelegt. Auch Ihre Seele erlebt eine Weiterentwicklung, denn alles hängt zusammen.

Das Grundgesetz des Universums

Aus den oben stehenden Gedanken geht deutlich hervor, dass Karma ein Grundgesetz des Universums ist. Jede Handlung von uns, jeder Gedanke und jede Reaktion darauf beeinflussen das Leben und das Leben vieler anderer. Seien Sie also vorsichtig und bedenken das, was Sie denken!

Das Gesetz des Lebens

Eigentlich wissen Sie, dass es viel mehr Dinge zwischen Himmel und Erde gibt, als Sie sehen können. Ihre Augen nehmen viel mehr wahr, als Ihr Gehirn zulässt. Verschiedene Gegenstände, vom Auto über die Uhr bis hin zu Edelsteinen, leben ihr eigenes Leben. So wie für einen Schamanen alles eine Seele hat, so ist alles, was den Menschen umgibt, lebendig. Das weiß ich aus eigener Erfahrung. Eines Tages erhielt ich ein Geschenk – einen Stein von einer heiligen Pyramide aus Ägypten. Ab diesem Zeitpunkt passierten mir einige unangenehme Dinge. Ich wunderte mich, warum sie mir genau jetzt widerfuhren. Diese Ereignisse häuften sich und begleiteten mich so lange, bis der Stein zu den Pyramiden zurückgebracht wurde. Also, wer glaubt, dass das, was ihn umgibt, nur Gebrauchsgegenstände sind, der irrt sich gewaltig. Sie hinterlassen auf jedem Gegenstand, mit dem Sie in Berührung kommen, einen emotionalen Fingerabdruck, und die Gegenstände hinterlassen ihn an Ihnen.

Nun komme ich zum Thema Mensch. Was ist überhaupt ein Mensch? Wie funktioniert dieses Wesen, und vor allem, wie funktionieren Sie, mein lieber Leser?

Der Erdling und sein Gehirn

Wie universelle Gesetze funktionieren, habe ich Ihnen bereits erklärt. Die Energielehre ist jedoch etwas komplizierter.

Menschen verfügen über eine eigene Energie und nehmen zusätzliche Energie von außen auf. Lebewesen gewinnen diese gleichzeitig von Mutter Erde und aus dem Kosmos. Schamanen sagen: »Unser Herz ist mit dem Kosmos verbunden und unser Kopf mit der Mutter Erde.« So ist der Mensch an einen Plus- (Kosmos) und einen Minuspol (Erde) angeschlossen. Also funktioniert jeder Mensch wie ein Lämpchen einer großen Maschine. Herz und Kopf gehören zusammen und müssen beide intakt sein. Jeder Mensch sollte lernen, gleichzeitig zu denken und zu fühlen. Wenn Gott wollte, dass Menschen viel denken, hätte er ihnen zwei Köpfe gegeben. Dies ist jedoch nicht der Fall. Wenn er wollte, dass Menschen viel essen, hätte er aus ihnen eine Kuh mit zwei Mägen gemacht. Er will, dass Menschen fühlen und Licht erzeugen, so wie ein Lämpchen! Hören Sie daher auf Ihr Herz, und Sie werden keine Fehler machen.

Alle, die heute auf der Erde wiedergeboren sind, nenne ich Erdlinge. Erdlinge unterliegen den energetischen Gesetzen. Es ist egal, ob sie sich mit diesen Gesetzen auskennen oder nicht – die Welt funktioniert trotzdem so, wie sie funktionieren muss. Durch die sogenannte Transformation (Veränderung) des Bewusstseins, die heutzutage geschieht, verändern sich Erdlinge zu neuen kosmischen Menschen. Die irdischen Wesen konnten ihre Gefühle nicht zeigen. Auch Sie merken das! Heute gelangen auch Ihre Gefühle immer öfter an die Oberfläche. Stimmt es oder habe ich recht?

Sie werden geboren, erleben jedoch diese Geburt immer wieder in vielen weiteren Aspekten. Sie werden geboren in einer Familie, dann werden Sie in einem Beruf geboren, in einer Berufung oder in einem Talent. Später werden Sie als Vater oder Mutter geboren, als Rentner usw. Immer wieder werden Sie neu geboren. Sie werden also transformiert.

Alle hier wiedergeborenen Menschen kommen zum zigsten Mal auf den Planeten Erde. Die, die sich entwickeln, verstehen die Gesetze der kosmischen Welt und können sich von irdischen Gesetzen immer mehr lösen. Jeder Mensch stellt eine Information dar, einen Rhythmus oder, anders gesagt, eine Zeitsubstanz. Diese Zeitsubstanz webt für sich einen Raum (Körper etc.). Ihr Gehirn ist auch eine Substanz. Sie kann immer etwas gebären. Das Gehirn ist eine Empfangsstation für Gedanken und Ideen, hier sitzt Ihr Geist.

Menschen sind »menschlich« und oft zu dumm, um das, was um sie geschieht, zu verstehen. Beziehungsweise denken Menschen nicht weit genug. Das Gehirn ist jedoch das A und O des Daseins. Man sollte daher, um weitere Energiegesetze zu verstehen, auch die Abläufe im Gehirn nachvollziehen können. Ein Kind hat einen großen Kopf, alles andere wächst sozusagen nach. Ist das ein Zufall? Nein. Das Gehirn hat riesiges Potenzial und ist das wichtigste Organ in Ihrem Körper. Es hat nur eine gewisse Zeit zur Verfügung, um sich zu entwickeln.

Der Geist, der Ihre Seele bildet, ist im Gehirn verankert. Die Seele ist eine Mischung aus Erfahrungen der Vorleben, die am Geist klebt. Ihr Geist kommt immer wieder auf diese Erde und inkarniert, je nach Thema, an dem einen oder anderen Ort. Meine Oma Walja sagte, dass ein Mensch eigentlich ein Wurm mit Kopf ist. Darm und Gehirn sind seine Bestandteile, die ihn am Leben halten. Alles andere ist eine Beilage. Auch hier hatte sie recht mit ihrer Vorstellung.

Wie funktioniert überhaupt Ihr Gehirn? All die Impulse, die Ihr Körper kennt, kommen aus Ihrem Rückenmark. Er bekommt einen Nervenimpuls von den Organen. Das hormonelle System schaltet dann das Gehirn ein. So geht ein Impuls in das Kleinhirn und in die Gehirnhälften. Wenn eine gewisse Information ankommt, erzeugt sie eine Vibration. Diese verändert den Innendruck des Gehirns. Abhängig davon, welche Gehirnhälfte dominiert, nimmt man die Welt dann unterschiedlich wahr. Jetzt, in dem Moment, in dem Sie diese Sätze lesen, arbeitet Ihre linke Gehirnhälfte.

So können Sie testen, welche Ihre stärkere Gehirnhälfte ist: Falten Sie Ihre Hände wie beim Beten. Der Daumen, der beim Händefalten oben liegt, ist die spirituell stärkere Hand und zeigt die dominierende Gehirnseite.

Fazit: Der Geist, der Ihre Seele bildet, ist im Gehirn verankert. Die Seele ist eine Mischung aus Erfahrungen der Vorleben, die am Geist klebt. Beide empfangen Impulse.

Die Impuls-Kettenreaktion in Ihrem Gehirn ist sehr komplex. Nehmen Sie an, ein Impuls geht aus dem Rückenmark nach oben und lässt das Kleinhirn vibrieren. Wenn man nicht entwickelt ist, handelt man sofort. Ein Beispiel: Sie bekommen Hunger. Der Impuls wird gesendet und kommt im Kleinhirn an. Daraufhin rennen Sie zum Kühlschrank und stopfen sich voll. Man sagt nicht umsonst zu einigen Menschen, sie seien »kleinhirnig«.

Bei einem durchschnittlich entwickelten Menschen verläuft diese Reaktion etwas anders. Dann denken Sie vorher einige Zeit nach und handeln erst später. Die Kleinhirn-Reaktion geht also erst auf die Gehirnhälften bzw. auf die Hirn- und Hirnunterrinde über, dort liegt das Gedächtnis der Erziehung. Auch Ihre Hypophyse beteiligt sich an dieser Entscheidung. So entscheidet nicht Ihr

Kleinhirn, was zu tun ist und wie man handeln sollte, sondern auch die Hirnrinde. In meinem Beispiel machen Sie den Kühlschrank auf und denken nach, was Ihnen schmecken könnte. Sie analysieren.

Fazit: Bei einem geistig entwickelten Menschen arbeiten die tieferen Strukturen des Gehirns: Schilddrüse (Intuitionsorgan), die Hypophyse (inneres Auge), die Unterrinde und die Hirnrinde sowie der Thalamus. Die Hirnrinde muss dabei mehrere Impulse gleichzeitig verarbeiten und erst dann entscheiden.

So kann man sich die Impulskette eines geistig sehr einfach entwickelten Menschen vorstellen:

Das Kleinhirn bekommt einen Impuls. Dann gibt das Kleinhirn diesen an die Extremitäten weiter. Hier arbeiten Kleinhirn und Extremitäten zusammen.

Die Impulskette bei einem durchschnittlich entwickelten Menschen sieht ein wenig komplizierter aus:

Das Kleinhirn bekommt einen Impuls und gibt ihn an die Hirnrinde ab. Die Hirnrinde nimmt den Impuls wahr und überlegt. Dann entscheidet sie und sendet diesen Impuls zum Kleinhirn weiter. Das Kleinhirn gibt diesen Impuls an das Knochenmark, danach erfolgt die Handlung.

Hier arbeiten also Rückenmark, Kleinhirn und Extremitäten zusammen.

Die Impulskette eines geistig sehr entwickelten Menschen ist komplex:

Das Kleinhirn bekommt einen Impuls und gibt ihn an die Hirnrinde weiter. Der Impuls kommt bei der Hirnrinde an und wird verarbeitet. Dann gibt die Hirnrinde den Impuls weiter an die Unterrinde. Diese leitet ihn an die Gehirnhälften. Die Hypophyse arbeitet mit und gibt den Impuls weiter an den Thalamus. Der Thalamus gibt den Impuls zurück an die Hypophyse. Die Hypophyse gibt den Impuls an das Kleinhirn weiter. Dann geht er wieder zurück zur Unterrinde. Die Unterrinde sendet den Impuls an die Hirnrinde. Die Hirnrinde entscheidet dann und sendet den neuen Impuls zum Kleinhirn. Das Kleinhirn erledigt das Vorhaben, und es folgt eine Bewegung. Hier sind mehrere Bereiche des Gehirns aktiviert. Wenn man so denkt, fängt man an, an das Schicksal zu denken, glaubt an Gott und wird spirituell.

In jedem Gehirn sind zudem Kristalle vorhanden, z. B. Magnetitkristalle. Diese sind wie Linsen, die planetare Energien empfangen.

Fazit: Bei einem geistig entwickelten Menschen arbeiten die tieferen Strukturen des Gehirns. Der Mensch erlebt eine Transformation (Bewusstseinserweiterung).

Ihr Gehirn macht Sie zu dem, was Sie sind – zu einem Menschen. Je nachdem, welche Energie und Information es aussendet, ziehen Sie dies oder jenes an. Eine interessante Beobachtung aus meinen Beratungen: Nach einem Schlaganfall berichteten viele Klienten, dass sie wie ein Magnet auf einmal Zecken und Mücken anziehen! Ist das ein Zufall? Ich glaube nicht an Zufälle – das sind Impulse.

Zum Thema Anziehungskraft fällt mir noch etwas ein: das Thema Kugelblitze. Auch sie galten früher als Wunder. Heute weiß jeder, dass solche Energien sich während eines Gewitters bilden können. Statistisch gesehen kann jeder Tausendste sagen, dass er bereits einen Kugelblitz gesehen hat. Einige Menschen haben jedoch mehrere Male einen angezogen. Als Kugelblitz bezeichnet man eine seltene Leuchterscheinung, die meist in der Nähe eines Gewitters entsteht. Das ist ein Phänomen. Experten und Laien sammeln seit Jahren Augenzeugenberichte, die ausgewertet wurden. In Usbekistan sahen wir solche Kugelblitze öfter.

Meine Mutter predigte mir, wenn ich in die Nähe einer solchen Kugel käme, die Füße still zu halten und ja nicht wegzurennen. Die Erscheinungen treten selten und plötzlich auf. Sie ändern ihre Richtung und schweben hin und her. Manche Zeugen berichten von einem lauten Knall, der auch Verletzungen verursachen kann. Deshalb sollte man sich in Gegenwart solcher Kugeln ruhig verhalten.

Auch ein normaler Blitz scheint in manche Objekte öfter als in andere einzuschlagen. Glauben Sie also nicht an das alte Sprichwort, dass der Blitz nie zweimal am selben Ort einschlüge, es gibt Fälle, wo es so gewesen ist.

Roy Sullivan wurde zwischen 1942 und seinem Tod im Jahre 1983 sieben Mal vom Blitz getroffen und er hat überlebt.

Ähnliches passierte einem französischen Offizier im Jahre 1918. Er wurde drei Mal vom Blitz getroffen. Die Folge war jeweils eine Lähmung. Sobald er sich erholt hatte, traf ihn wieder ein Blitz. 1932 starb er. Aber auch hier ruhte er nicht in Frieden. 1934 schlug ein Blitz direkt in sein Grab ein.

Es gibt noch mehrere solcher Fälle. Alle Betroffenen berichten davon, dass sie etwas ganz Spezielles empfanden. Sie sagten, dass eine unerklärliche Kraft auf ihre Psyche eingewirkt habe. So gibt es Spekulationen, ein Blitz habe ein eigenes Bewusstsein. Experten vermuten sogar, intelligente Materie vor sich zu haben. Niemand weiß derzeit genau, was sich hinter diesem Phänomen verbirgt.

Aber zurück zum Kugelblitz. Es ist nicht einmal bewiesen, dass Kugelblitze etwas mit Gewittern zu tun haben. Vielleicht haben wir es hier sogar mit einer energetischen Form zu tun, die denken kann. Wozu greifen die Kugeln die Menschen an? Nehmen sie den Menschen Energie weg? Oder geht es um Auserwählte, die vom Kosmos kontrolliert werden? Übrigens, Menschen, die vom Blitz getroffen werden, haben einen hohen Testosteronspiegel. Meistens sind es Männer. Auch Frauen, die vom Blitz getroffen wurden, weisen erhöhte Werte von männlichen Hormonen auf.

Was nehmen die Menschen um sich herum wahr? Nur einen kleinen Bruchteil von dem, was da ist – nur die physische, die verdichtete Welt der Energien. Menschen haben ihre Grenzen im Denken, im Sehen und im Hören.

Einige Menschen haben die Gabe, Dinge vorauszusehen. Sie spüren kommende Ereignisse. Man nennt sie Medium. Russische Medien sagten Kriege voraus, und Medien in Amerika haben Erdbeben vorhergesagt. Diese Menschen transformieren sich schneller als der Durchschnitt. Das Zeug zum Genie hat nicht jeder. Man gilt als Genie ab einem Intelligenzquotienten von 140. Dazu kommt die Fähigkeit, Probleme ungewöhnlich zu lösen und etwas Neues zu erschaffen. Mit der Gehirngröße hat Geniesein nichts zu tun, sondern mit dem Üben. Auch Sie können Ihr Gehirn trainieren und transformieren!

Die Transformation

Menschen transformieren sich ständig, das heißt, sie entwickeln ihr Gehirn und ihren Geist. Der eine schneller, der andere etwas langsamer. Menschen haben eine dreidimensionale Wahrnehmung, dadurch verstehen sie entweder nichts, zu wenig oder genug. In Russland bezeichnet man diese Ebenen als Mensch-Tier-Ebene, Mensch-Mensch-Ebene und Mensch-Universum-Ebene. Ich nenne diese Ebenen Entwicklungsstufen.

Die Mensch-Tier-Typen sind für mich die Erdlinge. Die Mensch-Mensch-Typen nenne ich zwischendimensionale Menschen, und zum Typus Mensch-Universum sage ich, dies ist ein mehrdimensionaler Mensch. Da es bei jedem aber viele Lebensbereiche gibt, entwickelt sich jeder von uns in diesen Bereichen verschieden. In jedem Bereich des Lebens sind diese Ebenen zu finden, und jeder kann sich von einer zu einer anderen Ebene bewegen. Sie können beispielsweise im Beruf gute Erfolge erzielt haben und befinden sich auf der mehrdimensionalen Ebene. Wenn Sie aber eine Niete in der Liebe darstellen, sind Sie im Liebesbereich nur ein Erdling.

Fazit: Man kann Menschen nach ihrer geistigen Entwicklung in drei Hauptgruppen einteilen:

- *Erdlinge*
- *zwischendimensionale Menschen*
- *mehrdimensionale Menschen*

Diese Hauptgruppen weisen Untergruppen auf. So ergeben sich insgesamt sieben Entwicklungsstufen:

- liegende Menschen: Erdlinge
- sich wendende Menschen: Erdlinge
- krabbelnde Menschen: Erdlinge
- stehende Menschen: zwischendimensionale Menschen
- laufende Menschen: zwischendimensionale Menschen
- springende Menschen: zwischendimensionale Menschen
- fliegende Menschen: mehrdimensionale Menschen

Und dafür stehen diese Gruppen genau:

Der liegende Mensch

Liegende Menschen, die kaum etwas verstehen wollen, gibt es mehr als genug. Das sind irdische Menschen, die nichts über den Kosmos erfahren möchten, Erdlinge durch und durch! So ein Mensch lebt sein Alltagsleben, ohne etwas zu bewegen, und geht wie ein Roboter zur Arbeit und dann nach Hause. Er isst sein Brot und geht schließlich ins Bett. Er steht auf, und alles geht von vorne los. Sein Leben ist eine einzige Routine. Ein liegender Mensch denkt nicht viel nach, und alles ist für ihn o.k. Er sucht nach der Liebe des Lebens, um sein animalisches Verlangen zu stillen. Langweilig, nicht wahr? Was macht der Kosmos mit einem solchen Menschen? Er wird geschubst und von anderen erzogen, bis er sich irgendwann die Frage stellt, was er auf der Erde überhaupt zu suchen hat. Im schlimmsten Fall wird so ein Mensch sogar krank.

Der sich wendende Mensch

Von sich wendenden Menschen gibt es auch mehr als genug. Diese wachen langsam auf und grübeln schon ein wenig über ihr Schicksal und die Zukunft nach. So ein Mensch beginnt zu denken. Er versucht zu verstehen, wie diese Welt funktioniert. Er sucht nach Ursachen für sein Leid, aber er bleibt immer noch ein Erdling. Er liegt nicht mehr herum, er bewegt sich hin und her. Der Kosmos gibt ihm immer wieder Zeichen und Impulse, die er nutzen kann, um sich zu entwickeln. Diese Zeichen können sogar oft wehtun. Wenn er diese Zeichen versteht, ist das gut für seine Entwicklung. So wendet er sich immer öfter und gewinnt immer mehr an Bewegung.

Der krabbelnde Mensch

Dieser Typ ist immer noch ein Erdling. Er liegt nicht herum und wendet sich nicht mehr hin und her, sondern bewegt sich nach vorne. So ein Mensch ist überzeugt, dass er einiges selbst im Leben bestimmen kann. Er ist wach und mutig. Er versucht sogar, mit Energie zu arbeiten, und hat bereits etwas erreicht, z.B. eine gute Stellung im Beruf. Hier hat er viel zu tun. Der Krabbler bewegt sich jedoch nur langsam. Er ist nicht immer bereit, etwas loszulassen. Was macht der Kosmos mit so einem Menschen? Er nimmt ihm etwas weg, damit er sich in größere Bewegung begibt und andere Lebensbereiche erkennt. Anders gesagt, er wird gezwungen, ein wenig mehr Gas zu geben.

Der stehende Mensch

Auf dieser Entwicklungsstufe hat man bereits die Fähigkeit, mehr zu sehen. Dieser Mensch sieht sein Leben wie eine Erfahrung. Er kennt nicht nur die irdische Dimension. Er macht zwar noch keine großen Schritte, aber er denkt darüber nach und erkennt zwischendimensionale Welten. Er sucht immer weiter und erlernt mehrere Berufe. Er denkt an das Universum und glaubt an Gott. Er fühlt die Energie um sich herum. Der Kosmos unterstützt ihn durch neue Ideen. Auch dieser Typ wird nach vorne geschubst. Er soll schließlich nicht nur herumstehen, sondern anfangen, sich zu bewegen.

Der laufende Mensch

Irgendwann wird ein stehender Mensch zu einem Läufer. Dieser Mensch versteht, dass eine Art Kirche in seiner Seele ist. Er glaubt an sich und geht nach vorne. Sein Herz besteht aus Liebe. Er liebt die Wissenschaft, die Natur und die Menschen und versucht vieles zu verstehen. Er liebt die Erde und verbindet sich immer mehr mit ihr. Der Kosmos schubst so einen Menschen nicht mehr, sondern gibt ihm Kraft zu weiterer Bewegung. So erhält er immer mehr Zeichen und Bestätigung.

Der springende Mensch

Dieser Mensch glaubt an mehr als an das, was er sieht. Er versteht, dass Kosmos, Energie und Weltall zusammenarbeiten und in seinem Herzen verankert sind. Er ist ein Lehrer und Lehrling in einem. Der Kosmos unterstützt ihn mit seiner Kraft. So kann er höher hüpfen und springen, dadurch erhält er immer mehr Anerkennung und wird von anderen Menschen verehrt. Doch geht es ihm nicht um Anerkennung, er will sich weiterentwickeln und beginnt irgendwann im positiven Sinne »abzuheben«. So ein Mensch ist nicht mehr geerdet, er ist auf dem Weg zum kosmischen Wissen.

Der fliegende Mensch

Hier ist der Mensch so weit, dass er nach den kosmischen Gesetzen lebt. So ein Mensch ist eins mit dem Universum und entscheidet selbst auf mehrdimensionalen Ebenen über seine Wege. Der Flieger weiß genau, dass er ein Gast auf der Erde ist, und bereitet sich vor auf eine Reise ins Unendliche. Für ihn ist alles, was geschieht, selbstverständlich. Er stellt keine Fragen, er weiß, wie das Universum funktioniert. Er gestaltet es sogar mit. So gesehen ist er allmächtig.

Lieber Leser, Ihr Ziel ist es, zu einem allmächtigen Menschen zu werden. Sehen Sie Ihr Leben an. In welchen Bereichen liegen, krabbeln, stehen, gehen und fliegen Sie? Schreiben Sie diese Bereiche auf:

Liegende Menschen sind materiell eingestellt. Krabbelnde versuchen etwas zu bewegen, man lässt alte Sachen los. Stehende und gehende Menschen sind in der Lage, einige Geschehnisse zu beeinflussen, und die springenden und fliegenden sind die Menschen, die andere lehren. Denken Sie nach und versuchen Sie, Ihre Lebensbereiche in Bewegung zu bringen! Man nennt diesen Prozess Transformation.

Fazit: Ihr Ziel ist es, zu einem mehrdimensionalen Menschen zu werden. Transformieren Sie sich!

Eine Verwandlung von einem Mensch-Tier-Typus zu einem Mensch-Universum-Typ ist für jeden möglich! 80 Prozent der Menschen sind liegende Menschen, die ihr Leben einfach so dahinleben. Fünfzehn Prozent sind mittlerweile wach geworden und sind so weit, dass sie zum laufenden oder mindestens zum stehenden Menschen werden wollen. Nur fünf Prozent der Menschen fangen langsam an zu erkennen, dass sie auch fliegen könnten. Also beginnen Sie zu fliegen. Der Mensch wird geboren, und gleichzeitig wird sein Schicksal geboren. Seien Sie würdig für diesen Weg.

Was bedeutet überhaupt das Wort »transformieren«? Menschen verändern sich immer mehr durch das Denken und durch die Energien, die aus dem Kosmos ankommen. Sie werden also transformiert oder, anders gesagt, umgeformt und auf eine neue Entwicklungsstufe gebracht. Transformation ist also eine Veränderung des Menschen durch die neue Energie. Dieser Transformationsprozess geschieht nicht von heute auf morgen. Er vollzieht sich über mehrere Stufen. Man nennt sie Transformationsstufen. Diese Stufen führen Sie aus der Tiefe zum Licht.

Die 12 Transformationsstufen des Menschen

Die 1. Stufe wird die Stufe der Unruhe genannt. Hier wachen Sie in vielen Lebensbereichen auf und denken immer mehr an das, was Sie wollen. Etwas ist in Ihnen, über das Sie sich den Kopf zerbrechen. Es ist wie bei der Geburt. Sie machen langsam Ihre Augen auf und fragen sich, ob Sie mit dem, was Sie besitzen, zufrieden sind. Sie wollen mehr verstehen. Sie wollen Bewegung erleben. Ihr Leben erscheint Ihnen langweilig und sinnlos, also suchen Sie nach Antworten. Sie stellen sich Fragen, die Sie sonst nie gestellt hätten.

Die 2. Stufe wird als Stufe des Umschauens bezeichnet. Hier versuchen Sie zu verstehen, wie andere Menschen ticken. Sie fühlen sich in sie hinein und kommunizieren immer mehr. Sie wollen nicht allein sein und suchen nach Gleichgesinnten. Sie sehen sich um und merken, dass Sie bis jetzt nur einen kleinen Teil dessen gesehen haben, was die Menschen Universum nennen. Hier suchen Sie den Einstieg in das Wissen, das Ihnen bis dato entgangen ist. Aber Sie fangen noch nicht viel mit diesen Erkenntnissen an.

Die 3. Stufe wird die Stufe der Bewegung genannt. Hier bewegt man sich immer weiter zum Wissen und zum Verborgenen. Man versucht, sich mit Büchern auseinanderzusetzen, um die Welt zu verstehen. Man lernt und lehrt und lernt. Leider gibt es nicht für alles eine wissenschaftliche Erklärung. So erfahren Sie in dieser Phase Dinge, die bis jetzt übersehen wurden. Sie lernen sie anzunehmen, so wie sie sind. Es wird Ihnen bewusst, dass die menschliche Wissenschaft noch in den Anfängen ihrer Entwicklung ist, und somit werden Sie zum Erforscher dieser Welt bzw. zum Wissenschaftler der Neuzeit.

Die 4. Stufe ist die Stufe des Verstehens. Hier kommen die ersten Impulse an, die man wahrnehmen kann. Sie hören zu und lernen immer mehr. Sie verstehen auch immer mehr von dem, was Sie umgibt. Die Schleuse geht auf, und die Ideen fließen. Auf dieser Entwicklungsstufe verstehen Sie, dass es nichts gibt, was unmöglich wäre.

Die 5. Stufe ist die Stufe der Erinnerung. Sie fangen an, sich an etwas aus dem Vorleben zu erinnern, und verstehen immer mehr, warum Sie da sind. So greifen Sie auf Ihre Inkarnationserfahrungen zurück, auch wenn dies unbewusst geschieht. In dieser Phase bekommen Sie einige Zeichen und werden praktisch geführt. Auch Ihre Träume bringen Ihnen viele Informationen.

Die 6. Stufe ist die Stufe des Machens und des Tuns. Sie versuchen etwas umzusetzen, andere zu lehren, zu heilen, zu erziehen etc. Diese Welt passt Ihnen nicht mehr, Sie wollen Ihre eigene Welt erschaffen. So kommen Sie immer mehr in Bewegung.

Die 7. Stufe ist die Stufe des Klärens. Hier versuchen Sie, das Böse in sich und in der Welt zu beseitigen. Es ist Ihnen klar, dass die Welt aus einem Plus und einem Minus besteht. Sie sortieren Ihre Ideen, Mitmenschen und Gewohnheiten aus. So entsteht etwas ganz Neues. Alte Muster fallen ab. Sie befreien sich.

Die 8. Stufe ist die Stufe der Stärkefindung. Sie können Ihre Gedanken materialisieren. Ihre Wünsche gehen teilweise in Erfüllung. Sie sind stark und in der Lage, das eigene Leben zu bestimmen. Aber Sie sind noch nicht fertig. Sie wollen mehr erreichen!

Die 9. Stufe ist die Stufe des Leuchtens. Sie leuchten so stark, dass alle Menschen Sie bemerken. Sie wissen, warum Sie auf der Erde sind und was Sie zu erledigen haben. Sie bekommen eigene Ideen und leiten diese weiter. Menschen nehmen diese Ideen wahr und folgen Ihnen. Sie bekommen sozusagen Lehrlinge.

Die 10. Stufe ist die Stufe des Weltverstehens. Auf dieser Stufe verstehen Sie, dass alles, was Sie tun, die Welt verändert. Sie bereuen vieles und versuchen, Menschen die Augen zu öffnen. Es tut Ihnen weh zu sehen, dass so viele Menschen durch ihre Bequemlichkeit ihr Leben nicht leben können. Hier boomt Ihr Bewusstsein! Sie transformieren sich dabei immer weiter.

Die 11. Stufe ist die Stufe der Kontakte. Sie suchen Kontakte zur geistigen Welt und zu Gleichgesinnten. Sie vermitteln Ihr Wissen über die Materie und den Geist. Sie fühlen sich eins mit dem Universum. Menschen folgen Ihnen und verstehen das von Ihnen vermittelte Wissen. Diese Menschen versuchen, das von Ihnen erhaltene Wissen in die Tat umzusetzen.

Die 12. Stufe ist die Stufe der Allmacht. Sie sind in der Lage, alles zu verändern. Sie gehen Ihren eigenen Weg und dienen dem Kosmos. Sie denken nicht mehr an irdische Güter. Sie sind transformiert! Sie fühlen sich auf der ganzen Erde zu Hause.

Wissen Sie schon, auf welcher Stufe der Entwicklung Sie sind? Transformation geschieht in allen Lebensbereichen gleichzeitig. In einigen sind Sie bereits allmächtig und in den anderen womöglich noch dabei aufzuwachen. Analysieren Sie sich! Schließlich liegt Ihr Leben in Ihren Händen. Was andere Menschen tun, ist deren Entscheidung. Jeden Tag sehen Sie Menschen, die zwar Ohren haben, aber nichts hören, und Menschen, die zwar Augen haben, aber nichts sehen. Hören Sie auf Ihr Herz, fangen Sie mit sich selbst an.

Was denken Sie? Brauchen die nächsten Dimensionen Menschen, die so sind, wie sie heute sind? Wozu brauchen diese

Dimensionen Menschen, die sich selbst krank machen, anschließend versuchen, geheilt zu werden, und sich wieder krank machen, um erneut geheilt zu werden? Wer braucht so etwas überhaupt? Einige Menschen sind bereits in die neuen Energien eingetreten, sie verändern sich. Denken Sie nur zehn Jahre zurück, wie waren Sie damals und was ist in Ihrem Leben gleich geblieben? Viele Menschen haben sich in den letzten zehn Jahren mit dem Job, dem Geld, der Liebe und dem Sex beschäftigt. Ihre Gehirne haben zum größten Teil nur biologisch funktioniert. Was ist mit dem Denken und mit der Weiterbildung? Sie dachten: Was hat ein Mensch an? Was haben andere Menschen getan? Was haben sie verdient, und wie war eine Hochzeit oder eine Beerdigung? Was haben diese Menschen über Sie gedacht? Ist das so wichtig? Denken Sie heute noch daran, was Frau Maier aus der ersten Etage vor drei Jahren gemacht hat? Eher nicht, oder? Sie denken heute dank der neuen Impulse mehr und mehr an Ihr eigenes Leben, und das ist auch gut so.

Diese grandiose Zeit hat reife Seelen auf die Erde geschickt, um sie zu retten. Auch Sie sind eine besondere Seele, die jetzt hier ist, die für das Universum vieles geschafft hat. Viele Menschen denken mittlerweile mit und entwickeln sich weiter und gehen in eine neue Struktur über. Die, die es nicht wollen, werden mitgezogen. Die materielle Welt lässt nach, die mentale Welt erscheint dafür immer klarer.

Mutter Natur steht jedem zur Seite – das tat sie immer. Menschen und die Natur, wie haben sich Menschen mit Mutter Erde bis heute vertragen? Sie nährte sie, und Menschen haben sie immer wieder ausgebeutet. Wie jede Mutter ihre Kinder liebt, hat sie den Menschen bis jetzt vieles verzeihen können. Es gibt jedoch Zeiten, in denen die »Hotel-Mama-Zeit« vergeht. Nun macht auch die Mama nicht mehr mit.

Die Menschheit ist wie eine Schnecke auf der Erdoberfläche.

Nicht, weil sie langsam ist, nein. Die Menschen nehmen Energie auf und wachsen, dann verdichten sie sich, bis sie platzen. Haben Sie einen Garten? Was machen Sie mit den Schnecken, wenn sie auf Ihren Salat gehen und ihn wegfressen? Stellen Sie sich vor: Sie haben Salat gesät und sehen eines Morgens Schnecken darauf. Sie vernichten sie, um den Salat zu retten. Der Mensch ist wie eine Schnecke, und der Salat ist die Erde. Können Sie mir folgen? Was macht das Universum mit solchen Schnecken, die die Erde vernichten?

Wenn es zu schneien beginnt, verschwindet die Schnecke, sie verzieht sich und lässt den Salat stehen. Sie verändert also ihr Verhalten, sie transformiert sich und passt sich den Wetterverhältnissen an. So ist auch der Mensch.

Fazit: Die Welt transformiert sich, und der Mensch transformiert sich mit.

Wie meine Oma Walja sagte, ist der Mensch ein zappelndes Geschöpf. Er muss alles erforschen, beobachten und analysieren. Er sucht nach vielem und findet oft nichts. Der Mensch ist jedoch ein Teil der Welt und ist durch Gottes Licht aufgeladen. Finden Sie das Licht!

Viele Menschen denken, dass sie frei sind. Diese Freiheit ermöglicht vielleicht die Wahl des Partners, der Kleidung oder der beruflichen Richtung. Aber das ist nur die Wahl auf der materiellen Ebene. Was ist mit der geistigen? Hier ist der Mensch nicht frei und unterliegt dem Willen des Universums. Einige Leser werden mir an dieser Stelle widersprechen: »Ich habe mein Kind zur Welt gebracht, weil ich es so plante.« Ist das tatsächlich so? Hier spielte eher Ihr Karma eine große Rolle. Sie haben das Baby bekommen, weil es karmisch bedingt war und weil diese Seele Sie ausgesucht hat. So können Sie Ihre Schulden gegenüber dieser Seele abbezahlen. Nach der Karmalehre sucht sich eine Seele die Eltern aus, und zwar drei bis sieben Jahre vor der Geburt. Das Karma sagt Ihnen auch, was Sie heute essen oder anziehen. Sie ziehen z.B. etwas Schwarzes an, weil diese Farbe Sie schützt. Sie ziehen jedoch das Kleid an und denken: »Heute habe ich Lust auf etwas Schwarzes.« Sie denken nicht nach, warum Sie Lust darauf haben. Genauso ist es, wenn Sie etwas Bestimmtes essen und z.B. Lust auf Süßes bekommen. Auch dies geschieht nicht einfach so, sondern weil Ihr Körper nach einer bestimmten Speise verlangt. Wenn Sie es analysieren, erkennen Sie Ihre eigene Transformation.

Tausende von Jahren lebten die Menschen, ohne zu wissen, was Karma ist. Durch eine planetarisch bedingte seelische Entwicklung gelangten sie langsam zu diesem Wissen. Ihre Seele ist eine komplizierte karmische Materie. Sie wurde in einer gewissen Zeit und in einem gewissen Land, in einer Familie und in einer Stadt geboren. Ich bezeichne dieses Geschehen als karmische Frequenz. Diese Frequenz zog sofort weitere Frequenzen an: Ihr Denken, Ihren Charakter, Talente und Ihre Mitmenschen. All dies ist davon abhängig, welche Themen Sie im Vorleben erledigt haben und welche nicht. Dieser karmische Strahl arbeitet wellenartig. Das ist das Licht. Auch die Erdstruktur arbeitet nach solchen Wellengesetzen. Alles, was hier ist, besteht aus Energie.

Wenn Sie sich mit der Energieprogrammierung beschäftigen, werden Sie eine weitgehende Transformation erleben. Durch diese Transformation können Sie selbst in Ihrem Leben alles entscheiden und zu einem Macher des Lebens werden. Durch die Arbeit mit der Energieprogrammierung können Sie alles verändern. Die Arbeit und Bewegung ist das Leben. Feiern ohne Ende ist Krankheit, so sagt meine Familie. Jede Seele, die heute hier inkarnierte, hat dem Universum ihre Dienste erwiesen. Der wichtigste Mensch in Ihrem Leben sind Sie, also lieben Sie diesen Menschen! Bewegen Sie sich zum neuen Wissen!

Fazit: Jeder von uns ist wichtig im Universum.

Wer ist also der Mensch? Es gab mehrere Zivilisationen, die die Erde bevölkerten. Die heutige ist die vorletzte. Menschen erleben bereits heute einen neuen Menschentypus – die Indigos, die kein altes Karma besitzen. Das sind heutige Kinder.

Der Mensch ist intellektuell genug, um verstehen zu können, dass die Welt seine Hilfe braucht. Jedoch sind Menschen keine großen Intellektuellen in puncto Wissen. Testen Sie sich selbst: Wissen Sie, wie ein Molekül aufgebaut ist? Sie haben das bestimmt in der Schule gelernt, aber heute haben Sie es schon wieder vergessen. Wissen Sie vielleicht, welcher Planet welchem am Himmel folgt? Auch nicht? Kein Problem. Wissen kann man immer auffrischen, das hilft Ihrer Transformation.

Abhängig davon, was Sie wissen, bauen Sie ein System der Wahrnehmung dieser Welt auf. Sie versuchen alles, was Sie sehen oder hören, in Ihren eigenen Rahmen zu stecken. Sie entscheiden nach dem Prinzip JA-NEIN oder VIELLEICHT. Das Vielleicht-Entscheiden charakterisiert Menschen, die etwas intellektueller sind. Sie möchten mehr erfahren und befinden sich bereits in einer Veränderung, die ich Transformation nenne. Die Menschen, die nach dem JA-NEIN-Prinzip denken, sind noch nicht so weit. Aber auch sie werden zur Transformation gezwungen.

Ein Beispiel:
Es kommt jemand zu Ihnen und sagt, dass er ein Raucher ist. Er meint: »Ich rauche und werde weiter rauchen, weil es mir schmeckt.« Wie reagieren Sie auf diesen Menschen? Sagen Sie: »Ja, rauche nur weiter, aber …«, und erzählen ihm dann, was schlecht daran ist (JA-Prinzip)? Oder sagen Sie eher: »Geh weg, weil ich ein Nichtraucher bin, du stinkst so erbärmlich!« (NEIN-Prinzip)? Oder reagieren Sie eher so: »Jeder entscheidet für sich alleine, und ich akzeptiere dich, so wie du bist!« (VIELLEICHT-Prinzip)? Das Vielleicht-Prinzip ist die goldene Mitte. Analysieren Sie sich, ob Sie solche Situationen schon erlebt haben, und Sie werden staunen!

Die Menschheit hatte so viel Zeit und diese kaum genutzt, um sich weiterzuentwickeln. Das neue Wissen bringt Sie zu Ihren Zielen und lässt Ihre Träume wahr werden. Erweitern Sie Ihre Gehirnkapazität! Lassen Sie die alten Muster weg! Brechen Sie die Grenzen! Legen Sie alle alten Dogmen ab! Alte Prägungen, Manipulationen und fremde Meinungen. Brechen Sie Ihre Grenzen auf!

Apropos Grenzen – wo liegen diese eigentlich? Menschen begrenzen alles und können sich nicht einmal vorstellen, wo das Universum endet. Es hat jedoch kein Ende. Schon bei solchen Fragen sind Menschen irritiert und bekommen nicht mehr viel in ihren Kopf.

Manche haben Existenzängste, wobei viele Ängste nur eine Projektion darstellen. Menschen haben Ängste zu leben, weil auch andere Menschen diese Ängste haben. Andere haben Ängste zu reisen, weil ein Flugzeug abstürzen könnte. Menschen haben Ängste zu fahren, weil es Unfälle gibt usw. Stellen Sie sich selbst die Frage, woher diese Ängste kommen und wer sie auf Sie projiziert hat. Brauchen Sie solche Ängste? Wollen Sie sie behalten? Was haben Sie zu verlieren, und was kann geschehen, wenn diese Ängste wahr werden? Wenn Sie diese Fragen beantwortet haben, sehen Sie, dass Angst zu haben falsch ist. Sie haben eben nichts zu verlieren! Sie müssen jetzt leben, damit die, die nach Ihnen bleiben, sich an Sie erinnern können.

Die Menschen sind materialistisch geworden und haben ihre Seele in die letzte Ecke verbannt. Doch die Seele schreit mittlerweile so laut, dass kaum jemand von uns sie überhören kann. Einige denken, wenn sie über Geld verfügen, wäre alles möglich. Oft ist es jedoch so, dass das Geld über die Menschen verfügt. Man kann durch Geld etwas freier werden, man kann jedoch dadurch nicht klüger werden. Man kann für Geld keine Liebe oder Gesundheit kaufen. Diese Dinge muss man bewahren. Geld ist ein Mittel, aber kein Ziel des Lebens. Finden Sie Ihre wahren Ziele!

Eines Tages kam eine Kundin zu mir, sie hatte Krebs im letzten Stadium. Ihre Frage war: »Warum ich?« Diese Begegnung beschrieb ich in meinem Buch »Übersinnliche Phänomene«. Die Lebenseinstellung dieser Frau war total daneben. Sie war eine Millionenerbin, hatte Geld und lebte nur dafür. Sie hatte ihr Leben für das Geld sogar aufgeopfert. Das Geld war ihr Baby. Alles andere existierte nicht. Wir diskutierten über das Thema, meine Worte kamen bei ihr jedoch kaum an. Eine Woche später kam sie erneut zu mir und zeigte mir Spendenbelege. Sie sagte: »Ich habe etwas gemacht, was mich heilen muss. Ich spendete an Bedürftige.« Ich fragte sie, warum sie diese Spenden gemacht habe. Ihre Antwort lautete: »Ich kann es ja steuerlich absetzen.« Später geschah etwas Sonderbares. Sie fuhr nach Indien, um eine letzte Reise zu machen. Als sie aus dem Auto vor dem Hotel ausstieg, ist ein Junge mit einer Bürste in der Hand zu ihr gekommen. Er wollte ihre weiß lackierten Schuhe putzen, und zwar mit einer schwarzen Creme. Die Dame explodierte und schrie den Jungen an. Plötzlich kam ein kleines Mädchen, das mit einem Taschentuch die weißen Schuhe zu reinigen begann. Das hat meiner Kundin die Augen geöffnet. Kürzlich entschloss sie sich, für die Kinder etwas zu tun, und das kam von Herzen und nicht aus steuerlichen Gründen. Ab diesem Moment begann sie sehr schnell zu genesen. Sie lebt heute noch, unterstützt mehrere Kinderheime und hat darin ihr Lebensziel gefunden. Dieses Beispiel zeigt, wie die Einstellung auf das Leben wirken kann.

Auch meine Baba Walja sagte, dass Menschlichkeit der Grundstein der Gesundheit ist. Ihre Einstellung und herzlicher Umgang mit den Mitmenschen macht Sie zum Menschen.

Der Planetencode®

Also, wie ist der Mensch, lieber Leser? Diese Frage beantwortet am besten der Planetencode®. Diese Methode habe ich während der letzten zwölf Jahre ausgearbeitet.

Menschen werden als Geist geboren und bilden die Seele aus. Die Seele entsteht durch Energiefrequenzen, die im Moment der Geburt herrschen. Diese Frequenzen sind als Zahlen in Ihrem Geburtsdatum widergespiegelt. Sie bekommen also schon ab dem Geburtszeitpunkt verschiedene Impulse aus dem Kosmos mit. Ihre Seele besteht aus verschiedenen Anteilen, die durch Planetenstrahlen bestimmt sind. Wenn man sich die Seele visualisieren will, sieht sie aus wie ein Kristall mit mehreren Ecken.

Fazit: Ein Mensch besteht aus Impulsen, die bei der Geburt mitgegeben wurden.

Die Planetenstrahlen, die bei Ihrer Geburt eine Rolle gespielt haben und Ihre Seele bildeten, spielen auch heute noch eine enorme Rolle in Ihrem Dasein. Verschiedene Strahlen vermischten sich zu einer einzigartigen Frequenz. Diese Impulsmischung macht Sie zu dem, was Sie sind. Sie bildet Ihre Seele.

Sehen Sie sich nun an, welche Impulse Sie prägen. Eine wichtige Rolle spielt dabei der sogenannte Geburtsplanet. Er bringt Ihnen die Grundinformationen über die Seele. Ihr Geburtsplanet ist der Planet, der an Ihrem Geburtstag am Himmel stand, z. B. ist es für den Löwen die Sonne und für den Widder der Mars.

Die Sternzeichen und die zugeordneten Planeten:

Löwe	Sonne
Krebs	Mond
Widder	Mars
Jungfrau	Merkur
Zwillinge	Merkur
Schütze	Jupiter
Waage	Venus
Stier	Venus
Steinbock	Saturn
Wassermann	Uranus
Fisch	Neptun
Skorpion	Pluto

Der Geburtsplanet des Löwen

Ihr Geburtsplanet ist die Sonne. Ihr wird die Zahl 1 zugeordnet. Sie macht Sie zum Macher Ihres Lebens oder zu einem dummen Kind. Je nachdem, wie Sie diese erhaltene Energie einsetzen, verläuft Ihr Leben gut oder stressig. Die Sonne gibt Ihnen Lebenslust, Stärke und Wachstum.

Der Geburtsplanet des Krebses

Ihr Geburtsplanet ist der Mond. Ihm wird die Zahl 2 zugeordnet. Der Mond symbolisiert die Weiblichkeit, die Medium-Gabe und den Verteidiger-Aspekt. Die Mondfrequenz ist eine der stärksten auf der Erde. Sie wirkt so stark, weil der Mond der Erde am nächsten ist. Der Mond ist für Ihre Emotionen, Gefühle und das Mutterprinzip verantwortlich.

Der Geburtsplanet des Widders

Ihr Geburtsplanet ist der Mars. Ihm wird die Zahl 3 zugeordnet. Er macht Sie enthusiastisch, treibt Sie immer und immer wieder nach vorne und macht Sie zum guten Kämpfer. Die Marsfrequenz hat nicht jeder Mensch. Sie können durch sie egozentrisch oder auch willensstark sein. Sie sind unternehmungslustig und ein echter Abenteurer, der mutig in die Zukunft schaut.

Der Geburtsplanet der Jungfrau und der Zwillinge

Ihr Geburtsplanet ist der Merkur. Beide Sternzeichen haben denselben Geburtsplaneten. Ihm wird die Zahl 4 zugeordnet. Merkur macht Sie analytisch, perfektionistisch und kritisch in einem. Durch die erhaltene Merkurfrequenz sind Sie ein Entdecker dieser Welt! Sie suchen und finden neue Dinge im Leben, entwickeln sich weiter und faszinieren dadurch die Menschen in Ihrer Umgebung. Merkur steht auch für Kommunikation und Austausch. Daher gibt er Ihnen die Möglichkeit, Menschen zu beraten.

Der Geburtsplanet des Schützen

Ihr Geburtsplanet ist der Jupiter. Ihm wird die Zahl 5 zugeordnet. Er macht Sie zu einem Philosophen oder Sucher, und Sie sind abenteuerlustig. Jupiter steht für Bildung und Veränderung. Seine Frequenzen bringen viel Bewegung in Ihr Dasein. Der Planet macht Sie sehr wechselhaft. Sie begeistern sich für verschiedene Dinge in diesem Leben, spüren vieles intuitiv und können ohne große Logik richtig entscheiden.

Der Geburtsplanet der Waage und des Stieres

Ihr Geburtsplanet ist die Venus. Die Venus wirkt bei beiden Sternzeichen. Ihr wird die Zahl 6 zugeordnet. Sie steht für Liebe, Diplomatie, Vermittlung und Sanftheit. Die Venus symbolisiert außerdem Kreativität und Weiblichkeit. Der erhaltene Venusstrahl lässt Sie viel denken und macht Sie analytisch. Sie können sich auch ganz schnell in Ihren Analysen verzetteln. In diesem Leben sind Sie sich der verschiedenen Wahlmöglichkeiten bewusst, werden jedoch durch Ihre Unentschlossenheit oft gebremst.

Der Geburtsplanet des Steinbocks

Ihr Geburtsplanet ist der Saturn. Ihm wird die Zahl 7 zugeordnet. Der Saturn macht Sie autoritär und diszipliniert, aber auch vorsichtig. Sie stehen auf Tradition und sind ein guter Arbeiter. Sie sind die Mutter Teresa in Person, ein idealer Kaufmann, der seine Gefühle zu kontrollieren versucht. Die erhaltene Saturnfrequenz macht Sie beständig in diesem Leben. Hier ist es wichtig zu erwähnen, dass die Saturn-Energien auf der Erde seit 2009 nachlassen. Daher kann Sie der Saturneinfluss rechthaberisch machen.

Der Geburtsplanet des Wassermanns

Ihr Geburtsplanet ist der Uranus. Ihm wird die Zahl 8 zugeordnet. Er macht Sie gleichzeitig human, exzentrisch und revolutionär. Eine gute Mischung? Je nachdem, wie man es sehen mag. Sie sind ein wahrer Entdecker und Freund! Der Uranus-Einfluss macht Sie rätselhaft. Keiner blickt in Sie hinein. Aber durch diese erworbene Frequenz können Sie neue Ideen schnell verarbeiten, sind radikal und modern. Sie brauchen Ihre Freiheit und versuchen oft, anderen Ihre ungewöhnlichen Ideen aufzuzwingen. Andererseits haben Sie oft kein Verständnis für fremde Ideen, die auch Gold wert sein könnten.

Der Geburtsplanet der Fische

Ihr Geburtsplanet ist der Neptun. Ihm wird die Zahl 9 zugeordnet. Er macht Sie fantasievoll, romantisch, mystisch und heilend in einem. Sie haben diesen Strahl erhalten, um Ihre Mitmenschen zu begleiten, zu bewegen und zu lehren. Neptun besitzt dreizehn Monde. So besitzen auch Sie dreizehn verschiedene Lebensaufgaben, die Ihre Mitmenschen betreffen. Das sind Aufgaben, die mit Liebe, Verständnis und Verzeihen zu tun haben.

Der Geburtsplanet des Skorpions

Ihr Geburtsplanet ist der Pluto. Ihm wird die Zahl 0 zugeordnet. Pluto macht Sie kontrollierend, hypnotisch und zu einem Verbesserer der Welt. Die Plutofrequenz zeigt Ihre karmischen Aufgaben, denn Pluto ist sehr weit von der Erde entfernt, aber seine Strahlen sind gewaltig. Der Plutostrahl, den Sie bei Geburt erhalten haben, prägt Ihr Leben enorm.

Geburtsplaneten prägen Ihr Leben und bringen verschiedene Eigenschaften mit sich. Dazu kommen noch weitere Frequenzen von den übrigen Planeten. Sehen Sie sich genauer an, welche Strahlen Sie vom Kosmos mitbekommen haben.

Im Universum gibt es insgesamt zehn Impulse. Das heißt, jeder der zehn Planeten unseres Sonnensystems – ich zähle hier Sonne und Mond dazu – bringt einen eigenen Impuls auf die Erde. Einem Menschen werden jedoch höchstens sechs Impulse in seiner Seele mitgegeben.

Da jeder Planet einer Zahl zugeordnet ist, sieht man diese Planetenimpulse anhand der Zahlen in Ihrem Geburtsdatum. Jede

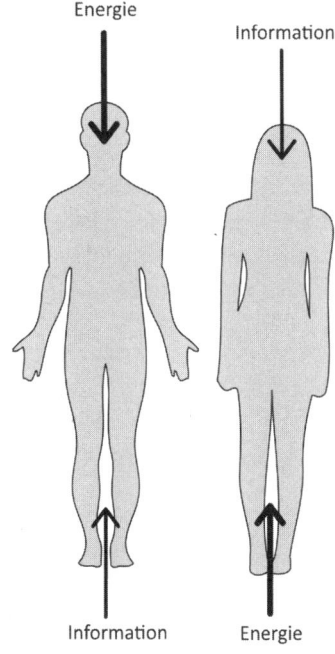

Energie
Information
Information
Energie

Zahl des Geburtsdatums entspricht einem besonderen Planeten: Die Sonne ist der 1 zugeordnet, der Mond der 2, der Mars der 3 usw. Wenn Sie z. B. am 1.2.33 geboren sind, bekamen Sie eine Sonnen-Mond-Mars-Impulsmischung mit in die Wiege gelegt.

Ein paar Impulse fehlen jedem Menschen. Im Laufe des Lebens können Sie sich allerdings die fehlenden Impulse von anderen Menschen leihen. Sie können sich aber auch an neue Kanäle anschließen. Die Methode, die ich hier offenbaren werde, die Energieprogrammierung, ist eine Art »neuer Kanal« für Sie. Dadurch bekommen Sie alle fehlenden Impulse direkt vom Universum geliefert. Diesen Kanal kann jeder Mensch nutzen. Egal, ob Sie männlich oder weiblich sind. Beide Geschlechter empfangen die Energie und die Information allerdings verschieden. Eine Frau erhält Energien von unten und ein Mann von oben. Eine Frau bekommt Informationen von oben und der Mann von unten.

Fazit: Analysieren Sie die Impulse, die Ihnen mitgegeben wurden!

Bevor ich zur Energieprogrammierung komme, zeige ich Ihnen die weiteren Planetenimpulse, die Sie haben. Schreiben Sie Ihr Geburtsdatum hier auf:

Sehen Sie nun nach, welche Zahlen Sie in Ihrem Geburtstag haben. Schreiben Sie zu jeder Zahl den zugeordneten Planeten.

Sternzeichen	Zugeordnete Zahl
Sonne	1
Mond	2
Mars	3
Merkur	4
Jupiter	5
Venus	6
Saturn	7
Uranus	8
Neptun	9
Pluto	0

Zahl 1 Die SONNE

Der Sonneneinfluss zeigt die wesentlichen Handlungs- und Entwicklungsprozesse und die grundlegenden Erfahrungen an, die ein Mensch im Laufe seines Lebens durchlebt. Die Sonne bringt Ihnen Stolz und Macht. Sie werden durch den Sonneneinfluss vital, führend und großzügig auf Ihre Umwelt wirken. Die Sonne macht Sie außerdem ehrgeizig und feurig. Aufpassen sollte man auf die Hektik. Bleiben Sie am Boden. Verlangen Sie nicht zu viel Bewunderung und Anerkennung, diese kommt von alleine. Achten Sie auf Ihr Geld, seien Sie bitte nicht verschwenderisch.

Zahl 2 Der MOND

Der Mond oder die Luna ist ein Gefühlsplanet. Da der Mond die
Erde umkreist, entsteht der zyklische Wechsel der Mondphasen.
Der Mond pendelt sozusagen um die Erdbahn und beeinflusst
alles Lebende. Er symbolisiert das Traumhafte, die Fantasie und
das Gemüt und bringt rhythmische Entwicklung in Ihr Dasein.
Der Mondeinfluss steuert das Unbewusste. Er stärkt Ihre Quali-
täten wie die Intuition und das Gespür, prägt Ihre Seele und gibt
Geborgenheit. Das Vorhandensein des Mondeinflusses in Ihrem
Leben erlaubt Aussagen über die enge Beziehung zu Ihrer Mutter
und über Ihre eigenen mütterlichen Eigenschaften wie Liebe und
Vorahnung. Die Mondeigenschaften treten bei Frauen und bei
Männern auf. Der Mond gilt aber auch als Hauptverursacher von
Stimmungsschwankungen.

Zahl 3 Der MARS

Der Mars symbolisiert die Umsetzung des Geplanten. Er bringt
Ihnen Sicherheit und gibt Kraft zu kämpfen. Er unterstützt Sie in
Business und Beruf, sorgt für Ihre Erfolge und gibt Ihnen die un-
heimliche Kraft des Kämpfers. Seien Sie froh, dass Sie diesen Ein-
fluss genießen. Durch ihn haben Sie so viel Aktivitätsdrang und
Durchsetzungsvermögen. Mars steht für Durchsetzungskraft,
Energie und Begeisterungsfähigkeit. Er verleiht Ihnen Initiative,
Schaffensdrang und macht Sie tapfer und sexy. Mars kann aber
auch Aggression oder gar Brutalität verursachen. Er ist auch für
Ihre Ungeduld verantwortlich.

Zahl 4 Der MERKUR

Der Merkur ist ein Gefühlsplanet und steht für Kommunikation
und Kommerz. Er hat männliche und weibliche Prinzipien gleich-

zeitig in sich. Er regiert über alle Formen der Kommunikation, seien sie physikalischer, geistiger oder alltäglicher Natur. Er kennzeichnet den Intellekt, die Wendigkeit des Denkens, kaufmännisches Geschick und die Organisationsfähigkeit. Merkur macht Sie beweglich und lebhaft. Er gibt Ihnen eine impulsive Intuition, schärft Ihren Verstand und Intellekt. Er verkörpert Organisation, Lern- und Lehrfähigkeit und verleiht Ihnen ein gutes Gedächtnis. Er macht aber auch unbeständig und ruhelos.

Zahl 5 Der JUPITER

Der Jupiter ist ein spiritueller Planet. Er ist der größte Planet des Sonnensystems und etwa elf Mal größer als die Erde. Er wird von insgesamt siebzehn Monden umkreist und ist eine Art Planetensystem. Jupiter ist ein männlicher Planet und verleiht Ihnen Mut und die Kraft, Dinge umzusetzen. Er steht für Wachstum und Expansion. Jupiter bringt immer Sinngebung. Er lässt Sie an etwas glauben, was Sie vorher übersehen haben. Außerdem macht er seine Schützlinge gerecht, reich und verleiht das neue Bewusstsein. Jupiter kann jedoch auch eingebildet machen. Er steht schließlich auch für Fanatismus und Überheblichkeit.

Zahl 6 Die VENUS

Die Venus ist der wichtigste Liebesplanet überhaupt. Sie regiert die weibliche Seite Ihrer Psyche. Venus verleiht Ihnen Qualitäten wie sanft, liebevoll, diplomatisch, künstlerisch, kreativ und empfindsam zu sein. Venus bringt durch ihren Einfluss Liebe, Erotik, Freundschaft, künstlerische Kreativität und Lebensgenuss in Ihr Leben. Sie kann jedoch auch eitel machen, Sie in ein bequemes oder faules Wesen verwandeln oder Triebhaftigkeit erzeugen.

Zahl 7 Der SATURN

Der Saturn ist ein karmischer Planet. Er gibt Ihnen Kraft aus Ihren Vorleben. Er kann eine Prüfung für Sie bedeuten, schützt aber gleichzeitig vor falschen Entscheidungen. Er erklärt die Ursachen und Folgen. Saturn lässt Sie reifen. Er bringt neue Struktur und Stabilität durch Verpflichtung in Ihr Leben. Er steht für Geld, und es gibt Zeiten, in denen er Sie in einem prüft: »Wie ist Ihre Einstellung zum Geld? Ist sie richtig?« Bleiben Sie vorsichtig und geduldig, etwas sparsam, aber nicht geizig, dann können Sie abgesichert und sogar reich werden. Saturn macht Sie jedoch auch kontrollierend oder starrsinnig. In seinen Hochphasen verleiht er Ihnen schwarzen Humor oder gar Kälte. Sie fühlen sich oft allein auf sich selbst gestellt und können sich mit der Situation, in die Sie geraten sind, nicht versöhnen.

Zahl 8 Der URANUS

Der Uranus ist ein langsamer, aber sehr starker Planet. Er ist der Planet der Freiheit. Uranus ist revolutionär und reißt jede etablierte Ordnung ein. Sein radikaler Einfluss macht Sie individualistisch und unabhängig. Sie können Fortschritte machen. Dieser Einfluss macht Sie anders als die anderen. Uranus verursacht aber auch Chaos und hat die Aufgabe, alles aufzuschrecken, damit das Leben einen Sinn erhält. Uranus ist der Planet der persönlichen Erneuerung. Er steht für alles Plötzliche im Leben und bringt Sie in Bewegung. Er zeigt Bereiche an, in denen es Ihnen zu langweilig wird. Er sorgt für plötzliche Lebenswenden. Uranus kann Ihnen jedoch auch negative Eigenschaften verleihen: Rücksichts- und Verantwortungslosigkeit, Rastlosigkeit, Rebellion gegenüber anderen Menschen oder auch Exzentrik.

Zahl 9 Der NEPTUN

Der Neptun ist ein mystischer Planet. Er ist verantwortlich für Wandlungsvorgänge in Ihrem Leben. Er untergräbt alle Gewissheiten, die Sie im Leben haben. Neptun enthemmt Sie in Ihrem Alltag. Er lässt Grenzen sprengen, aktiviert das Unbewusste, Ihren Glauben und Ihre Opferfähigkeit sowie die allumfassende, bedingungslose Liebe. Neptun kann jedoch auch Täuschung und Selbsttäuschung hervorrufen. Achten Sie darauf, dass Sie Ihre Orientierung nicht verlieren. Der Neptun kann Verwirrung bringen. Er macht unpraktisch und chaotisch im Alltagsleben. Bevor Sie leiden, sollten Sie sich selbst analysieren. Der Neptun ist auch gefährlich, da er Süchte hervorrufen kann wie Alkohol & Co.

Die Zahl 0 Der PLUTO

Der Pluto ist ein karmischer Planet. Er ist in erster Linie ein Planet der Erneuerung. Er regiert das Unbewusste und kann zu den tieferen Ebenen der Seele führen. Verlieren Sie nicht den Kopf, denn Pluto kann auch zur Besessenheit führen. Pluto bringt Wandlung und Transformation in Ihr Leben. Er steht für Regenerationskraft und Wiedergeburt. Durch seinen Einfluss verändern sich Ihre Einsichten, und Sie kommen auf eine neue Seelenebene. Pluto kann auch negative Eigenschaften und Ereignisse in Ihrem Leben hervorrufen. Unter anderem sind das Zwanghaftigkeit, Fanatismus, Zerstörung oder auch Besessenheit. Er weckt auch Ihr Interesse an okkulten Wissenschaften.

Nun kennen Sie Ihre Impulse. War das lehrreich für Sie? Die Planetencode®-Lehre ist natürlich viel komplizierter. In einem Buch kann man sie nicht komplett darlegen. Bei mir in der Akademie biete ich eine Ausbildung zu diesem Thema, das sind zwei

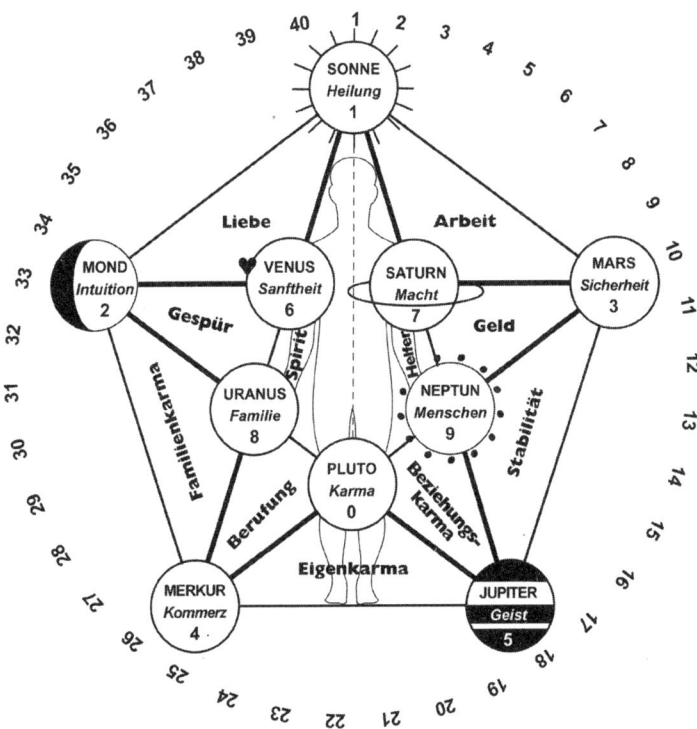

Wochenenden voller Wissen. Dort gibt es noch mehr zu entdecken! Aber ein Thema möchte ich Ihnen nicht vorenthalten, denn Ihr Lebensplan ist sehr vielfältig und interessanter, als Sie es denken. Menschen leben nämlich in einer Projektionswelt. So besteht das menschliche Leben aus 7-er und 9-er Zyklen sowie einem 12-er Zyklus. In jedem siebten Jahr verändert sich Ihr Körper und in jedem zwölften Ihre Seele. In jedem neunten Jahr verändert sich Ihr Geist.

Wenn man den 12-Jahres-Zyklus ansieht, beinhaltet er

die 5 Zauberjahre:
  1 Namensjahr
  2 karmische Jahre
  2 antikarmische Jahre und

die 7 Arbeitsjahre:
  Präsentationsjahre
  Jahre des Mitwindes
  Jahre der Maskierung
  Jahre der schweren Arbeit

Ich erkläre Ihnen nun, was diese Jahre bedeuten. Im Anschluss daran finden Sie Tabellen, denen Sie entnehmen können, welche Jahre bei Ihnen wann auftreten.

Die Zauberjahre

Das Namensjahr
Nach dem chinesischen Horoskop ist das für einen Büffel das Büffeljahr, für einen Affen das Affenjahr und für einen Drachen das Drachenjahr etc. Es ist nicht immer Ihr bestes Jahr. Hier geht es oft um eine Prüfung des Schicksals. In diesem Jahr finden Sie Ihr Plus und Minus und sortieren Ihr Leben. Die Energie des Namensjahres öffnet Ihnen die Augen.

Karmische und antikarmische Jahre
Diese Jahre sind für Ihre Reife und Ihre Entwicklung gedacht.
  Während der karmischen Jahre verändert sich Ihre Realität, und die ganze Welt ist sozusagen gegen Sie. Es gibt oft Probleme.
  Während der antikarmischen Jahre ist das Leben dagegen leichter, aber Sie verlieren an Aufmerksamkeit. Man sollte sich also nicht zurücklehnen, sondern am Ball bleiben. Man kann jetzt sehr viel erreichen.

Das erste karmische Jahr bringt immer Veränderungen mit sich. Alte Muster brechen auf. Alles, was sicher war, kann von einer Sekunde auf die nächste wie ein Kartenhaus zusammenfallen. Aber es werden neue Wege angeboten. Es ist eine Chance, neue Wege zu gehen. Übrigens, viele Verbrecher wurden in karmischen und antikarmischen Jahren verhaftet.

Das zweite karmische Jahr ist eher ruhig, jedoch gibt es hier keine Hilfe von außen. Man sollte eigene Kräfte einsetzen, um die Ziele zu erreichen. Also es ist angesagt, die Initiative zu ergreifen.

Das erste antikarmische Jahr bringt Erfolge und Anerkennung. Man kann hier alle seine Träume in die Tat umsetzen. Oft traut man sich jedoch nicht.

Das zweite antikarmische Jahr birgt die Chance, im Job neue Erfolge anzuziehen. Die Karriereleiter kann erklommen werden, handeln Sie!

Die Arbeitsjahre

Diese Jahre bringen Arbeit mit sich. Große Veränderungen sind in diesen Jahren eher selten. Man schuftet.

Präsentationsjahre

Hier sollte man sich zeigen und auf keinen Fall im Schatten stehen bleiben. Man muss anderen zeigen, was man kann. Präsentieren Sie sich! Geben Sie Ihren Ideen freien Lauf!

Jahre des Mitwindes

Bewegen Sie sich nicht zu stark, gehen Sie mit dem Wind mit. Suchen Sie nicht nach neuen Wegen, verfolgen Sie lieber die bereits gelegten Spuren. Suchen Sie also leichtere Wege, eingefahrene Spuren.

Jahre der Maskierung

In diesen Jahren sollte man sich aus dem öffentlichen Leben eher zurückziehen und sich mehr Zeit für sich selbst nehmen. Alles, was läuft, wird weiterlaufen. Diese Jahre sind für eigenes Glück und die Ruhe gedacht. Sie sind wichtig für das Privatleben und die Liebe.

Jahre der schweren Arbeit

Suchen Sie während dieser Jahre keine leichten Wege. Es gibt Hindernisse, die Sie meistern müssen. Arbeit, Arbeit und nochmal Arbeit ist angesagt.

Die Namensjahre

Ratte		Büffel		Tiger	
von	bis	von	bis	von	bis
31.01.1900 – 18.02.1901		19.02.1901 – 07.02.1902		08.02.1902 – 28.01.1903	
18.02.1912 – 05.02.1913		06.02.1913 – 25.01.1914		26.01.1914 – 13.02.1915	
05.02.1924 – 24.01.1925		25.01.1925 – 12.02.1926		13.02.1926 – 01.02.1927	
24.01.1936 – 10.02.1937		11.02.1937 – 30.01.1938		31.01.1938 – 18.02.1939	
10.02.1948 – 28.01.1949		29.01.1949 – 16.02.1950		17.02.1950 – 05.02.1951	
28.01.1960 – 14.02.1961		15.02.1961 – 04.02.1962		05.02.1962 – 24.01.1963	
15.02.1972 – 02.02.1973		03.02.1973 – 22.01.1974		23.01.1974 – 10.02.1975	
02.02.1984 – 19.02.1985		20.02.1985 – 08.02.1986		09.02.1986 – 28.01.1987	
19.02.1996 – 06.02.1997		07.02.1997 – 27.01.1998		28.01.1998 – 15.02.1999	
07.02.2008 – 25.01.2009		26.01.2009 – 23.02.2010		24.02.2010 – 02.02.2011	

Hase		Drache		Schlange	
von	bis	von	bis	von	bis
29.01.1903 – 15.02.1904		16.02.1904 – 03.02.1905		04.02.1905 – 24.01.1906	
14.02.1915 – 02.02.1916		03.02.1916 – 22.01.1917		23.01.1917 – 10.02.1918	
02.02.1927 – 22.01.1928		23.01.1928 – 09.02.1929		10.02.1929 – 29.01.1930	
19.02.1939 – 07.02.1940		08.02.1940 – 26.01.1941		27.01.1941 – 14.02.1942	
06.02.1951 – 26.01.1952		27.01.1952 – 13.02.1953		14.02.1953 – 02.02.1954	
25.01.1963 – 12.02.1964		13.02.1964 – 01.02.1965		02.02.1965 – 20.01.1966	
11.02.1975 – 30.01.1976		31.01.1976 – 17.02.1977		18.02.1977 – 06.02.1978	
29.01.1987 – 16.02.1988		17.02.1988 – 05.02.1989		06.02.1989 – 26.01.1990	
16.02.1999 – 04.02.2000		05.02.2000 – 23.01.2001		24.01.2001 – 11.02.2002	
03.02.2011 – 22.01.2012		23.01.2012 – 09.02.2013		10.02.2013 – 30.01.2014	

Pferd		Schaf		Affe	
von	bis	von	bis	von	bis
25.01.1906 – 12.02.1907		13.02.1907 – 01.02.1908		02.02.1908 – 21.01.1909	
11.02.1918 – 31.01.1919		01.02.1919 – 19.02.1920		20.02.1920 – 07.02.1921	
30.01.1930 – 16.02.1931		17.02.1931 – 05.02.1932		06.02.1932 – 25.01.1933	
15.02.1942 – 04.02.1943		05.02.1943 – 24.01.1944		25.01.1944 – 12.02.1945	
03.02.1954 – 23.01.1955		24.01.1955 – 11.02.1956		12.02.1956 – 30.01.1957	
21.01.1966 – 08.02.1967		09.02.1967 – 29.01.1968		30.01.1968 – 16.02.1969	
07.02.1978 –27.01.1979		28.01.1979 – 15.02.1980		16.02.1980 – 04.02.1981	
27.01.1990 – 14.02.1991		15.02.1991 – 03.02.1992		04.02.1992 – 22.01.1993	
12.02.2002 – 31.01.2003		01.02.2003 – 21.01.2004		22.01.2004 – 08.02.2005	
31.01.2014 – 18.02.2015		19.02.2015 – 07.02.2016		08.02.2016 – 27.01.2017	

Hahn		Hund		Schwein	
von	bis	von	bis	von	bis
22.01.1909 – 09.02.1910		10.02.1910 – 29.01.1911		30.01.1911 – 17.02.1912	
08.02.1921 – 27.01.1922		28.01.1922 – 15.02.1923		16.02.1923 – 04.02.1924	
26.01.1933 – 13.02.1934		14.02.1934 – 03.02.1935		04.02.1935 – 23.01.1936	
13.02.1945 – 01.02.1946		02.02.1946 – 21.01.1947		22.01.1947 – 09.02.1948	
31.01.1957 – 17.02.1958		18.02.1958 – 07.02.1959		08.02.1959 – 27.01.1960	
17.02.1969 – 05.02.1970		06.02.1970 – 26.01.1971		27.01.1971 – 14.02.1972	
05.02.1981 – 24.01.1982		25.01.1982 – 12.02.1983		13.02.1983 – 01.02.1984	
23.01.1993 – 09.02.1994		10.02.1994 – 30.01.1995		31.01.1995 – 18.02.1996	
09.02.2005 – 28.01.2006		29.01.2006 – 17.02.2007		18.02.2007 – 06.02.2008	
28.01.2017 – 15.02.2018		16.02.2018 – 04.02.2019		05.02.2019 – 24.01.2020	

Die Zauberjahre

Geburts-jahr	1. karmisches Jahr	2. karmisches Jahr	1. anti-karmi-sches Jahr	2. anti-karmi-sches Jahr
Ratte	Affe	Schwein	Pferd	Schlange
Büffel	Hund	Schaf	Tiger	Hahn
Tiger	Büffel	Schlange	Schaf	Hund
Hase	Drache	Hund	Hahn	Schwein
Drache	Schwein	Hahn	Hase	Pferd
Schlange	Schaf	Ratte	Affe	Tiger
Pferd	Ratte	Drache	Schwein	Affe

Geburts-jahr	1. karmisches Jahr	2. karmisches Jahr	1. anti-karmisches Jahr	2. anti-karmisches Jahr
Schaf	Tiger	Affe	Schlange	Büffel
Affe	Schlange	Pferd	Ratte	Schaf
Hahn	Hase	Büffel	Hund	Drache
Hund	Hahn	Tiger	Büffel	Hase
Schwein	Pferd	Hase	Drache	Ratte

Die Arbeitsjahre

Geburts-jahr	Präsen-tationsjahr	Jahr des Mitwindes	Jahr der Maskierung	Jahr der schweren Arbeit
Ratte	Drache	Hase, Schaf	Tiger, Hund	Hahn, Büffel
Büffel	Schlange	Ratte, Affe, Drache	Hase, Schwein	Pferd
Tiger	Pferd	Hahn	Ratte, Affe, Drache	Hase, Schwein
Hase	Schaf	Tiger, Pferd	Büffel, Schlange	Affe
Drache	Affe, Ratte	Schaf	Tiger, Hund	Büffel, Schlange
Schlange	Büffel, Hahn	Drache	Hase, Schwein	Hund, Pferd
Pferd	Tiger, Hund	Hahn, Büffel, Schlange	Keine	Hase, Schlange
Schaf	Schwein, Hase	Hund, Pferd	Hahn	Drache, Ratte
Affe	Drache	Hase, Schwein	Tiger, Hund	Hahn, Büffel
Hahn	Schlange	Affe, Ratte	Schaf, Schwein	Tiger, Pferd
Hund	Pferd	Schlange	Ratte, Affe, Drache	Schaf, Schwein
Schwein	Schaf	Tiger, Hund	Schlange, Hahn, Büffel	Affe

Ein Beispiel, das den Umgang mit Jahreszyklen erklärt: Ich bin am 10.08.1973, also in einem Büffeljahr, geboren.

Alle meine Namensjahre sind Büffeljahre. Wenn Sie in die Tabelle schauen, sind das die Jahre 1973, 1985, 1997 und 2009. In diesen Jahren wird man geprüft, und tatsächlich habe ich diese Prüfungen erlebt. In diesen Jahren musste ich über meinen Schatten springen.

Meine zwei karmischen Jahre sind die Hunde- und Schafjahre. Das sind 1982, 1994 und 2006 (Hundejahre) und 1979, 1991 und 2003 (Schafjahre). Hier erlebte ich tatsächlich Veränderungen und hatte einige Probleme.

Meine antikarmischen Jahre, die Jahre der Anerkennung, passen auch genau zur Beschreibung. Bei einem Büffel-Geborenen sind das die Tiger- sowie Hahnjahre. Also 1986, 1998 und 2010 (Tigerjahre) und 1981, 1993 und 2005 (Hahnjahre). Hier erlangte ich tatsächlich Anerkennung.

Meine sieben Arbeitsjahre als Büffel-Geborener habe ich genossen. Präsentationsjahre, in denen man sich zeigen sollte, sind bei mir die Schlangenjahre 1989, 2001 und 2013. Ich konnte Menschen genau in dieser Zeit sehr gut erreichen.

Jahre des Mitwindes sind bei mir Ratten-, Affen- und Drachenjahre. Diese waren eher ruhig. Ich machte meine Arbeit und habe so in die Zukunft investiert. Das waren die Jahre 1984, 1996 und 2008 (Ratte), 1980, 1992, 2004 (Affe) und 1988, 2000 sowie 2012 (Drache).

Die Jahre der Maskierung waren bei mir sehr interessant. Hier musste ich abwarten. Das sind die Jahre des Hasen und des Schweins gewesen, also 1987, 1999 und 2011 (Hase) und 1983, 1995 und 2007 (Schwein).

Und dann sind da noch die Jahre meiner schweren Arbeit. Das sind die Pferdejahre 1989, 2002 und 2014. In diesen Jahren stellte ich mir immer eine Frage: »Kann ich das schaffen?« Bislang habe ich immer noch alles geschafft.

Ich hoffe, dies war spannend. Aber nun gehen wir noch einen Schritt weiter. Wann sind Sie geboren? Schreiben Sie hier Ihr Datum noch einmal auf:

Welche Zahlen sind vorhanden?

Da Ihr Leben in Zyklen abläuft und der Sieben-Jahres-Zyklus einer der wichtigsten ist, sind in Ihrem Leben einige Umbrüche zu erkennen. Somit hat jeder Mensch mehrere Knicke im Leben, und zwar jedes siebte Jahr. Diese Knicke bedeuten jedoch keine Bestrafung, sondern eine Lebensumstellung bzw. Lebenskorrektur.

Die ersten drei Umbrüche geschehen bei den ersten drei Zyklen, also im 7., 14. und 21. Lebensjahr. Hier werden Sie an Ihre ersten Lebensthemen angepasst.

Die nächsten drei Umbrüche finden jeweils sieben Jahre später im 28., 35. und 42. Lebensjahr statt. Hier werden Ihnen weitere Themen offenbart.

Die nächsten Umbrüche im 49., 56. und 64. Lebensjahr und die letzten drei Umbrüche im 71., 78. und 82. Lebensjahr. Hier geht es um das Thema Weisheit.

Insgesamt haben Sie also zwölf Lebensumbrüche.

Was passiert bei diesen Umbrüchen genau? Die Themen der Umbrüche sind in Ihrem Geburtsdatum verankert und in seinen Zahlen zu erkennen. Die ersten sechs Umbrüche haben mit den Themen zu tun, die in Ihrem Geburtstag und Geburtsmonat zu sehen sind.

Ein Beispiel:
Ich bin am 10.08.73 geboren. Also hatte und habe ich zunächst die drei Themen zu verarbeiten, die sich aus den Zahlen 1, 0 und

8 ergeben. Das sind Themen von Sonne (1), Pluto (0) und Uranus (8). Diese Themen verarbeite ich bis zu meinem 42. Lebensjahr.

Weitere Themen stehen an in den Lebensjahren 49, 56, 64, 71, 78 und 82. Diese Umbrüche haben mit dem Geburtsjahr zu tun. Mein Geburtsjahr ist 73. Also werde ich mich mit den Themen von Saturn (7) und Mars (3) beschäftigen.

Sehen Sie nach, mit welchen Themen Ihre Umbrüche zu tun haben:

1 Sonne   – Energie finden
2 Mond   – intuitiv denken lernen
3 Mars   – sich durchboxen
4 Merkur   – spirituelle Gedanken finden
5 Jupiter   – geistige Ideen einsetzen
6 Venus   – Liebe finden
7 Saturn   – finanzielle Sicherheit
8 Uranus   – Muster ablegen
9 Neptun   – Mitmenschen verstehen
0 Pluto   – karmische Themen aus dem Vorleben lösen

Ihre spirituellen Gesichter

Kommen wir nun von den Zahlen zu ein wenig Praxis. Alle Frequenzen der Welt werden von einem Menschen wahrgenommen. Menschen wissen zwar nicht immer, was sie mit diesen Impulsen anfangen sollen, und verstehen sie kaum, aber sie bestimmen das menschliche Dasein. Alle diese Energien formen ihre sogenannten spirituellen Gesichter.

Dieser Ausdruck mag Ihnen vielleicht neu vorkommen, das macht aber nichts. Menschen haben mehrere »Gesichter«. Denken Sie nur an den Spruch »Zeige mir dein echtes Gesicht«. Sie besitzen mehrere energetische Gesichter wie

- das Gesicht des Körpers
- das Gesicht der Seele
- das Gesicht des Geistes und
- das Gesicht des Universums

Das Gesicht des Körpers ist Ihr plastisches Gesicht. Es erscheint durch die Materie und hat mit dem Planeten Erde zu tun. Es ist das Gesicht, das Sie im Spiegel sehen. Es symbolisiert die *Erdzeit*.

Das Gesicht der Seele ist Ihr Wellengesicht. Es verändert sich durch Energien, die man aufnimmt. Dieses Gesicht verändert sich durch Erfahrungen und durch die Zeit und hat mit der *Vergangenheit* zu tun.

Das Gesicht des Geistes ist Ihr »Karmagesicht«. Es wird durch das Licht der neuen Energie verändert und symbolisiert die *Gegenwart*.

Das Gesicht des Universums ist Ihr heiliges Gesicht. Das Gesicht verändert sich durch das Lernen. Es steht für die *Zukunft*.

Jedes Gesicht besitzt Augen, Ohren, Nase und Mund. All diese Gesichter nehmen Energien durch ihre Öffnungen auf. Die Augen nehmen Lichtfrequenzen, die Ohren Lautfrequenzen, der Mund Worte und die Nase Gerüche wahr. Alle Gesichter sind Wege in eine andere Dimension. Sie nehmen Frequenzen wahr und verändern dadurch die Materie.

Machen Sie einen Test:

Nehmen Sie Papier und einen Stift und versuchen Sie, Ihr Gesicht zu zeichnen. Dieser Test wird Ihnen offenbaren, ob Ihre Seele die eigene Familie alleine ausgesucht hat oder die Familie Ihre Seele mit ausgesucht hat, und erklärt Ihnen, welche Themen Sie mitgebracht haben.

Haben Sie es gezeichnet? Wählen Sie nun einige Farben aus und bemalen das Gesicht intuitiv. Je bunter, desto besser. Wählen Sie aus folgenden Farben mehrere aus:

- Gelb
- Blau oder Grün
- Orange
- Rosa
- Rot
- Violett oder Lila
- Schwarz
- Weiß

Sehen Sie nun das gezeichnete Gesicht an. Das ist Ihr tatsächliches Gesicht, das sogenannte Gesicht des Universums. Welche Farbe dominiert?

Gelb – Ihre Seele hat den Vater ausgesucht. Hier gibt es ein karmisches Band, und Sie schulden dieser Seele etwas aus dem Vorleben.

Blau/Grün – Ihre Seele wurde vom Vater gewählt. Hier gibt es ein karmisches Band, und diese Seele schuldet Ihnen etwas aus dem Vorleben.

Orange – Ihre Seele hat die Mutter ausgesucht. Hier gibt es ein karmisches Band, und Sie schulden dieser Seele etwas aus dem Vorleben.

Rosa – Ihre Seele wurde von der Mutter gewählt. Hier gibt es ein karmisches Band, und Ihre Mutter schuldet Ihrer Seele etwas aus dem Vorleben.

Rot – Ihre Seele hat beide Eltern ausgesucht. So besteht ein karmisches Band, und Sie schulden beiden Seelen etwas aus dem Vorleben.

Violett/Lila – Die Seelen beider Eltern haben Ihre Seele ausgesucht. Es besteht ein karmisches Band, und diese beiden schulden Ihrer Seele etwas aus dem Vorleben.

Schwarz – Zwei Drittel der Menschen in Ihrem Leben sind Ihnen aus dem Vorleben bekannt. Ihr kennt euch und begleicht gegenseitig einige Schulden.

Weiß – Ihre Seele kam alleine, ohne etwas auszuwählen. Sie ist reif und hat ihre Schulden bereits im Vorleben beglichen.

Das erklärt vielleicht einiges, was Sie mit Ihren Familienmitgliedern verbindet.

Die neun Sphären des Gesichts

Die 1. Sphäre ist die materielle (Stirn). Sie erklärt, wie Sie zur materiellen Welt bzw. zu Ihrer Realität stehen und wie Sie diese wahrnehmen.

Die 2. Sphäre steht für Kontakte (Nase). Diese offenbart Ihnen, wie Sie Ihre Kontakte pflegen.

Die 3. Sphäre steht für Geld (Ohren). Sie erklärt Ihnen, was Geld in Ihrem Leben bedeutet.

Die 4. Sphäre symbolisiert den Glauben (Kinn). Sie erklärt Ihnen, wie gläubig Sie sind.

Die 5. Sphäre steht für Kommunikation (Mund). Sie erklärt Ihnen, wie Sie kommunizieren.

Die 6. Sphäre symbolisiert den Kontakt zur Zwischenwelt (das dritte Auge). Sie erklärt, wie gut Ihre Kanäle zum Kosmos funktionieren.

Die 7. Sphäre steht für den Kanal zum Universum (Augen, Haare). Diese erklärt, wie gut Sie planetarische Impulse aufnehmen.

Die 8. Sphäre symbolisiert das Ich-Bewusstsein (Backen/Wangen). Sie offenbart, wie gut Ihr Selbstwertgefühl ist.

Die 9. Sphäre symbolisiert das Wir-Bewusstsein (Gehirn) und erklärt Ihre Teamfähigkeit.

Welche Farben sind auf Ihrer Skizze wo zu entdecken?
Gelb steht fürs Beobachten.
Blau steht für ein besseres Denken und das Spüren.
Grün steht für die spirituelle Entwicklung in einem Bereich.
Orange steht für Gefühle.
Rosa hat mit dem Gedächtnis aus dem Vorleben zu tun.
Rot steht für das Analysieren.
Violett/Lila steht für karmische Themen.
Schwarz deutet auf das Aufpassen hin. Dieser Bereich sollte sortiert werden.
Weiß steht für die Entwicklung der Seele.

Diese Farben offenbaren Ihre Lebensthemen und Ihre Einstellungen. Haben Sie z. B. eine rote *Nase* (Kontaktsphäre) gemalt, dann ist Ihre Kontaktsphäre zu analysieren. Überlegen Sie, ob hier alles stimmt. Ist die Nase gelb? Dann sollten Sie beobachten, wer Ihnen gut- oder schlechttut. Ist die Nase grün? Dann entwickeln Sie sich durch Kontakte spirituell weiter, das ist sehr gut.

Haben Sie Ihre *Ohren* (Geldsphäre) rosa bemalt? Dann sollte das Geschäftliche oder auch Ihr Geschäftssinn mit Ihrem Vorleben zusammenhängen. Irgendeine Erfahrung aus dem Vorleben spielt eine enorme Rolle in Bezug auf das Thema Geld auch heute noch. Das Geld ist eine gute Basis für Ihre Entwicklung. Sind die Ohren weiß geblieben? Dann entwickelt sich Ihre Seele durch das Geld. Somit bedeutet ein Geldwachstum für Sie eine Entwicklung. Sind die Ohren rot? Dann ist das Geld für Sie ein Analysethema, also analysieren Sie Ihre Einstellung zu diesem Thema.

Haben Sie Ihre *Stirn* (das dritte Auge, also die Zwischenwelt-Sphäre) lila bemalt? Dann haben Sie eine karmische Verbindung nach oben. Ihr drittes Auge arbeitet seit einigen Leben perfekt. Sie sehen Ihre materielle Welt mit klaren Augen. Oder ist die Stirn vielleicht schwarz? Dann sollten Sie aufpassen. Ihre Realität ist verschwommen, und Sie sollen die echte Realität erst finden. Ist die Stirn grün? Dann ist Ihre Realität durch spirituelle Erfahrungen zu erweitern. Sie verändert sich durch Ihre Gaben und Talente.

Haben Sie Ihre *Wangen* weiß gelassen? Dann sollten Sie an Ihrem Ich arbeiten, damit Ihre Seele sich entwickeln kann. Lernen Sie, sich zu lieben. Sind die Wangen rot, dann sollten Sie das Thema Selbstliebe analysieren, so erfahren Sie mehr über sich selbst. Sind sie vielleicht gelb? Dann beobachten Sie sich selbst, so erfahren Sie, in welchen Bereichen Sie mehr Selbstliebe benötigen.

Interpretieren Sie so alle Gesichtspartien und entdecken Sie Ihre momentane seelische Situation.

Macht Ihnen das Spaß? Dann machen Sie gleich noch einen Test – den Sonnentest:

Schließen Sie Ihre Augen und stellen Sie sich die Sonne vor. Lassen Sie nun die Sonne leuchten und verändern Sie geistig ihre Farbe zu einer beliebigen anderen Farbe. Wählen Sie eine neue Farbe aus der Liste aus:

- Rot
- Orange
- Gelb
- Grün
- Blau
- Violett
- Weiß
- Schwarz

Haben Sie sich für eine bestimmte Farbe entschieden? Die Farbe, die Sie der Sonne gegeben haben, bedeutet:

Rot: Sie werden materielle Probleme lösen können.
Orange: Sie werden viele Ideen bekommen, das Schreiben oder Malen anfangen.
Gelb: Sie werden neue Kontakte knüpfen, Informationen sammeln.
Grün: Sie werden Liebe und Selbstsicherheit erlangen.
Blau: Sie werden Ihre Realität sehr bald verändern können.
Violett: Sie werden Menschen beraten und finden neue Freunde.
Weiß: Sie werden in die Spiritualität eintauchen und sich rasch entwickeln.
Schwarz: Sie bekommen neue Informationen, die Sie weiterbringen.

Ihr Ziel ist, ein kosmoenergetischer Mensch zu werden. Nicht nur irdisch zu bleiben, sondern die Welt zu verstehen, um Ihre Seele zu transformieren. Dazu gehört immer eine Selbstanalyse. Lernen Sie, so viel es geht, so erweitern Sie Ihre Seele und bereiten sie vor zum Aufstieg.

Farben und Erfolg der Sternzeichen

Haben die oben stehenden Tests Ihnen Spaß gemacht? Dann bleiben wir noch beim Thema Farben. Viele Farben helfen Menschen dabei, die alltäglichen Probleme zu lösen. Doch ist eine Farbe nicht gleich eine Farbe. Farben sind Frequenzen. Bei jedem Sternzeichen bewirken Farben etwas anderes. Warum das so ist? Es ist so, weil auch Farben Energie darstellen und mit Ihrer Matrix, bestehend aus planetarischen, körperlichen und psychischen Impulsen, kommunizieren. Welche Farbe was bei Ihnen bewirkt, lesen Sie im Folgenden:

Rot

Widder: Hilft bei der Selbstvermarktung, macht Mut und sorgt für Klarheit.

Stier: Rot ist gut, um zu beruhigen und sogar gegen Depressionen einsetzbar.

Zwillinge: Diese Farbe hilft Zwillingen, ihre Probleme schneller zu lösen.

Krebs: Rot bringt Krebse dazu, an sich zu glauben.

Löwe: Rot regt philosophische Gedanken an und hilft dem Löwen, die Gedanken zu fokussieren.

Jungfrau: Rot regt Jungfrauen an, Geld zu verdienen und Sicherheit zu erlangen.

Waage: Rot hilft der Waage, menschlicher zu werden und verstärkt ihre Ausstrahlung. So haben sie es leichter, einen geeigneten Partner zu finden.

Skorpion: Diese Farbe bringt Skorpionen Ausgleich und Genesung.

Schütze: Diese Farbe wirkt in erster Linie gegen Angst und bringt Glücksgefühle mit sich. Sie macht Schützen mutig.

Steinbock: Rot wirkt bei Steinböcken gegen Angst vor der Zukunft.

Wassermann: Diese Farbe verschärft die Kommunikation und verspricht Spaß und gute Laune.

Fische: Rot hilft bei Fischen Geld anzuziehen und ihre Chancen zu erkennen. Diese Farbe unterstützt außerdem den Lernprozess in Sachen Sparen und Geldumgang.

Blau und Violett

Widder: Beide Farben helfen dem Widder, den geistigen Weg zu finden.

Stier: Blau und Violett helfen den Stieren, eine eigene Meinung zu bilden.

Zwillinge: Mit diesen Farben kann ein Zwilling leichter kollegiale Kontakte knüpfen.

Krebs: Beide Farben helfen Krebsen, akkurat und fit zu werden.

Löwe: Diese Farben ziehen die Liebe an und lösen viele Probleme.

Jungfrau: Familienatmosphäre und der verbale Austausch verbessern sich durch diese Farben rasch.

Waage: Diese Farben bringen Waagen eine echte Erleichterung. Man sieht die Welt nicht mehr so kompliziert und ist in der Lage zu handeln.

Skorpion: Dieses Sternzeichen wird durch beide Farben mutiger und durchhaltevermögender.

Schütze: Blau und Violett machen den Schützen energetisch und verhelfen zu Popularität.

Steinbock: Beide Farben wirken bei Steinböcken eher beruhigend.

Wassermann: Beide Farben helfen bei der Verarbeitung von Enttäuschungen.

Fische: Diese Farben sind bei Reisen die besten Fische-Begleiter, da sie die Fische psychisch stärken. Sie helfen auch bei der Karriere.

Gelb, Orange und Gold

Widder: Er braucht diese Farben gegen Kummer.

Stier: Bei Familienproblemen bringen diese Farben den Stieren eine schnelle Lösung.

Zwillinge: Gelb, Orange und Gold helfen, neue Freunde anzuziehen, und verbessern die Emotionen der Zwillinge.

Krebs: Diese Farben wirken beim Krebs schnell gegen Stress.

Löwe: Die Wärme der drei Farben hilft dem Löwen, sich zu erholen.

Jungfrau: Durch diese Farben bekommt eine Jungfrau neue Informationen. So kann sie sich geistig weiterentwickeln.

Waage: Diese Farben wirken gegen Langeweile, und diese ist bei den Waagen keine Seltenheit.

Skorpion: Durch diese Farben kann der Skorpion gesehen werden. Sie unterstützen auch seinen Arbeitswillen.

Schütze: Diese Farben helfen dabei, die wichtigen Antworten zu finden, und ziehen bei einem Schützen Geld an.

Steinbock: Auch er kann durch diese Farben mehr Geld anziehen, seine Ideen vermarkten und gesehen werden.

Wassermann: Diese Farben helfen, neue Geschäftspartner anzuziehen. Für einen Wassermann ist dies sehr wichtig.

Fische: Sie können durch die Wärme dieser Farben viel Arbeit erledigen und fitter werden.

Weiß, Pastellgrün und Grün

Widder: Diese Farben bringen die Liebe mit sich und lösen Familienprobleme eines Widders.

Stier: Diese Farben helfen dem Stier, sich selbst realistischer wahrzunehmen. Das macht ihn energetisch.

Zwillinge: Weiß, Pastellgrün oder Grün verbessern die Kommunikation und bringen neue Kontakte. Sie wirken bei Zwillingen in erster Linie problemlösend.

Krebs: Diese Farben sind im Alter des Krebses wichtig. Sie lassen ihn sein Alter vergessen. Außerdem geben sie dem Krebs Energie und schärfen seine Intuition.

Löwe: Diese Farben sind Löwen-Erfolgsmagnete! Sie bringen neue Möglichkeiten und wirken sogar gegen Depressionen.

Jungfrau: Durch diese Farben kann eine Jungfrau energischer werden und ihre Probleme schneller lösen.

Waage: Durch diese drei Farben kann sich die Waage beruhigen und leichter Kontakte knüpfen.

Skorpion: Er findet durch diese Farben neue Hobbys und kann bedeutsame Freunde anziehen.

Schütze: Er kann sich durch diese Farben besser wahrnehmen. Diese Farben wirken zudem gegen seine Angst und helfen dem Schützen, sich gegen Kritik zu behaupten. Auch beim Thema Sex bewirken sie oft Wunder.

Steinbock: Diese Farben lassen den Steinbock an sich glauben und helfen bei Lernprozessen. Sie erleichtern seine Kommunikation.

Wassermann: Diese Farben lassen den Wassermann Antworten auf viele Fragen finden und sorgen für mehr Energie und Vitalität.

Fische: Diese Farben helfen Fischen, ihr Familienleben zu regeln, und bringen gute Emotionen. Durch diese drei Farben kann sich der Fisch schnell bewusster wahrnehmen.

Schwarz, Braun

Widder: Diese Farben helfen dem Widder, sich zu konzentrieren.

Stier: Diese Farben lassen den Stier neue Wege und Entspannung finden.

Zwillinge: Diese Farben schützen den Zwilling vor Manipulationen.

Krebs: Durch Schwarz und Braun kann der Krebs leichter Kontakte knüpfen.

Löwe: Diese Farben sorgen für mehr Energie und bringen den Löwen zum Erfolg.

Jungfrau: Diese beiden Farben sorgen für mehr Freude am Leben und lockern die Jungfrauen in ihren Verhaltensmustern.

Waage: Schwarz und Braun unterstützen das Familienleben und die Emotionen der Waage.

Skorpion: Beide Farben wirken verjüngend. Sie helfen dem Skorpion, beweglich zu sein, alles leichter zu sehen und zu powern.

Schütze: Diese Farben ziehen einen guten Job an und lösen Probleme mit der Selbstsicherheit.

Steinbock: Diese Farben stärken das Durchhaltevermögen des Steinbocks, steigern seinen Glauben und lassen neue Pläne entstehen.

Wassermann: Er braucht diese Farben gegen Melancholie.

Fische: Um Kontakte zu knüpfen und Probleme zu lösen, brauchen Fische Schwarz und Braun.

Fotokorrektur der Neuzeit

Noch einmal zurück zum Thema »plastisches Gesicht«. Es ist eine Abbildung Ihrer Seele. Sie haben eigentlich sogar zwei plastische Gesichter. Das ist nicht nur eine Redewendung. Sie haben ein Seelen- und ein Denken-Gesicht.

Das Seelen-Gesicht wird durch Ihre rechte Gesichtshälfte repräsentiert. Diese kommuniziert mit der rechten Gehirnhälfte und ist deren Abbildung.

Die Denken-Seite ist die linke Gesichtsseite. Diese kommuniziert mit der linken Gehirnhälfte und ist für das Denken verantwortlich.

In Russland gibt es seit Jahren Studien, die sich mit dem Gesicht und mit dem Gehirn beschäftigen. Es gibt mehrere Methoden und medizinische Experimente zu dem Thema. Eine davon ist die sogenannte Fotokorrektur. Sie kommt aus der Gehirnforschung. Dieses Verfahren korrigiert das menschliche Gehirn und versetzt es in seine Ursprungsqualität. Dies bewirkt eine energetische Reinigung der gespeicherten Informationen. Eine solche Korrektur können Sie auch zu Hause machen. Dazu brauchen Sie zwei Fotos von Ihrem Gesicht: ein normales Porträt und ein gespiegeltes Porträt. Wenn Sie ein Foto mit einer Kamera aufnehmen, können Sie mit einem Bildbearbeitungsprogramm das Foto spiegeln. Es ist dasselbe Bild, nur gespiegelt. Ansonsten fragen Sie Ihren Fotografen.

Schneiden Sie beide Gesichter auseinander, halbieren Sie sie also an der Nasenlinie. So haben Sie zwei Gesichtshälften. Kleben Sie nun beide rechten Gesichtshälften (eine normale und eine gespiegelte) und beide linken Hälften zusammen. So haben Sie wieder zwei Bilder vor sich. Wenn Sie beide Fotos ansehen, werden Sie interessante Gefühle erfahren.

Legen Sie beide Fotos vor sich hin. Entscheiden Sie, welches Foto wohin gehört. Welches Gesicht gefällt Ihnen besser? Das seelische oder das denkende?

Welches ist seriöser, jünger, verbrauchter, müder, heller?

Was empfinden Sie bei beiden Bildern? Welches Bild würden Sie behalten und welches wegwerfen? Welches Gesicht ist dominanter? Stellen Sie sich solche Fragen! Dann können Sie auch gleich analysieren, ob Ihre Seele oder Ihr Denken dominiert.

Aber nun zur Korrektur selbst. Wenn Sie fünfzehn Minuten am Tag, acht Tage lang beide Gesichter gleichzeitig ansehen und das nach fünfzehn Wochen wiederholen, korrigiert das Gehirn sich selbst und die beiden Gesichtshälften. So vergehen bei einigen Menschen sogar chronische Leiden (sowohl psychische als auch

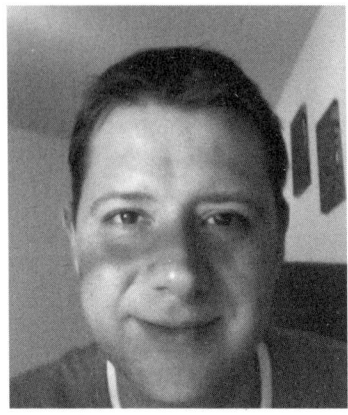 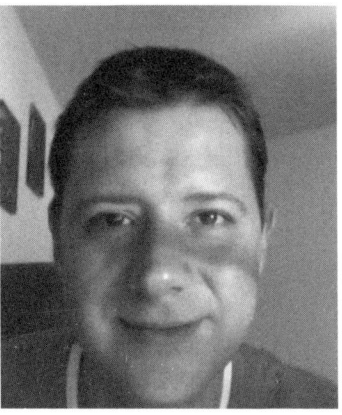

Das Originalporträt   … und die spiegelverkehrte Kopie

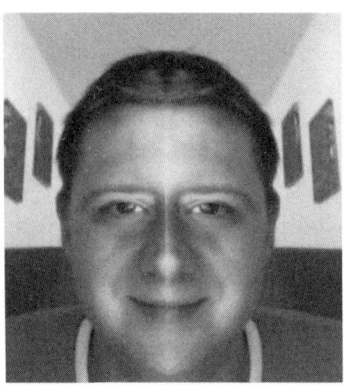 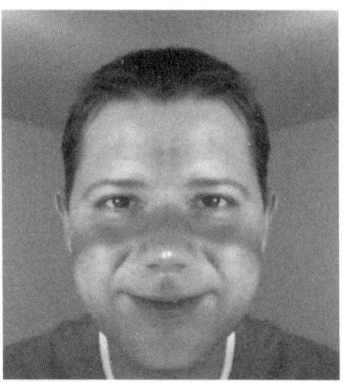

Die Zusammensetzung der linken   … und der rechten Gesichtshälften

körperliche), und man wird harmonisiert. Das Gehirn arbeitet dabei autonom. Auch Ihr Gesicht wird harmonischer, und Sie werden gelassener auf Ihre Mitmenschen wirken. Zudem bekommen Sie eine gute Ausstrahlung.

Das Nervensystem und Psychoviren

Sie haben einen Geist, eine Seele und einen plastischen Körper. Aber ein Mensch hat auch Nerven, und auch sie spielen eine große Rolle bei Ihrem Schicksal.

Ihr Bewusstsein öffnet sich durch die Nervenzellen. Die Nerven sind die einzigen Zellen im Körper, die sich nicht oder kaum teilen können. Meine Oma sagte: »Schone deine Nerven, sie wachsen nicht nach!« Nerven sind Ihre Antennen für die Organe. Die Menschen wissen aber sehr wenig über das Nervensystem oder die Gehirntätigkeit. Ihre Bewusstseinserweiterung findet jedoch über die Nervenzellen statt, und Sie transformieren sich durch diese schlauen »Mitbewohner«.

Die Struktur einer Nervenzelle ist genauso komplex wie die aller anderen Körperzellen: Sie hat einen Kern (genetischen Apparat mit allen Informationen, wie eine technische Anleitung). Sie hat weitere Bestandteile wie die Membran, den Golgi-Apparat sowie Fortsätze und mehrere weitere Körperchen. In der Zelle werden Ribosomen hergestellt, Elemente, die Eiweiße produzieren. Diese sind für die Ernährung der Zelle verantwortlich. Eine Nervenzelle hat mehrere oder nur eine Faser. Es gibt Zellen mit einer langen Faser und solche, die mehrere kleinere Fasern besitzen, doch eine Hauptfaser hat jede Nervenzelle. Man nennt sie Axon. Durch dieses Axon gelangen Impulse der Zelle zu anderen Zellen oder ins Gewebe.

Dank der Nervenzellen können Sie atmen, fühlen und hören. Sogar Ihr Herz arbeitet durch die Impulse der Nerven. Es gibt jedoch Nervenzellen im Körper, die nicht automatisch arbeiten. Sie brauchen Ihren Geist und Ihr Denken. Wenn diese nicht betätigt werden, ruhen sie und bremsen die Bewusstseinserweiterung. Eigentlich kann man eine Nervenzelle mit dem Menschen selbst vergleichen. Ein Mensch wird irgendwie gereizt und reagiert dann darauf wie eine Nervenzelle. Apropos Nervenzellen. Was kann sie reizen? Stress? Menschen? Sie selbst? Besonders gefährlich sind die sogenannten Psychoviren.

Das sind Stereotype, die einem Computervirus ähneln. Diese sind in der menschlichen Psyche vorhanden. Sie gelangen durch die fünf Gefühlskanäle (fühlen, schmecken, hören, sehen und ahnen) in die Psyche. Die Sender dieser Psychoviren sind andere Menschen, das Fernsehen, die Werbung und Speisen sowie Getränke, also alles, was Informationen enthält. Solche Viren können z. B. Sektenmitglieder kontrollieren. Die beste Lösung, um diese Viren zu beseitigen, ist, die eigenen Schwächen zu kontrollieren, ein zu großes Ego zu reduzieren, die Kontrolle über Menschen sowie Groll, Aggressionen und Gier abzustellen und sich selbst zu analysieren. Psychoviren beschädigen das Energiekostüm (dazu mehr weiter hinten im Buch). Meine Oma Walja sagte: »Unser Denken macht uns nicht müde. Müdigkeit wird durch emotionale Anspannung und energetische Angriffe hervorgerufen.«

Dazu gehören:

- Langeweile
- geringes Selbstwertgefühl
- Wut
- sauer sein
- Sinnlosigkeitsgefühl
- beleidigt sein
- Eile
- Unruhe
- mürrisch sein

Genau dadurch nisten sich Psychoviren ein!

Ihre Lebenswege

Es gibt zwei wichtige Dinge im Leben: Ihre Ziele und Ihre Wege.

Der Mensch ist immer entweder mit einem Ziel oder mit einem Weg beschäftigt. Beide Begriffe gehören jedoch zusammen. Wenn Sie Ihre Ziele aus den Augen verlieren, bekommen Sie Probleme mit den Mitmenschen. Wenn Sie Ihre Wege verlieren, bekommen Sie Probleme mit dem Geld. Verlieren Sie beides aus den Augen, haben Sie womöglich gesundheitliche Probleme. Jeder lebt sein Leben. Wie dieses verläuft, liegt zum großen Teil an Ihrem freien Willen.

Das Leben besteht aus zwei Wegen – aus einem Schicksals- und aus einem karmischen Weg. Jeder Mensch sollte sich zwischen den beiden Wegen bewegen und entwickeln können. Anders gesagt, Menschen leben einen Zwischenweg. Man kann diese Wege auch als Wege des Lebens und des Todes oder irdische bzw. kosmische Wege bezeichnen, wobei der karmische Weg der Weg des Todes und der Schicksalsweg der Weg des Lebens ist. Wenn Sie, lieber Leser, die goldene Mitte zwischen diesen beiden Wegen finden, können Sie Ihr Schicksal korrigieren, Sie werden den Plan Ihres Daseins erkennen.

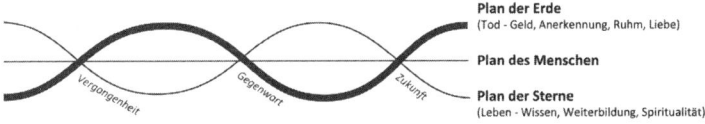

Plan der Erde
(Tod - Geld, Anerkennung, Ruhm, Liebe)

Plan des Menschen

Plan der Sterne
(Leben - Wissen, Weiterbildung, Spiritualität)

Der Weg des Karmas beinhaltet die sogenannte Geldebene und die Ebene des Materiellen. Viele von uns hängen darin fest, und einige Schicksale gehen dadurch verloren. Der Schicksalsweg ist dagegen der wahre Weg des Wissens. Die Geschehnisse in diesem

Dasein werden bei jedem Einzelnen durch seinen karmischen Weg mitbestimmt. Das Schicksal ist aber nicht gleich Karma, es sind zwei verschiedene Begriffe. Das Schicksal kreieren Menschen selbst, das Karma korrigiert nur ihre Wege. Ein Geschehnis ist als solches neutral. Jedes Geschehnis hat seinen Anfang und sein Ende, und so haben sowohl der Anfang als auch das Ende ihr Plus und Minus.

Machen Sie jetzt noch einen Test. Stellen Sie sich vor, dass vor Ihnen mehrere Teigwaren liegen:

- Spaghetti
- Makkaroni
- Bandnudeln
- kleine Nudeln, z. B. Muschelnudeln

Was würden Sie jetzt gerne essen? Wissen Sie schon Ihre Antwort?

Hier ist die Auswertung:

Spaghetti: Sie kümmern sich genügend um Ihren Geist und um Ihre Seele. Vergessen Sie aber Ihren Körper nicht!

Makkaroni: Ihr Schicksal ist stärker als Ihr Karma. Sie regeln große Lebensziele und suchen nach neuen Wegen. Weiter so!

Bandnudeln: Sie kümmern sich zu sehr um Ihren plastischen Körper. Also ist Ihr Karma noch am Werk. Suchen Sie lieber nach geistigen Aufgaben! Neue Ziele müssen her!

Muschelnudeln: Ihr Schicksal ist stärker als Ihr Karma. Sie regeln meistens nur kleine Lebensziele und scheuen sich, die neuen Wege auszuprobieren. Nur Mut!

Fazit: Der Mensch sollte sich zwischen irdischen und kosmischen Wegen entwickeln.

Kapitel 3

Das Energiekostüm –
Die Energie des Menschen

Der Begriff Energiekostüm mag Ihnen neu vorkommen. Man sagt
zu ihm auch »bioplasmatischer Körper«. Die Asiaten nennen
diese Energie Chi, die Russen sprechen von göttlicher Energie
oder Matrix. Im Schamanismus spricht man von geistiger Energie.

Es handelt sich dabei nicht um Ihre Einzel-Chakren oder die
Aura, wie Sie sie kennen, sondern um den gesamten Energiefluss
im Menschen. Schamanen sprechen von den sogenannten Seelenanteilen, aus denen das Wesen besteht. Es gibt Hunderttausende
davon. Verlieren Sie durch Stress, Trauer oder Ärger zu viele Seelenanteile, werden Sie sich ausgelaugt und müde fühlen. Dieser
Zustand bleibt so lange bestehen, bis Sie die verlorenen Anteile
wieder angezogen haben. Also, die Seele ist in der Lage, einige
dieser Anteile wieder anzuziehen. Doch dauert dieser Prozess oft
zu lange, und nicht alle Anteile kommen zurück. Schamanen ziehen die verlorenen Seelenanteile durch Energieprogrammierung
sowie durch schamanische Trommelreisen schnell wieder an.

Das menschliche Energiekostüm hat drei »Hauptgefäße« für die
Energie:

- das untere Gefäß liegt im Bereich des Unterleibes
- das obere Gefäß liegt im Bereich des Kopfes
- das mittlere Gefäß liegt im Bereich des Herzens

Man kann sich diese Gefäße als Schüsseln vorstellen, die Energien ansammeln. Die obere Schüssel sammelt die Energie aus dem Universum. Die untere Schüssel sammelt die Energie der Erde. Wenn die Energien diesen Schüsseln zufließen, sammeln sie sich darin, dann fließen sie weiter zum Mischpult – dem mittleren Gefäß (Herz). Abhängig davon, welche der Schüsseln aktiver ist, die untere oder die obere, erleben Sie diese Welt bzw. Ihre Realität auf verschiedene Weise.

Wenn die untere Schüssel langsamer als die obere Schüssel ist und weniger Energie als die obere ansammelt, so vergeht die Zeit schneller. Sie schaffen es nicht, alles zu erledigen, was Sie planen.

Wenn die obere Schüssel langsamer als die untere Schüssel ist und weniger Energie als die untere ansammelt, so vergeht die Zeit langsamer. Sie langweilen sich im Alltag und wissen nichts mit sich anzufangen.

Wenn beide Schüsseln gleich aktiv sind, leben Sie jede Sekunde Ihres Lebens bewusst aus und haben kaum Probleme. Die Schüssel des Herzens soll die beiden Energien vermischen.

Fazit: Das menschliche Energiekostüm besteht aus mehreren Komponenten. Die drei Hauptgefäße verteilen Energie in Ihrem Körper.

Ihr Energiekostüm besteht aus vielen weiteren Teilen. Dazu gehören mehrere Schaltstellen, die Energiehülle mit ihren Ringen und die sogenannten Schnüre (dazu später mehr). Bevor ich diese erkläre, möchte ich Ihnen eine globale Energievorstellung vermitteln.

Der Flaschenmensch

Die Menschen leben heutzutage in einer schweren Zeit. Oft regiert das Geld diese Welt. Menschen denken sich neue Kleidung, neue Gesetze und neue Verhaltensweisen aus und vergessen dabei zu leben. Das Leben selbst ist jedoch Energie, und der Mensch ist ein Teil davon.

Wenn Sie ein Gefäß mit Wasser füllen, ist dieses irgendwann voll, nicht wahr? Was passiert, wenn Sie in das Wasser Salz schütten? Es wird salzig. Wie bekommen Sie das Wasser wieder rein? Man kann das Wasser verdünnen. Dies macht aber aus dem salzigen Wasser kein sauberes Süßwasser mehr. Das Wasser bleibt immer noch salzig. Ist das Wasser verunreinigt, sollte man es also wegschütten und das Gefäß erst dann mit neuem Wasser füllen. So ist es auch mit Ihrem Körper. Die verunreinigten Energien lassen Sie einfach nicht gesund werden und sollten deshalb zuerst beseitigt werden.

Fazit: Ist man verunreinigt, sollte man sich zuerst reinigen.

Der Mensch ist wie eine Flasche, die geleert und neu gefüllt werden muss. Viele Menschen beschweren sich, dass sie keine Energie haben. Ausgelaugt sein heißt jedoch noch lange nicht, dass man energielos ist. Es kann auch sein, dass man nicht an Energiemangel, sondern eher an Energieüberschuss bzw. an Energiestauung leidet. Dies hat sich in 80 Prozent der Fälle aus der Praxis bestätigt. Die Symptome, die dabei erscheinen, sind jedoch immer die gleichen: Man ist entkräftet und hat keine Power mehr im Alltag. Nur ein Energieausgleich kann dann gesund machen. Auch hier geht es um Nehmen und Geben, also um eine goldene Mitte.

Menschen verfügen über eine bestimmte Körper-Energiemenge. Um Ihnen dies bildhaft näherzubringen, komme ich auf mein Flaschen-Beispiel zurück: Stellen Sie sich drei Flaschen vor.

Eine davon ist halb voll, die andere Flasche fast leer und die dritte bis zum Deckel mit Wasser gefüllt und verschlossen. Schütteln Sie nun gedanklich alle drei Flaschen. Sehen Sie einen Unterschied? In welcher Flasche ist mehr Bewegung der Flüssigkeit, und was ist beim Schütteln der Flaschen zu erkennen? Am leichtesten bewegt sich das Wasser in der halb vollen Flasche. Sie symbolisiert einen Menschen mit genug Energie (goldene Mitte). Schütteln Sie die fast leere Flasche, passiert kaum etwas. Es ist zu wenig Wasser darin. Diese Flasche symbolisiert einen ausgelaugten Menschen. Wenn Sie nun die volle Flasche schütteln, passiert gar nichts mehr. Diese Flasche symbolisiert einen gestauten Menschen. Wir Menschen sind, was unseren Energiehaushalt betrifft, vergleichbar mit einer Art von leeren, halb gefüllten oder überfüllten Flaschen. Das Wasser ist die eigene Energie. Damit Sie sich vorstellen können, was ich meine, habe ich eine kleine Grafik erstellt:

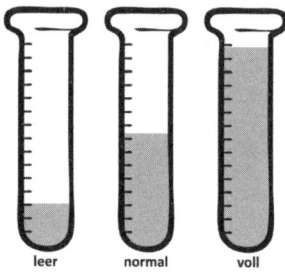

leer   normal   voll

Verstehen Sie jetzt das Prinzip der Energieflüsse? Das Ziel einer Heilung ist die Wiederherstellung der optimalen Energiemenge auf jeder Ebene des menschlichen Seins. Diese Energie muss in Fluss gebracht werden.

Fazit: Sind Sie energetisch nicht ausgewogen, werden Sie kraftlos.

Natürlich kann man sich die Energie des Energiekostüms nicht so einfach wie das abgefüllte Wasser in einer Flasche vorstellen. Diese Energie ist etwas komplizierter gestrickt. Sie muss schließlich alle Körperteile, Organe etc. erreichen und sie von außen schützen. Dazu dienen weitere Konstruktionen der Natur – Ihre Schaltstellen (auch Chakren genannt) und die Energiehülle (auch Aura genannt).

Die Funktion der Schaltstellen

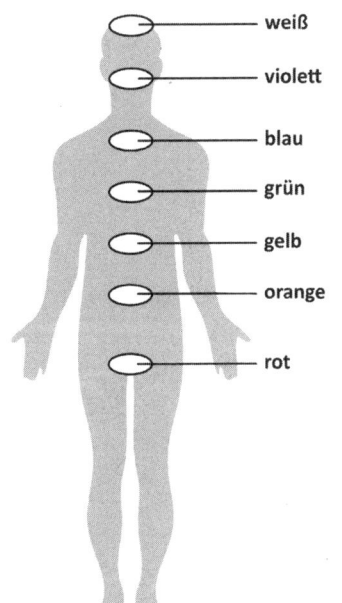

weiß
violett
blau
grün
gelb
orange
rot

Die Schaltstellen oder Energiezentren sind wichtige Bestandteile Ihres Energiekostüms. Sie kontrollieren alle Organe und geben Ihnen Energie. Bei einer Fehlfunktion der Schaltstellen werden die lebenswichtigen Organe unterversorgt und irgendwann krank, weil sie kaum oder gar keine Energie bekommen. Die Schaltstellen sind für die ordnungsgemäße Funktion der Organe verantwortlich. Diese Schaltstellen sind auch mit Ihrer Energiehülle direkt verbunden. Daher werden, wenn Sie die Energiehülle energetisch heilen, auch alle Schaltstellen mitgeheilt und umgekehrt. Doch sollten beide Baustellen extra behandelt werden.

Welche Bedeutung haben nun die Schaltstellen?

Die 1. Schaltstelle liegt im Wurzelbereich, also im Unterleib.

Hier ist Ihre Lebensenergie gelagert, ebenso wie Ihr Lebenswille, Ihre körperliche Potenz und Ihre Kraft. Ein Mensch, dessen untere Schaltstelle voll funktionsfähig ist, steht mit beiden Beinen im Leben und ist mutig und sehr lebendig. Sollte sie nicht intakt sein, hinterlässt der Mensch bei anderen keinen bleibenden Eindruck und wirkt müde. Er wird nicht von anderen Menschen wahrgenommen und eventuell sogar ignoriert. Diese Schaltstelle steht außerdem für Ihre Sicherheit, die Liebe, Instinkte und das Urvertrauen.

Die 2. Schaltstelle liegt im Sexualbereich. Sie steht für die Qualität der Liebe zum anderen oder auch zum gleichen Geschlecht. Wenn diese Schaltstelle intakt ist, kann körperliche Lust geschenkt und empfangen werden. Wenn nicht, dann tauchen sexuelle Probleme auf. Sie steht also für Gefühle und das innere Kind (das Unterbewusste), aber auch für die Körperkraft.

Die 3. Schaltstelle liegt im Solarplexus, also in der Bauchmitte.

Wenn sie voll funktioniert, erleben Sie tiefe Lebensfreude. Wenn nicht, werden Ihre Gefühle blockiert. Sie sind traurig und unausstehlich. Diese Schaltstelle steht für Ihre Willenskraft und das Durchsetzungsvermögen. Es ist eine Karmastelle, eine Stelle, in der alle Lebenserfahrungen aus verschiedenen Leben gesammelt werden. Hier kann sich auch die Angst einnisten.

Die 4. Schaltstelle liegt im Herzen.

Sie steht für körperliche Gesundheit und Emotionen. Es ist das Zentrum, durch welches Sie auch lieben. Hier werden alle Energien miteinander vermischt. Sollte diese Schaltstelle nicht funktionieren, verlieren Sie an Lebenslust. Man kann nicht lieben, keine

Liebe schenken, ohne etwas zu erwarten. Diese Schaltstelle steht ebenso für Herzenswärme, Beziehungsfähigkeit, Zufriedenheit und Erfüllung. Ist diese Stelle blockiert, stimmt der Energieaustausch mit der Umwelt nicht mehr. So häufen sich Streit, Geldverlust und Unruhe. Man wird von Mitmenschen kaum wahrgenommen und im schlimmsten Fall alleine stehen gelassen.

Die 5. Schaltstelle liegt im Bereich der Schilddrüse.

Sie übernimmt die Verantwortung für die eigenen Bedürfnisse und Reife. Diese Schaltstelle ist grundsätzlich wichtig für die sprachliche Entwicklung. Da sie im Halsbereich liegt, stellt sie Offenheit dar. Achten Sie immer darauf, ob etwas im Hals stecken bleibt! Diese Schaltstelle steht zudem für Ideen und Selbstbestimmung.

Die 6. Schaltstelle liegt direkt am Kopf.

Diese Schaltstelle steht für die Fähigkeit zu visualisieren und Ihre Intuition. Wenn sie nicht intakt ist, wirken Sie verwirrt und negativ auf andere. Dadurch bekommen Sie oft große Schwierigkeiten und können Ihre Ideen nicht umsetzen. Menschen meiden Sie und wollen mit Ihnen nichts zu tun haben.

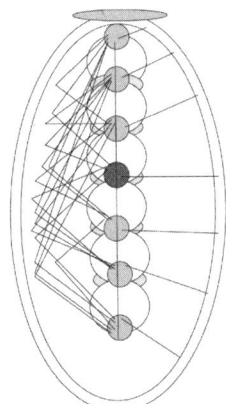

Die 7. Schaltstelle liegt direkt an der Grenze zu den Kopfhaaren.

Diese Schaltstelle verbindet den Menschen mit seiner Spiritualität. Sie ist wie ein Kanal nach oben. Ist diese Schaltstelle gestört, können Sie keine Ideen aufnehmen. Diese Stelle steht außerdem für das Einfühlungsvermögen, das Bewusstsein und ist auch für Ihre Erkenntnisse verantwortlich.

Alle diese Schaltstellen sind miteinander verbunden. Jede Schaltstelle besteht zudem aus zwei Schichten. Die oberste Schicht bildet karmische Energien. Die Innenschicht besteht aus Impulsen und Ihren heutigen Einstellungen. Beide kommunizieren ebenso miteinander.

Stress, Neid, Trauer und Psychoviren beschädigen Ihr Energiekostüm. Ihre Schaltstellen können sogar gerissen, geschlossen oder verdreht sein. Wenn solche Beschädigungen vorliegen, gibt es folgende Symptome:

1. Schaltstelle: Es entstehen Ängste. Unsicherheit kommt immer öfter auf.

2. Schaltstelle: Neurosen und sexuelle Probleme häufen sich und machen das Leben schwer.

3. Schaltstelle: Man fühlt sich in Gefahr. Oft spürt man Druck in der Herzgegend.

4. Schaltstelle: Es entstehen Depressionen, und man wird melancholisch.

5. Schaltstelle: Hier entstehen oft Halsschmerzen. Man kann sich nicht konzentrieren. Man schwebt sozusagen in der Luft.

6. Schaltstelle: Das Nervensystem streikt. Der Abbau des Intellekts geschieht rasch. Man kann so weit gehen zu sagen, dass man regelrecht »verblödet«.

7. Schaltstelle: Man sieht die Welt primitiv und negativ. Nichts macht mehr Spaß.

Fazit: Wenn Schaltstellen beschädigt sind, kränkeln Sie und müssen handeln.

Als kleine Anregung habe ich eine Übung für Sie:

Arbeiten Sie sieben Tage lang mit Ihren Energieschaltstellen und gleichen Sie diese aus. An dieser Stelle ist zu erwähnen, dass einige Menschen sieben Schaltstellen, andere im Laufe der Zeit weniger oder mehr haben können. Einige Energiezentren können sehr klein werden, wenn man sie nicht pflegt. Entwickelte Menschen können sogar mehr als vierzehn solcher Schaltstellen besitzen. Es ist möglich, dass Ihre Energiestellen deformiert werden oder auch durch äußere energetische Einflüsse beschädigt sind.

Die siebentägige Pflege verhilft Ihnen zu mehr Energie. Und wenn Sie das einmal erleben, wollen Sie es nicht mehr missen. Legen Sie am ersten Tag Ihre Hände an die unterste Schaltstelle vorne am Körper und stellen Sie sich vor, dass an dieser Stelle eine kleine Pflanze keimt. Die Pflanze bekommt Blätter und eine Blüte (das kann jede Blüte sein, ob Sie sich eine Rose, einen Lotus oder eine Nelke vorstellen, spielt keine Rolle). Halten Sie die Hände weitere zehn Minuten darauf. Schütteln Sie sie zum Schluss und waschen Sie sie mit Wasser ab. Machen Sie diese Übung täglich, von der untersten Schaltstelle angefangen und gehen Sie täglich eine Schaltstelle nach der anderen nach oben. Behandeln Sie also am zweiten Tag die zweite Schaltstelle am Bauch, am dritten Tag die in der Mitte des Körpers, am vierten Tag die in Herzgegend usw. Sie werden in dieser kurzen Zeit merken, dass Sie mehr Kraft und Power haben werden.

Nun komme ich zu Ihrer Schutzhülle. Auch sie stellt einen wichtigen Teil des menschlichen Energiekostüms dar. Ihre Funktion ist leicht zu verstehen.

Die Funktion der Energiehülle oder
die Aura und ihre Ringe

Ihre Energiehülle – auch Aura mit Ringen oder Ätherkörper genannt – sieht wie ein Ei aus und dient Ihrem energetischen Schutz.
Das Ei arbeitet nach Anziehungsgesetzen. Genauer gesagt, man
zieht das an, was man ausstrahlt. Wenn Sie z. B. im ätherischen
Körper einen Mangel an Liebe haben, ziehen Sie jemanden an,
der diesen Mangel behebt bzw. das Loch in der Energiehülle
durch seine Liebe schließt. Menschen suchen nach Liebe und versuchen diese oft fast gewaltsam zu bekommen.

*Fazit: Der Mensch fragt nach der Liebe und sehnt sich nach dieser
Energie, um seine Energielöcher zu heilen.*

Liebe ist wie eine Tablette, die man schluckt, um zu genesen. Dann
geht es einem gut, bis die Tablette ihre Wirkung verloren hat. So
suchen Menschen immer nach der nächsten Tablette. Liebe hat
verschiedene Varianten: die Eheliebe, die Kinderliebe, die Liebe
zum Job oder zur Berufung und die Selbstliebe. Menschen brauchen verschiedene Liebesaspekte. Der Ätherkörper ist oft uner-
sättlich und nimmt gerne mehr und mehr von dieser Energie auf.
Abgeben will der menschliche Äther allerdings nichts.

Machen Sie ein Experiment:
  Stellen Sie sich vor, Sie haben vier Gegenstände vor sich, nämlich

- eine Blume
- ein Buch
- eine Zeitschrift
- und ein Kreuz

Suchen Sie sich spontan nur einen Gegenstand aus. Was nehmen Sie als Erstes in die Hand? Was spricht Sie im Moment an? Sie dürfen sich nur für einen Gegenstand entscheiden.

Hier ist die Auswertung:

Haben Sie sich für die *Blume* entschieden, dann gehen Sie Ihren karmischen Weg. Sie entwickeln sich ständig. Ihr Ätherkörper funktioniert, und Sie können Liebe sowohl geben als auch annehmen.

Haben Sie sich für das *Buch* entschieden? Dann sollten Sie sich mehr mit Meditation beschäftigen. Ihr Ätherkörper braucht mehr Liebe! Sie geben mehr ab als Sie empfangen.

Haben Sie sich die *Zeitschrift* in Ihren Gedanken geschnappt? Dann brauchen Sie mehr liebe Menschen um sich herum. Sie geben zu viel ab und nehmen kaum etwas an.

Und wenn Sie sich für das *Kreuz* entschieden haben, dann ist Ihr Weg offen und durch eigene Erfahrungen bestimmt. Sie haben immer abwechselnd Phasen, in denen Sie einmal geben und einmal nehmen. Es mangelt jedoch an Selbstliebe. Arbeiten Sie daran!

Ihr Ätherkörper ist Ihr Gut. Darin befindet sich Ihre Lebenskraft. Diese Kraft ist jedoch nicht unerschöpflich. Deshalb sollte man den Äther immer wieder pflegen. Was braucht Ihr Ätherkörper? Womit können Sie ihn »füttern«? Der normale Zustand des Äthers ist Freude und Liebe. Freude an Kleinigkeiten wie Blumen, gutes Wetter oder Regen oder einfach Freude daran, dass man lebt, bringen Ihren Ätherkörper in Ordnung. Das Glücksgefühl ist die beste Speise für Ihren Ätherkörper. Wenn Sie unglücklich sind, sieht Ihr Ätherkörper wie eine ausgepresste Zitrone aus und verliert Energie.

An dieser Stelle möchte ich Ihnen noch eine Übung vorstellen, die Ihren Ätherkörper energetisch repariert:

Setzen Sie sich bequem hin und denken Sie an Ihre Seele. Was will sie im Moment? Setzen Sie sich gerade hin, damit die Wirbelsäule entspannt bleibt. Konzentrieren Sie sich auf Ihren Nabel. Stellen Sie sich vor, dass aus Ihrem Nabel helles Licht strahlt. Sagen Sie nun laut: »Ich bin das Licht. Ich bin das Glück.« Wiederholen Sie den Satz mehrmals und stellen Sie sich weiterhin vor, dass dieser Lichtstrahl den gesamten Körper ausfüllt. Erinnern Sie sich an einen glücklichen Moment in Ihrem Leben. Konzentrieren Sie sich nun auf Ihr Herz und versuchen Sie, die Liebe in sich zu fühlen. Sagen Sie wieder mehrmals: »Ich bin das Licht. Ich bin das Glück.« Nun gehen Sie gedanklich in Ihren Kopf. Stellen Sie sich Ihr Gehirn vor. Hier ist die gesamte Energie des plastischen Körpers vorhanden. Versuchen Sie, diese Energie zu fühlen und lassen Sie sie fließen. Sagen Sie wieder: »Ich bin das Licht. Ich bin das Glück.« Machen Sie Ihre Augen nun auf und sehen sich um. Wünschen Sie allen, die in der Nähe sind, Glück. Sagen Sie abschließend: »Ich bin die Liebe!« Diese Übung hilft Ihnen, neue Kraft zu finden.

Ich habe schon erwähnt, dass Ihr Ätherkörper mit Ihren Energie-Schaltstellen verbunden ist. Diese sind wiederum energetisch mit den Organen verbunden. Wenn der Ätherkörper ausgelaugt ist, bekommen Sie oft Magen-Darm-Beschwerden. Wenn Sie also daran leiden, sollten Sie Ihren Ätherkörper reparieren. Weitere Zeichen von Energiemangel geben Ihnen Nieren, Blase und Harnwege. Auch sie weisen auf Disharmonie des Äthers hin. Eine weitere Stelle, durch die sich der Ätherkörper melden kann, ist der Hals.

· Wie Sie sehen, befindet sich Ihr Ätherkörper mit Ihrem plastischen Körper in Kommunikation. Wenn die Seele nicht gehört wird, meldet sich der Körper sofort. Alles ist eins. Ihr Äther wird jedoch nicht nur durch Liebe, sondern auch durch Planeten-Strahlen gesättigt. 80 Prozent der Information kommen durch Ihre Augen, gelangen durch jede Zelle in den Ätherkörper und werden dort abgelagert. 20 Prozent der Informationen bekommen Sie durch die Ohren, die Nase und die Haut. Je nachdem, wie viele und welche Informationen in den Äther gelangen, sind Sie gesund, glücklich oder durcheinander.

Wie leben Sie bis heute? Menschen leben nicht umsonst und können das Leben als Erfahrung sehen. Die Erde ist schließlich ein Planet der Erfahrung. Diese Erfahrung wird ebenso in Ihrem Äther gespeichert. Jeder Mensch spielt eine besondere Rolle oder auch mehrere Rollen in diesem Dasein. Sie müssen nur noch diese Rollen vom echten Leben unterscheiden können. Menschen wissen kaum etwas über sich selbst. Jeder für sich muss Klarheit finden, warum er auf der Erde gelandet ist.

Was meinen Sie, sind die heutigen Menschen bereit, sich zu entwickeln? Sind sie bereit, einiges hinter sich zu lassen, um kosmischer zu denken? Was würden Sie noch tun wollen, wenn morgen ein Mutterschiff kommt und Sie mitnehmen will? Was würden Sie noch erledigen wollen? Was möchten Sie mitnehmen? Suchen Sie nach dem, was Sie hier hält, und stellen Sie sich die Frage: »Brauche ich das tatsächlich dort?«

Die menschliche Energiehülle ist ein »magisches Energiefeld«, das den Körper als Schutzhülle umgibt. Dieses unsichtbare »Energiefeld« zeigt sich in den Farben des Regenbogens. Energielöcher entstehen sehr oft durch sogenannte »Energieräuber«. Sie ziehen Energie von Ihrer Aura ab und vergrößern damit ihre eigene. Je stärker Ihre Schutzhülle ist, desto eher prallen die Räuber an ihr ab. Wer viel mit Kranken zu tun hat, muss besonders auf die eigene Energiehülle achten. Jeder Kranke schickt »unbewusst« saugende Ströme in das Feld des anderen, um die dringend benötigte Energie zu bekommen. Ein Energieaustausch ist für einen Patienten sehr gut, weil ihm dieser Vorgang hilft, schneller gesund zu werden. Für pflegende Personen oder Therapeuten ist es aber sehr wichtig, das eigene Energiefeld immer wieder aufzuladen. Man kann schließlich nicht unendlich viel geben.

Ihre Energiehülle setzt sich aus vier Ebenen zusammen:

1. die physische Ebene des Körpers (Körpermasse ist verdichtete Energie)
2. die emotionelle Ebene (Unterbewusstsein)
3. die mentale Ebene (Erleuchtung)
4. die spirituelle Ebene (höheres Selbst)

Die Energiehülle hat ihre Quelle in allen Schaltstellen, die in einer Geraden entlang der Wirbelsäule verlaufen. Sie ist ein leuchtender Energiekörper, der den sichtbaren physischen Körper durchdringt und über ihn hinausreicht. Sie sind eng miteinander verbunden.

Fazit: Ihr Ätherkörper ist Ihr Gut. Darin befindet sich Ihre Lebenskraft.

Die sieben Aura- oder Energiehüllenzustände

Ihre Energiehülle ernährt sich durch Planetenimpulse. Jeder Strahl bringt eine Information. Durch die enthaltenen Impulse wird Ihr Leben bestimmt. Man sieht diese Impulse im eigenen Geburtsdatum. Sie wissen schon, dass jeder Zahl im Geburtsdatum ein bestimmter Planetenimpuls zugeordnet wird:

1 Sonne

2 Mond

3 Mars

4 Merkur

5 Jupiter

6 Venus

7 Saturn
8 Uranus
9 Neptun
0 Pluto

Ich bin am 10.8.73 geboren. Also habe ich folgende Impulse mitgebracht:

1 Sonne
0 Pluto
8 Uranus
7 Saturn
3 Mars

Diese Impulse bedeuten für die Energiehülle Folgendes:

1 *Der Sonnenimpuls*

bringt Energie, Erfolg, Power, Spiritualität, aber auch Einsamkeit. Ihre Energiehülle strahlt sehr viel Wissen aus. Sie können Menschen alles gut erklären.

2 *Der Mondimpuls*

steht für Gefühle, Intuition, Emotionen, aber auch für Zweifel. Genau hier müssen Sie aufpassen, denn einen zweifelnden Menschen will niemand als Freund haben.

3 *Der Marsimpuls*

bringt Sicherheit, Kampf und die Realisierung von Ideen. Ihre Energiehülle strahlt womöglich Sicherheit und Dominanz gleichzeitig aus, das kann Menschen irritieren.

4 *Der Merkurimpuls*

unterstützt das Thema Kommerz, Geduld und Disziplin. Ihre Energiehülle strahlt innere Ruhe aus, und das tut Ihren Mitmenschen gut.

5 *Der Jupiterimpuls*

nährt Ihren Geist, bringt die Liebe zur Spiritualität und Organisationstalent. Ihre Energiehülle strahlt Ihre Gaben aus. Das fasziniert Ihre Mitmenschen.

6 *Der Venusimpuls*

bringt Liebe, Sanftheit, aber auch Kummer. Ihre Energiehülle strahlt Liebe aus, und Sie ziehen dadurch viele Bedürftige an.

7 *Der Saturnimpuls*

ermöglicht Absicherung, Macht, Vertrauen, bringt jedoch auch Existenzangst. Ihre Energiehülle strahlt viel Mut aus.

8 *Der Uranusimpuls*

macht familienfähig, bringt jedoch Umbrüche ins Leben. Ihre Energiehülle strahlt Verständnis aus. So sehen Menschen einen Therapeuten in Ihnen.

9 *Der Neptunimpuls*

zieht neue Menschenkontakte an. Ihre Energiehülle strahlt Menschlichkeit aus. Lassen Sie sich jedoch nicht ausnutzen!

0 *Der Plutoimpuls*

steht für Karma, Talente, Heilung, Wiederholungsdrang. Ihre Energiehülle strahlt viel Charisma aus und fasziniert Menschen durch Ihre Offenheit.

Sehen Sie nach, welche Qualitäten Ihre Energiehülle durch die Planetenstrahlen erhalten hat. Die Energiehüllen- und Energie-Schaltstellen-Konstruktion ist komplexer, als Sie es sich vorstellen. Ihre Aura ist ein Schutzkokon, der aus mehreren Aura-Ringen besteht. Dieser Kokon ist mit jeder Schaltstelle des Körpers verbunden.

Oberhalb des Kopfes ist Ihre Aura sehr konzentriert. Hier befindet sich die Antenne – der Äther der Aura. Hier werden alle Impulse empfangen, danach gehen diese ans Gehirn. Wenn Sie kein Wissen haben, können Sie kaum etwas speichern von diesen Impulsen. Das neue Wissen ist sehr wichtig, um Impulse aufzunehmen.

Sollte man zu wenig Wissen haben, werden diese Impulse zwar ins Gehirn gelangen, doch unmittelbar danach werden sie gelöscht. Die Information kann sich nur in einem vorbereiteten Gehirn ablagern. Da Sie immer neue Impulse bekommen, merken Sie bestimmt auch, dass Sie immer mehr sehen und erkennen, mehr träumen und mehr denken. Viele Menschen widmen sich darum nun dem Malen oder dem Dichten. Andere sagen, dass sie ein regelrechtes Kopfkarussell erleben. Es gelangen immer stärkere Strahlen auf die Erde. Ihr Körper ist jedoch nicht immer in der Lage, diese auszuhalten bzw. zu verarbeiten.

Am Anfang dieses Kapitels habe ich bereits erwähnt, dass Ihre Energieschaltstellen mit der Schutzhülle eng verbunden sind. Sie wissen bestimmt auch, dass jede Schaltstelle eine zugeordnete Farbe, einen Geruch sowie eine eigene Energiefrequenz besitzt. Schaltstellen kommunizieren mit der Aura und geben diese Frequenz-Farb-Mischung an sie ab. Somit hat die Energiehülle alle Farben in sich, eine Mischung, die einen staunen lässt. Es gibt jedoch immer eine oder mehrere dominierende Farben, die man z. B. auf einem Aurafoto (kirlianische Fotografie) erkennen kann.

Die Welt verändert sich, und die Energie um Sie herum verändert sich mit. Auch Ihre Schaltstellen verändern langsam ihre Farben und Frequenzen. Spirituell entwickelte Menschen haben heute gesättigte Chakren-Farben und dadurch eine sehr farbige Aura. Alle Menschen haben zudem weibliche und männliche Energien in sich. Menschen bestehen sozusagen immer aus zwei Energie-Polen. Diese Energieanteile befinden sich in den Schaltstellen und kommunizieren miteinander. Im Idealfall sollten diese Anteile gleich sein, doch in der Realität sind diese Anteile meistens nicht ausgewogen. Es gibt kaum Menschen, die gut ausbalanciert sind. Das verhindert die Energieaufnahme aus dem Kosmos.

Die Energiehülle ist auch zweipolig. Man kann sich daher einen Menschen als Batterie vorstellen: Am Kopf befindet sich der Pluspol und an den Füßen der Minuspol. Wenn Sie zu wenige weibliche Energieanteile haben, sind Sie oft körperlich ausgelaugt. Wenn zu wenig männliche Energieanteile vorhanden sind, dann sind Sie eher seelisch ausgelaugt. Sie sind nicht ausbalanciert. Man kann jedoch den Ausgleich erreichen, wenn man gewisse Übungen macht.

Der Mensch hat eine Energiehülle um seinen Körper, die aus mehr als 70 Schichten und mehreren Farben besteht. Man unterscheidet jedoch drei Hauptschichten, die in sich mehrere Zwischenschichten vereinen. Somit haben Sie um den Körper drei Schutzmäntel. Diese sollten zueinander in einem harmonischen Verhältnis stehen. Sollte die Harmonie zwischen den Schichten gestört werden, ähnelt dies einem Mantel mit Löchern. Solche Löcher kann man jedoch schließen.

Die erste Schicht (Außenschicht oder Schutzschild genannt) ist die schützende Schicht der Energiehülle. Sie steht in Verbindung mit dem Kosmos und lässt Energie von außen zu. Durch diese Schicht wird die Energie in die zweite Schicht der Schutzhülle weitergeleitet.

Die zweite Schicht (mittlere Schicht oder Filter genannt) ist die ausgleichende Schicht. Sie unterstützt die Energie des Körpers und der Seele und gleicht diese aus. Sie arbeitet tatsächlich wie ein Filter und speichert einen Teil der aufgenommenen Energien. Weiterhin wird die Energie durch die Meridiane in die Schaltstellen und Organe weitergeleitet.

Die innere Schicht der Schutzhülle liegt direkt am Körper. Diese Schicht ist das Ergebnis der Mischung der Energien, die aus der ersten und zweiten Schicht gelangen. Man nennt diese am Körper liegende Aura »Den«.

Da die gesamte Welt nach Zyklen lebt, verändert sich dadurch auch Ihr Energiehüllen-Zustand. Die Gesundheit des Menschen verändert sich theoretisch alle zwölf Jahre (nach dem sogenannten Jupiter-Zyklus). Menschen gehen somit von einem Zustand in den anderen über. Alle Wesen sind in der Lage, diese Zustände selbst zu kontrollieren und die Vitalität in die Hand zu nehmen. Dafür biete ich in diesem Buch später einige Übungen an. Doch davor komme ich nun zu den sieben Energiehüllen-Zuständen, die die Menschen im Laufe ihres Lebens durchgehen.

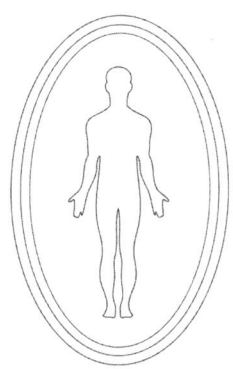

Zustand 1

Dieser Zustand charakterisiert eine gesunde, ausgewogene, harmonische Aura. Sie ermöglicht eine stabile Vitalität der Seele und des Körpers. Man nimmt genügend Kosmos-Energie auf und absorbiert alle negativen Überschüsse. Diesen Zustand haben gesunde Kinder bis zum zwölften Lebensjahr. Die Energiehülle ist dicht und gut geformt.

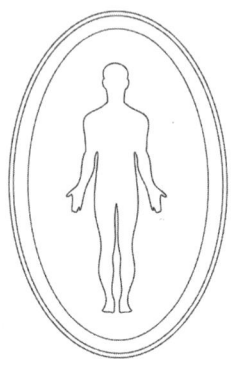

Zustand 2

Dieser Zustand, in dem die Außenschicht der Energiehülle dünner ist als die mittlere, charakterisiert einen nervösen Menschen. Die Außenschicht wird komprimiert durch Stress und die Umwelt. Ein solcher Zustand wird auch durch Kontakt mit feindlich gesinnten Menschen oder durch Kontakt mit großen Menschengruppen erzeugt. Schlaf hebt diesen Zustand meistens schnell auf. Für Menschen vom dreizehnten bis zum vierundzwanzigsten Lebensjahr ist dies der Normalzustand.

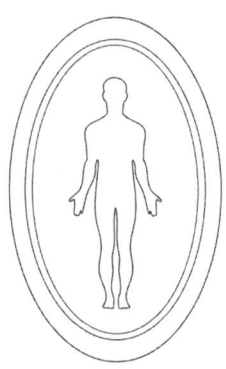

Zustand 3

Dieser Zustand, in dem die mittlere Auraschicht komprimiert wird, charakterisiert einen »ausgelaugten« Menschen. Man ist dauernd energielos. Dieser Zustand kann Dauermüdigkeit, Melancholie, Depressionen, Abfallen der Bioenergie oder Burnout hervorrufen. In diesen Zustand können Menschen im Alter von 25 bis 36 Jahren vor allem durch Stress geraten.

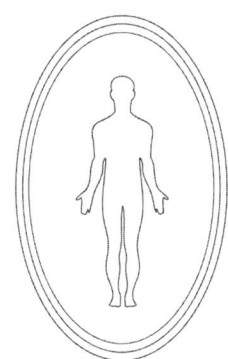

Zustand 4

Dieser Zustand ist ein krankhafter Zustand. Beide Außenringe sind komprimiert. Man bekommt nicht genug Energie und ist nicht mehr geschützt. Die Energie im Körper sinkt von Tag zu Tag. Hier entstehen vor allem chronische Erkrankungen. Dieser Zustand kann zwischen dem 37. und 48. Lebensjahr automatisch eintreten, da die körpereigene Energie zum großen Teil in diesem Alter verbraucht ist. Wie man so schön sagt: »Die Natur macht uns in der Jugend schön, danach müssen Menschen selbst Hand anlegen.« Sie erschuf Ihren plastischen Körper für zirka 42 Jahre.

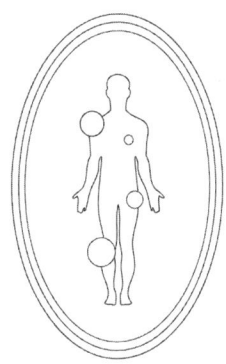

Zustand 5

In diesem Zustand laufen anomale Prozesse im Aurabereich und im Körper zugleich ab. Durch chronische Erkrankungen wird der Körper weiterhin ständig geschwächt. Er fängt an, sich zu melden. Typisch sind in diesem Zustand Schmerzen, Nervenentzündungen, Blutdruckanomalien. Im Aurafeld entstehen kleine und große Löcher. Dieser Zustand kann vor allem zwischen dem 49. und 60. Lebensjahr eintreten. Aber auch jüngere Menschen sind oft betroffen.

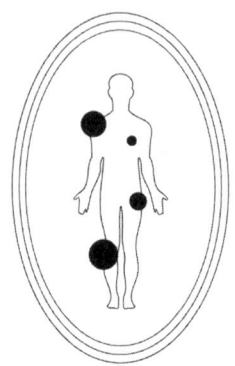

Zustand 6

In diesem Zustand entstehen im Körper gleichzeitig mehrere Blockaden. So ist nicht nur ein Organsystem betroffen, sondern mehrere Systeme und Organe auf einmal. Die Auralöcher werden größer, somit geht eine enorme Menge an Energie jeden Tag verloren. Die Symptome werden dauerhaft. Menschen erleben diesen Zustand häufig zwischen dem 61. und 72. Lebensjahr. Aber auch Jüngere befinden sich aufgrund von Stress oft in diesem Zustand.

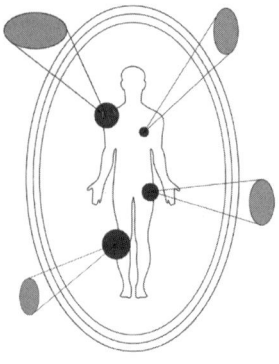

Zustand 7

In diesem Zustand fließt die gesamte Lebensenergie durch die Auralöcher hindurch. So ein Zustand ist das letzte Stadium vor dem Ableben. Ursachen können Verletzungen der Naturgesetze, Dauerstress oder sogar Magie sein. In diesen Zustand können Menschen vor allem ab dem 73. Lebensjahr automatisch geraten, wenn sie nichts dagegen unternehmen.

Test: Wie sieht es mit Ihrer Energiehülle und Ihrer Vitalität aus?

Berechnen Sie Ihren energetischen Zustand. Beantworten Sie bitte ehrlich folgende Fragen:

1. Ich bin gesund und munter
☐ Ja
☐ Nein
☐ Kann ich nicht eindeutig sagen

2. Ich bin seelisch ausgewogen
☐ Ja
☐ Nein
☐ Kann ich nicht eindeutig sagen

3. Ich kann wunderbar einschlafen
☐ Ja
☐ Nein
☐ Kann ich nicht eindeutig sagen

4. Ich schlafe meistens gut durch
☐ Ja
☐ Nein
☐ Kann ich nicht eindeutig sagen

5. Nach dem Aufwachen habe ich nie Schmerzen
☐ Ja
☐ Nein
☐ Kann ich nicht eindeutig sagen

6. Durch Schlaf erhole ich mich schnell
☐ Ja
☐ Nein
☐ Kann ich nicht eindeutig sagen

7. Ich habe oft Stress

☐ Ja

☐ Nein

☐ Kann ich nicht eindeutig sagen

8. Ich merke, dass ich Neider habe

☐ Ja

☐ Nein

☐ Kann ich nicht eindeutig sagen

9. Ich ziehe feindlich gesinnte Menschen an

☐ Ja

☐ Nein

☐ Kann ich nicht eindeutig sagen

10. In der U-Bahn oder im Bus bin ich müde

☐ Ja

☐ Nein

☐ Kann ich nicht eindeutig sagen

11. Ich werde leicht nervös

☐ Ja

☐ Nein

☐ Kann ich nicht eindeutig sagen

12. Ich bin dauernd ausgelaugt

☐ Ja

☐ Nein

☐ Kann ich nicht eindeutig sagen

13. Ich bin oft melancholisch

☐ Ja

☐ Nein

☐ Kann ich nicht eindeutig sagen

14. Ich habe Organschwächen
☐ Ja
☐ Nein
☐ Kann ich nicht eindeutig sagen

15. Ich habe Immunschwächen und Allergien
☐ Ja
☐ Nein
☐ Kann ich nicht eindeutig sagen

16. In der Familie sind Menschen an Krebs gestorben
☐ Ja
☐ Nein
☐ Kann ich nicht eindeutig sagen

17. Ein krankhafter Zustand ist meine Normalität
☐ Ja
☐ Nein
☐ Kann ich nicht eindeutig sagen

18. Meine Organsysteme streiken
☐ Ja
☐ Nein
☐ Kann ich nicht eindeutig sagen

19. Ich habe chronische Erkrankungen seit ein paar Jahren
☐ Ja
☐ Nein
☐ Kann ich nicht eindeutig sagen

20. Ich bin oft geschwächt
☐ Ja
☐ Nein
☐ Kann ich nicht eindeutig sagen

21. Ich habe gelegentlich Schmerzen in den Gelenken
☐ Ja
☐ Nein
☐ Kann ich nicht eindeutig sagen

22. Ich habe gelegentlich Nervenentzündungen
☐ Ja
☐ Nein
☐ Kann ich nicht eindeutig sagen

23. Ich leide an Blutdruckanomalien
☐ Ja
☐ Nein
☐ Kann ich nicht eindeutig sagen

24. Meine verschiedenen Symptome sind dauerhaft
☐ Ja
☐ Nein
☐ Kann ich nicht eindeutig sagen

25. Ich leide an schleichenden Erkrankungen (Krebs, Parkinson, MS)
☐ Ja
☐ Nein
☐ Kann ich nicht eindeutig sagen

26. Mir kann kein Geistheiler mehr helfen
☐ Ja
☐ Nein
☐ Kann ich nicht eindeutig sagen

27. Mir hilft keine Naturmedizin
☐ Ja
☐ Nein
☐ Kann ich nicht eindeutig sagen

Auswertung:

Vergeben Sie bei den Fragen 1 bis 6 für jedes »Ja« 2 Punkte, für jedes »Nein« 0 Punkte, für jedes »nicht eindeutig« 1 Punkt.

Vergeben Sie bei den Fragen 7 bis 27 für jedes »Ja« 0 Punkte, für jedes »Nein« 2 Punkte, für jedes »nicht eindeutig« 1 Punkt.

Sie haben 54 bis 48 Punkte:
Sie befinden sich im 1. Aurazustand
Ihre Auraweite: 2,5 Meter
Die Farbschichten sind dicht genug

Sie haben 47 bis 42 Punkte:
Sie befinden sich im 2. Aurazustand
Ihre Auraweite: 2,0 Meter
Die Farbschichten sind dicht genug

Sie haben 41 bis 28 Punkte:
Sie befinden sich im 3. oder 4. Aurazustand
Ihre Auraweite: 1,5 Meter
Die Farbschichten sind ein wenig schwach

Sie haben 27 bis 20 Punkte:
Sie befinden sich im 5. Aurazustand
Ihre Auraweite: 1,0 Meter
Die Farbschichten sind sehr schwach, tun Sie etwas!

Sie haben 19 bis 0 Punkte:
Sie befinden sich im 6. oder 7. Aurazustand
Ihre Auraweite: 0,5 Meter
Die Farbschichten sind schwammig und bedürfen der Energiearbeit!

Fazit: Man sollte auf seine Energiehülle achten, um gesund zu bleiben.

Ihre acht Schnüre

Jeder Mensch ist an spezielle kosmische Kanäle angeschlossen, sie haben eine Stärke und eine Farbe und werden »Schnüre« genannt. Diese Schnüre werden an Ihre Energiehülle, die Aura, angeschlossen. Sie gehen tief in die Seele hinein. Die acht farbigen Schnüre, an denen Sie hängen, bringen kosmische Informationen. Sie haben mit den Planetenimpulsen nichts zu tun und funktionieren separat. Sie sind also an planetarische Impulse und acht Schnüre gleichzeitig angeschlossen. Durch Ihre Erfahrungen können diese Kanäle beschädigt werden. Im Laufe der Jahre kann es sogar vorkommen, dass eine oder mehrere auseinandergerissen werden. Sie sind jedoch reparabel.

Wie merken Sie, dass die eine oder andere Schnur beschädigt ist? Wenn eine der Schnüre nicht mehr intakt ist, bekommen Sie enorme seelische Probleme. Die Beschädigung der Schnüre kann sogar sehr weit in der Vergangenheit liegen. Viele Leiden hängen mit den Schnüren zusammen. Da das Leben auf der Erde durch das Pyramidenprinzip funktioniert, was bedeutet, dass alles energetisch zusammenhängt und in einem Punkt fokussiert wird, gelangen die Schnüre durch Ihren Kopf in Ihre Seele.

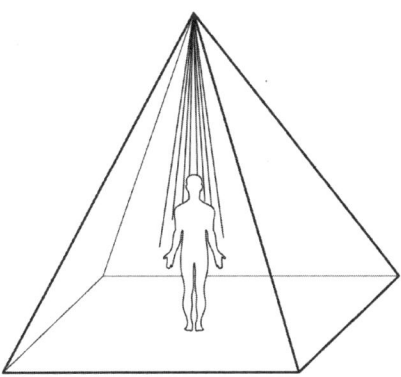

Es gibt acht Schnüre, die über Ihre Krone Informationen in die Seele leiten:

Die schwarze Schnur begrenzt Ihre Räume. Diese Schnur erdet und sichert Sie ab. Wenn sie auseinandergerissen ist, kommt man auf komische Gedanken und bekommt Depressionen. Der Kopf wird voll.

Die weiße Schnur steht für den Ausgleich. Wenn sie auseinandergerissen ist, erlebt man eine Realitätsverschiebung und denkt dann, nichts ist mehr gut genug. Selbstzweifel kommen auf, man kritisiert sich und andere.

Die rote Schnur steht für Lebenssicherheit. Wenn diese Schnur auseinandergerissen ist, erlebt man Geldmangel und Not sowie Streit, Familienprobleme und Betrug. Man gibt mehr ab als man annimmt. So häufen sich Probleme bei der Arbeit, und gesundheitliche Schäden wie Burn-out können die Folge sein.

Die violette Schnur unterstützt Ihre Psyche. Wenn sie auseinandergerissen ist, kann man sogar verrückt werden. Man will keine Kontakte mehr und meidet Menschen. Die Kommunikation wird immer weniger. Man zieht sich irgendwann komplett zurück und vereinsamt.

Die grüne Schnur steht für die Selbstsicherheit. Wenn sie auseinandergerissen ist, erlebt man Abhängigkeiten und Isolation, aber auch Depressionen und Sucht. Man ist manipulierbar.

Die orangene Schnur steht für Abhängigkeiten. Wenn sie auseinandergerissen ist, hat man kein Geld mehr, um die Familie zu ernähren. Schulden häufen sich. Man wird also abhängig von anderen Menschen.

Die gelbe Schnur steht für die Gefühle. Wenn sie auseinandergerissen ist, kann man sich zu gewissen Themen nicht mehr äußern. Man versteht nicht mehr, was um einen herum geschieht.

Die blaue Schnur steht für die Kommunikation. Wenn diese Schnur auseinandergerissen ist, kann man zwar viel reden, auch hinter dem Rücken anderer, aber man schätzt das Leben nicht mehr und wird von anderen Menschen einfach ignoriert.

So weit zu den Schnüren. Alle Menschen sind Teile derselben Zeit. Jeder hat seine eigene Geschwindigkeit. Menschen machen sich oft selbst kaputt durch ihre Eile, Gedanken und Erwartungen. Kein Mensch der Welt kann dies für Sie verhindern, nur Sie selbst können nach innerer Zufriedenheit in Ihrem Inneren suchen und diese erzeugen. Meine Oma Walja sagte immer wieder: »Schließlich schuldet mir niemand etwas, außer eventuell aus dem Vorleben gibt es alte Schulden. Aber sonst schulde ich einer anderen Person nie etwas.« Auch Sie schulden niemandem etwas, und kein anderer Mensch hat die gleiche Geschwindigkeit wie Sie. Jeder hat seine eigene, und dies liegt an diesen acht Schnüren. Sie bringen Energie für das Leben.

Wie verbrauchen Sie Ihre Energie? Man kann sich die gegebene Energie als Tetrapack mit Milch vorstellen. Wie trinken Sie Ihre Milch aus dieser Packung? Wie machen Sie Ihren Tetrapack auf? Die Ecke abschneiden, ein Zusatzloch machen, auseinanderreißen, sodass auch alle anderen sich bedienen können? Businessmenschen machen ihr Energiepaket nur an einer Stelle auf, und die, die nicht ökonomisch denken, reißen das Paket von allen Seiten auf, und jeder kann sich daran bedienen. Dadurch schwindet Energie, und die Schnüre reißen.

Wie kann man diese Schnüre eigentlich wiederherstellen bzw. reparieren? In jedem von uns steckt ein Typus Mensch, der gelenkt wird. Das ist der liegende Mensch. Jeder hat in sich auch einen krabbelnden Menschen. Der Krabbelnde versucht, Impulse abzugeben. Jeder hat in sich aber auch einen Stehenden und Gehenden. Sie versuchen, die Welt zu erforschen. Analysieren Sie sich. So werden Sie erkennen, welche Schnüre bei Ihnen beschädigt sind. Durch diese Schnüre zahlen Sie schließlich Ihre karmischen Schulden ab. Aber Sie bekommen auch Impulse und Ideen.

Hier ein Tipp, wie Sie diese Schnüre reparieren können: Die Reparatur geschieht durch das Anwenden eines sogenannten *kosmischen Bildes*. Dieses Bild zieht neue Impulse an. Wollen Sie Ihr Leben so gestalten, dass es Spaß macht? Dann malen Sie ein kosmisches Bild. Dieses zieht neue Energie in Ihr Leben und repariert die acht Schnüre innerhalb sehr kurzer Zeit.

Malen Sie dazu zuerst zwei Ovale und einen Kreis wie auf der Skizze auf Seite 156. Das Bild sieht wie ein Engel mit zwei Flügeln aus. In einen Flügel platzieren Sie die ersten Buchstaben Ihres Namens (in meinem Beispiel steht V für Vadim und T für Tschenze). Diese Buchstaben stehen für Ihre Prüfungen und Ihr Schicksal. In den anderen Flügel platzieren Sie den Tag und den Monat Ihrer Geburt (da ich am 10.8. geboren bin, habe ich 10 und

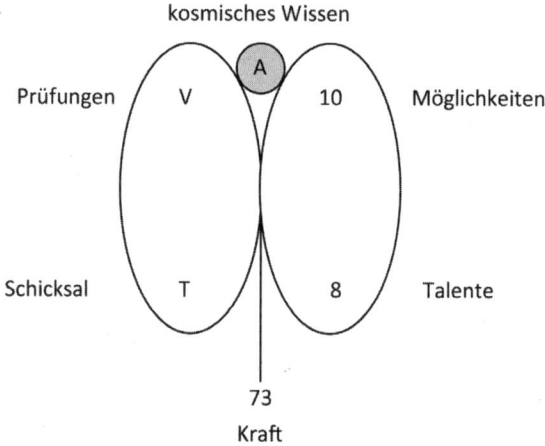

8 aufgeschrieben). Diese Zahlen symbolisieren Ihre Möglichkeiten und Talente. Oben im Kreis platzieren Sie den Buchstaben A, er steht für kosmisches Wissen und Stabilität. Das A wird immer im Bild platziert. Unten zwischen die Flügel platzieren Sie Ihr Geburtsjahr ohne Jahrhundert (ich bin 1973 geboren, daher steht hier 73). Diese Jahreszahl symbolisiert Ihre Kraft. Die Zeichnung wirkt wie ein Schutzamulett. Lassen Sie sie irgendwo zu Hause liegen und wirken.

Fazit: Die acht farbigen Schnüre, an denen Sie hängen, bringen kosmische Informationen mit. Pflegen Sie sie durch ein kosmisches Bild.

Die DNA – eine Skizze des Organismus

Die oben beschriebenen Energien sind längst nicht alle, die Sie besitzen oder um sich haben. Es gibt noch mehr davon. Ein großer Teil der Energien wird durch Ihre DNA aufgenommen. 1951 entdeckte Rosalind Franklin die DNA (Erbmolekül). Die Forschung hat ergeben, dass nur ein Prozent der DNA zu verstehen ist. Dieses eine Prozent codiert die Eiweiße. Bis jetzt wurden die 99 restlichen Prozent als DNA-Müll bezeichnet. Ist die Natur tatsächlich so verschwenderisch? Nein, natürlich ist das kein Müll. Genau dieser »Rest« empfängt Energien und Informationen aus der Außenwelt bzw. aus dem Kosmos.

Man kann unsere Eiweiße, egal ob bei Menschen, Tieren oder Pflanzen, mit einem Koffer vergleichen. Ihr Hauptprogramm ist als eine Matrix in der DNA gespeichert, ebenso der Inhalt. Die DNA ist also der Träger der Informationen. Man kann sich diese Informationen auch als Videoband vorstellen, auf dem Informationen in Form magnetischer Wellen gespeichert sind.

In Russland wurde in den letzten Jahren eine Reihe von Experimenten durchgeführt. Wissenschaftler sagen: »99 Prozent der Informationen, die die Menschen tragen, kommen von außen.« Die DNA ist somit eine technische Anleitung, eine Skizze des Organismus. Wir nennen dieses Phänomen »Wellengenom«. Die Experimente wurden auf der Grundlage von Wellen durchgeführt. Dazu nutzte man Wellensignale, die Informationen aus einem in einen anderen Organismus übertragen können. Mittlerweile gibt es eine wissenschaftliche Richtung, die das Prinzip der Wellen auf lebende Organismen untersucht – die Wellengenetik. Sie ist in Russland, Amerika, Kanada und in China zu Hause. Der Wellengenetik zufolge kommt das Leben aus dem Kosmos durch Informationen, die über die Strahlung zur Erde gelangen.

Also, die Desoxyribonukleinsäure (kurz DNS, englisch DNA, russisch DNK) ist ein in allen Lebewesen vorkommendes Biomolekül, die Trägerin der Erbinformationen. Sie enthält Gene, die Informationen für den Bau des Organismus mitbringen. Das DNA-Molekül besteht aus einer Doppelspirale. Es ist ein langes Kettenmolekül aus vielen Bausteinen. In der DNA-Doppelspirale liegt der genetische Code mit den Erbinformationen. Diese Information ist dafür verantwortlich, warum ein Mensch ein Mensch ist und kein Affe, und deshalb wachsen auf einer Tanne keine Orangen oder bringt eine Kuh keine Kängurus zur Welt. Russische Wissenschaftler haben ebenfalls herausgefunden, dass unser Sonnensystem nicht im Nirgendwo hängt, sondern sich immer nach vorne bewegt. Auch diese Bewegung hat eine DNA-Doppelspiralen-Form! Die Form des Lebens … Ich selbst bin oft in der Natur. Wenn ich Schmetterlinge sehe, die sich paaren, fliegen sie auch der Spirale nach. Sie bilden in ihrem Luft-Tanz exakt diese Bewegung nach.

Die russische Forschung bleibt nicht stehen. In unzähligen Experimenten wurden z. B. Kartoffeln mit der DNA-Information eines Huhns bestrahlt, somit wurde die DNA des Huhnes auf die Kartoffel übertragen. Die Kartoffeln wuchsen schneller, ca. einen Zentimeter pro Tag, und bekamen rote Früchte. Außerdem wurden Experimente mit toten Samen durchgeführt. Diese wurden mit DNA-Informationen der lebenden Körner bestrahlt, alle keimten kurze Zeit danach. Wissenschaftler experimentierten auch mit Froscheiern. Einen Teil der Eier ließen sie in einer Kammer, die keine Strahlung durchließ, und einen Teil in einer, die Strahlung durchließ, ausschlüpfen. Die Eier in der Kammer ohne elektromagnetische Strahlung schlüpften nicht. Diese Experimente beweisen erneut, dass zum Leben die Strahlung (elektromagnetische Felder) nötig ist, und diese trägt einen wichtigen Teil zur Evolution bei.

Menschen kommen mit einem komplexen Körper zur Welt. Sie nutzen nur zwei bis zehn Prozent ihres Gehirns! Was macht der Rest? Für was ist dieser Rest gedacht? Die menschliche DNA ist zudem komplex strukturiert. Hier nutzen Menschen mehr als ein Prozent, den Rest nicht. Genau dort in diesem Rest sind die Informationen über den Menschen gespeichert, ebenso wie seine karmischen Aufgaben. Dort befinden sich die Antennen zum kosmischen Sein. Anders ausgedrückt, werden dort die Menschen durch Information aus dem Kosmos gefüttert.

Durch die neue Zeit erlebt jeder von uns eine Transformation oder die sogenannte Matrix-Veränderung. Das heißt, Sie verändern sich auch mit. Wie das genau geschieht? Auf der Erde herrschen bereits neue Energien, die aus dem Universum ankommen und die in unmittelbarem Kontakt mit Ihnen stehen. Diese Energien verändern Sie. Sie verbessern sozusagen Ihre Struktur und Ihr Denken und die Struktur der Gesellschaft. Diese Energien unterstehen einem Resonanzgesetz, das besagt: Alles kann nur harmonisch wirken. Sie können an dieser Stelle sagen: »Das ist mir doch egal!« Na ja, so egal ist das eben nicht, denn auch Sie sind ein Bestandteil der Gesellschaft. Auch Sie sind mit der Gesamtenergie verbunden, ob Sie es wollen oder nicht. Diese Verbindung geschieht über die DNA. Um das Ganze für Sie verständlicher zu machen, erkläre ich diese Tatsache an einem Beispiel: In China können Menschen seit 1950 im Institut für Genetik bei Peking auf den Feldern der Uni Mais sehen, aus dem keine Maiskolben wachsen, sondern Roggen. Und in seinen Uni-Gewässern findet man Hühner, die Entenfüße haben. Alles genetisch manipuliert, nur ohne Gen-Technologie, wie Sie sie kennen, sondern ausschließlich durch Information (Strahlung). Hier werden keine Zellen geklont! Alles wird nur durch einen Impuls bearbeitet, der Informationen weiterleitet.

Können Sie sich noch an die Tschernobyl-Katastrophe erinnern? Fast 30 Jahre sind seitdem vergangen. Das war eine Tragödie für ganz Europa. Ich kenne einige Menschen, die betroffen waren. Am 26. April 1986 kam die Nachricht von Tschernobyl – danach wurde einiges verheimlicht. Was ist heute dort? Im Westen wird über das Thema eher geschwiegen. In Russland sind Medien jedoch tapferer und bringen einige Reportagen zu dem Thema.

Dort sieht es wie auf einem anderen Planeten aus. Die Region ist jedoch gar nicht tot. Einige Einwohner blieben damals dort. Auch Tiere blieben in Tschernobyl. Es gab Mutationen, die heute einem Horrorfilm ähneln: Hunde ohne Augen, Schweine, die sehr dick sind und wie Nashörner aussehen, Ratten in der Größe von Hunden. Auch Krähen, die so groß wie Adler sind. All dies ist dort Normalität – Mutation pur. Auch Käfer, die so groß wie eine Männerfaust sind, oder auch Schmetterlinge mit 30 cm Flügeldurchmesser sind dort keine Seltenheit. Was ist passiert? Es gibt im Moment viel mehr Fragen als Antworten. Immer wieder tauchen neue Geheimnisse aus Tschernobyl auf. Man sprach damals von 125.000 Toten. Nach heutigen Informationen sind es lediglich 15.000. Was soll man glauben?

Die Wissenschaftler sind irritiert. Das, was dort abläuft, widerspricht der Prognose der achtziger Jahre. Anstatt dass, wie vermutet, jegliches Leben abstirbt, passieren in der ganzen Zone interessante Dinge. Man sieht hier grüne Wälder und Felder, die mit über 100 Vogelarten besiedelt sind. Sie gab es früher hier nicht. Ein besonderes Interesse der Wissenschaftler gilt einem Kind, das mit seinen Eltern dort lebt. Das Mädchen wurde nach der Katastrophe geboren. Eine laut Ärzten zuvor unfruchtbare 40-jährige Frau ist Mutter geworden. Das Mädchen ist 1986 zur Welt gekommen und gilt als gesund! Sie trinkt Milch der radioaktiven Kühe, isst Gemüse aus dem radioaktiven Garten und badet sich im radioaktiven Fluss, der für einen »normalen Menschen« als hochgiftig gilt. Wie konnte sich das Kind anpassen? In Laboruntersuchungen sterben Mäuse bei weniger Radioaktivität, in der Natur ist die Reaktion anders abgelaufen. Ein noch nicht gelüftetes Geheimnis …

Fazit: Zum Leben ist kosmische Strahlung nötig. Es gibt noch viele Geheimnisse.

»Arbeiten Sie an sich, und Ihr Leben bekommt einen Sinn!«, so sagte meine Urgroßmutter Anastasia. Der Mensch bekommt dadurch Anerkennung und kann seinen Geist und seine Seele erkennen. Wenn Sie etwas beginnen, denken Sie nicht an Profit, sondern: »Was bringt meine Tat anderen Menschen?« Viele schwere Zeiten kommen dadurch, dass Menschen ohne Überlegung handeln.

Ihr Geist

Wollen Sie selbst sehen, was Ihr Geist alles kann? Dann machen Sie Folgendes: Setzen Sie sich auf einen Stuhl und fixieren Sie Ihren Rumpf. Lehnen Sie sich nicht mit dem Rücken an. Strecken Sie die rechte Hand aus und machen Sie eine Faust. Lassen Sie nun den Zeigefinger nach vorne zeigen. Bewegen Sie die Hand so weit seitwärts, wie Sie können. Versuchen Sie, ohne den Oberkörper zu drehen, mit dem Zeigefinger diesen Punkt zu fixieren. Merken Sie sich diesen Punkt und legen Sie die Hand auf den Schoß. Nun schließen Sie Ihre Augen und machen das Gleiche in Gedanken. Also, Sie bewegen sich nicht, sondern stellen sich nur vor, dass Sie die Hand seitwärts bewegen. Drehen Sie die Hand so weit in Gedanken, dass der Zeigefinger hinter Ihrem Rücken ist, und gehen Sie zurück. Machen Sie nun den Test mit offenen Augen erneut. Sie werden merken, dass die Hand weiter kommt und Sie mit dem Zeigefinger den neuen, weiter weg liegenden Punkt erreichen. Wo ist der Punkt, den Sie sich gemerkt haben? Wo ist der neue Punkt? Meistens geht der Finger 20 bis 30 Grad weiter.

Nun komme ich langsam zum Thema Energieprogrammierung. Doch bevor man geheilt werden kann, sollte man gereinigt werden.

Was tun Sie, wenn Sie sich vergiftet haben? Sie schlucken keine Tabletten, sondern versuchen zuerst, das Verdorbene herauszubekommen, richtig? So auch hier. Ich unterteile daher die Methode in zwei verschiedene Kapitel:

- Allgemeine Reinigung, Heilung und Schutz
- Spezifische Arbeit mit programmierten Energien

Diese Technik ist die Heilmethode, die am einfachsten zu erlernen ist. Mit ihr werden auch Sie spektakuläre Ergebnisse erzielen. Ob Sie Therapeut, Chiropraktiker, Yoga-Lehrer, Friseur oder Arbeiter sind – diese Technik bringt eine ganz neue Dimension der Heilung für jeden Menschen mit sich, der sich weiterentwickeln möchte. Es ist eine Methode, die jeder Mensch anwenden kann, auch wenn Sie noch nie mit Energieheilung gearbeitet haben. Für Sie selbst, Ihre Mitmenschen, Familie und auch für Tiere und Pflanzen ist diese Technik eine perfekte Energiemine.

Die Energieprogrammierung hat mehrere Komponenten. Die alte Version der Methode ist komplex. Hier wird mit verschiedenen Energiequellen gearbeitet: mit Flammen, kosmischen Namen und mit der sogenannten Energiescheibe. Einige alte Energien sind allerdings heute nicht mehr aktuell und können kaum mehr genutzt werden. Sie müssen mit neuen Energien verknüpft werden, um einen guten Effekt in der Heilung zu erzielen.

Im Laufe der Jahre verfeinerte ich meine Methode so weit, bis sie fehlerfrei funktionierte. Das Prinzip der Technik beruht auf dem Austausch zwischen Patient und Heiler und dem Weiterleiten der Lebensenergien aus der Umgebung. Die Energien vom und durch den Heiler werden auf den Patienten übertragen. Zusätzlich werden verschiedene Energiewerkzeuge und Informationen (Programme) genutzt. Das ist ein neuer Weg der Heilung – praktisch und leicht zu erlernen.

Sie werden lernen, Energie zu fokussieren, um die Lebenskraft zu verstärken. Sie werden lernen, negative energetische Einflüsse auszuschalten und sich sowie andere davon zu befreien. Dadurch wird eine hohe Schwingung um das Wesen oder die zu behan-

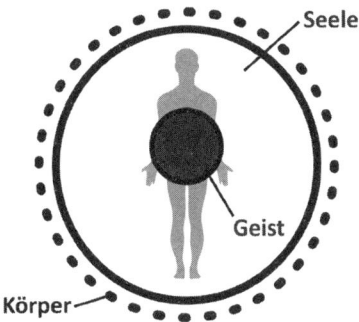

delnde Stelle aufgebaut, die eine Selbstheilung aktiviert. Der Mensch wird von mir als ein Ganzes angesehen: Bei dieser Methode gehören Körper, Geist und Seele zusammen.

Fazit: Körper, Geist und Seele sind eins.

Aus dem Geist erschaffen: Manifestieren

Ich bleibe beim Thema Geist. Haben Sie den Wunsch, gesund zu werden oder zu bleiben? Dann machen Sie nun ein paar geistige Übungen. Sie beginnen glücklich zu werden. Kennen Sie glückliche Menschen? Ich meine die, von denen Sie sagen würden: »Der hat echt Schwein im Leben gehabt«? Und Sie selbst, halten Sie sich nicht für glücklich und gesund? Dann können Sie Ihr Leben sofort verändern. Man kann aus dem Geist vieles erschaffen, wenn man weiß, wie es geht. Da Ihr Geist über die Materie herrscht, ist das Erschaffen ein Kinderspiel. Man sagt dazu Manifestation. Fangen Sie also an. Erschaffen Sie Folgendes im Geiste:

Naturverbindung und Naturliebe

Zur Natur kann keiner Nein sagen. Sie ist unser Ein und Alles. Manifestieren Sie die Naturliebe in sich. Legen Sie sich dazu auf eine harte Unterlage. Machen Sie Ihre Augen zu. Stellen Sie sich vor, die Natur ist mit Ihnen durch unsichtbare Fäden verbunden und gibt Ihnen durch diese Fäden Licht, Kraft und Sicherheit. Atmen Sie mehrmals ein und aus. Atmen Sie diese Naturkraft ein und speichern Sie sie in Ihrem Herzen. Sie lagert sich in Ihrem Herz ab und wird immer größer. Bleiben Sie ein paar Minuten liegen und machen Sie dann Ihre Augen wieder auf. Machen Sie diese Übung jeden Tag.

Menschlichkeit

Man kann nicht glücklich sein, ohne andere glücklich zu machen. Stellen Sie sich vor, Sie machen andere Menschen glücklich. Legen Sie sich auf eine harte Unterlage und entspannen Sie sich. Machen Sie Ihre Augen zu. Stellen Sie sich vor, Sie machen einer bestimmten Person ein Geschenk. Das können Blumen, Pralinen oder etwas anderes sein. Laden Sie in Ihre Gedanken weitere Personen ein. Schenken Sie diesen Personen etwas und versuchen Sie, die Freude in sich zu spüren. Behalten Sie diese Freude für weitere fünf Minuten in sich. Dann können Sie Ihre Augen wieder öffnen. Machen Sie diese Übung auch einmal pro Tag. Natürlich können Sie Menschen nicht nur meditativ, sondern auch tatsächlich beschenken.

Liebeskraft

Die Liebe ist die Kraft, die Ihr Herz zum Schmelzen bringt. Menschen sind jedoch nicht immer imstande, diese Kraft zu nutzen. Erschaffen Sie Liebe, die in Ihrem Herzen entsteht. Die Liebe ist in der Lage, Ihre Seele zu erweitern. Sie ist ein Schatz und ein Geschenk in einem. Legen Sie sich auf eine harte Unterlage und entspannen Sie sich. Machen Sie Ihre Augen zu. Erinnern Sie sich nun an einen Moment, in dem Sie jemanden geliebt haben. Versuchen Sie, diese Liebe zu empfangen. Halten Sie sie einige Minuten lang im Herzen. Sagen Sie gedanklich zu dieser Person: »Danke für dein Dasein!« Bleiben Sie auch bei dieser Übung einige Minuten liegen. Machen Sie dann Ihre Augen auf. Machen Sie diese Übung ebenso einmal pro Tag.

»Wünsche erschaffen unsere Wirklichkeit«, so ein altes Sprichwort. Sie können Ihre Realität selbst bestimmen. Der Weg dahin geht über Ihre Seele. Sie entwerfen sie sozusagen im Geiste. Suchen Sie sich die Bereiche aus, die Sie aus Ihrem Geist erschaffen und neu gestalten möchten: Gesundheit, Liebesleben, Arbeit, Spiritualität, Frieden, Freude usw. Jeder von uns besitzt die Gestaltungsmöglichkeit im Geist. Durch sie können verschiedene Dinge geschehen. Es gibt Tausende Möglichkeiten, neue Energie ins Leben hineinzubringen und mit dieser Energie verschiedenste Wünsche zu manifestieren. Eine davon ist das sogenannte *Wunschrad.* Es ist in der Lage, diese Energie zu transformieren, und kann Ihnen helfen, Ihre Lebenswünsche zu erkennen und in die Tat umzusetzen.

Sie kennen das Gesetz der Anziehung: Was Sie ausstrahlen, das ziehen Sie an. Also erschaffen Ihre Gedanken, die Sie bewusst oder auch unbewusst ausstrahlen, Ihre Realität. Durch das Wunschrad können Sie sich mit diesem Gesetz in Verbindung bringen. Dazu verwenden Sie Ihre Gedanken. Sie sind INFORMATIONEN. Um Informationen zu materialisieren, brauchen Sie zusätzliche ENERGIE. Energieobjekte wie das Wunschrad stellen Ihnen diese Energie zur Verfügung und verstärken die Informationen.

Ein Kreis (ein Rad) symbolisiert einen Kanal. Er trägt das Wissen über Menschen und die Natur in sich und vereinigt beide zu einer Energie. Er ist in der Lage, Ihre Wünsche zu verwirklichen. Die Energieprogrammierung funktioniert sehr leicht: Wenn Ihnen

Energie zur Verfügung steht, muss sie durch Ihren Geist (Slogans und Affirmationen, Gedanken etc.) verstärkt werden.

Ein Beispiel:
Sie wollen mehr Power im Leben haben und suchen einen neuen Partner, den Sie lieben können und der Sie auch liebt. Wenn Sie das im Geiste erschaffen wollen, sagen Sie mehrmals: »Ich habe bereits viel Kraft. Ich fühle mich sehr gut. Der liebende Partner begleitet mich, er liebt mich abgöttisch, und ich liebe ihn mit meinem ganzen Herzen.« Wiederholen Sie den Satz täglich mindestens sieben Mal nacheinander. So manifestieren Sie Ihren Wunsch und verwandeln ihn in Materie.

Nun aber zum Wunschrad. Dieses Rad half Tausenden von Eingeweihten, ihre Wünsche zu realisieren. Es gibt sogar einige Prominente, die zugeben, mit dem Wunschrad gearbeitet zu haben. Durch meine Erfahrung kann ich die Wirksamkeit des Rades nur bestätigen. Es ist ein Instrument, das Ihnen ermöglicht, Wünsche zu manifestieren und die kosmischen Energien zur Unterstützung anzuziehen. Ich empfehle Ihnen, ein Wunschrad zu gestalten.

Sie benötigen dazu:

- zwei Blätter Papier
- eine Schere
- Klebstoff
- Farben
- Pinsel
- einen Stift
- mehrere Zeitschriften und
- Ihr eigenes Foto

Schreiben Sie nun auf das erste Blatt Papier Ihre Themen auf. Themen, die Sie aus dem Geist erschaffen wollen.

Nehmen Sie nun das zweite Blatt Papier und malen einen Kreis darauf. Legen Sie das Papier mit dem Kreis auf den Tisch und bemalen es mit verschiedenen Farben, ohne daran zu denken, was Sie malen. Kleben Sie ins Zentrum des Rades Ihr *Foto*. Oberhalb des Fotos sollten Sie ein *Symbol* einbringen, das Sie mit dem Universum verbindet. Das Symbol sollte Sie berühren und schöne Erinnerungen in Ihnen wecken. Zum Beispiel ein Stern, eine liegende Acht oder die Sonne. Schneiden Sie nun aus den vorbereiteten Zeitschriften Symbole für Ihre Wünsche aus. Wenn Sie z. B. ein Haus besitzen wollen, suchen Sie sich in den Zeitschriften ein Bild eines schönen Hauses heraus und schneiden es aus. Kleben Sie das Bild nun auf das bemalte Papier irgendwo neben Ihr Foto. Verlassen Sie sich komplett auf Ihre Intuition, wohin Sie welche Bilder aufkleben. Sie können auch Bilder von Prominenten benutzen, die Sie faszinieren, oder Kraftort-Bilder. Hier gibt es keine Grenzen.

Schreiben Sie in diesen Kreis nun Ihre Themen untereinander auf. Achten Sie dabei auf folgende Punkte:

- Formulieren Sie Ihre Wünsche korrekt und kurz.
- Ihre Wünsche dürfen niemandem schaden.
- Formulieren Sie positiv in der Gegenwartsform, so als ob Sie das, was Sie sich wünschen, schon hätten.

Entscheiden Sie intuitiv. So werden Sie kreativ visualisieren und dadurch neue Energie in Ihrem Leben anziehen. Legen Sie Ihre erste Liste mit den Wünschen unter das Blatt mit dem Kreis. Lassen Sie das Wunschrad in Ihrem Wohnraum liegen. So können Sie es immer wieder sehen und durch Gedanken das Gewünschte immer wieder neu visualisieren.

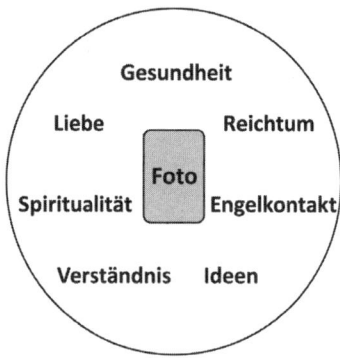

Eine andere Methode, kreativ zu visualisieren, um Ihre Wünsche vor Augen zu haben, ist folgende: Suchen Sie sich am Tisch, im Garten oder auf dem Fußboden einen Platz aus. Legen Sie auf diesen Platz Gegenstände, die Ihre Wünsche symbolisieren. Schreiben Sie zu jedem Gegenstand einen Zettel mit dem Wunsch und legen ihn darunter oder daneben. Sie können stattdessen auch ein paar kleine Bilder malen und zu den Gegenständen stellen. Wenn Sie die Gegenstände ansehen, denken Sie an Ihre Wünsche und Träume und stellen sich vor, dass diese bereits erfüllt sind. Sobald ein Wunsch in Erfüllung gegangen ist, nehmen Sie den entsprechenden Gegenstand von diesem Platz weg und legen stattdessen aus Dankbarkeit eine getrocknete oder frische Rose hin. Bedanken Sie sich laut für die Erfüllung. Noch besser ist es, wenn Sie jemandem Bedürftigen diesen Gegenstand schenken, denn so vollbringen Sie eine gute Tat als Dankeschön.

Damit es mit der Manifestation klappt, beachten Sie immer folgende Punkte:

- Seien Sie dankbar für jede Erfüllung und machen Sie etwas zum Ausgleich.

- Öffnen Sie Ihren Geist für Ihre Wünsche.
- Stellen Sie sich vor, dass alles bereits erfüllt ist.
- Bewerten und beschuldigen Sie niemanden.
- Angst, Trauer und Kummer verhindern ebenso die Erfüllung der Wünsche. Arbeiten Sie daran.
- Lernen Sie zu vertrauen. Die kosmische Mutter achtet immer auf die Menschen und beschützt sie.
- Achten Sie auf positives Denken und Sprechen.

Verwenden Sie auch positive Mantras bzw. Affirmationen wie:

- Ich bin gesund.
- Ich bin glücklich.
- Ich bin dankbar.
- Ich bin verliebt.

Und stellen Sie sich das Ganze immer bildlich vor.

»Die ersten Schritte des Menschen machen ihn zu einem freien Wesen. So frei, wie wir als Baby stehen, sind wir nie mehr danach!«, sagte meine Baba Walja. Menschen erschaffen sich langsam ihre Realität. Sie arbeiten mit dem Raum und mit der Zeit und verstehen irgendwann, dass sie nicht alle Probleme lösen können und keine Probleme lösen müssen. Dann hören die Probleme auf, die Menschen zu beschäftigen, und werden nicht mehr in ihr Leben projiziert. Hier arbeitet der Geist!

Fazit: Man kann aus dem Geist heraus alles materialisieren.

Ich arbeite täglich mit meinem Geist. So merke ich, dass die Manifestation immer schneller geschieht. Man kann kosmische Lebensenergie täglich manifestieren. Kosmische Energie ist Prana und bedeutet Leben. Ohne Prana ist das Leben auf der Erde nicht möglich. Sie können Prana einatmen. Es gibt mehrere Möglichkeiten und Orte, wo Prana besonders konzentriert ist, vor allem am Meer. Da Sie aber vielleicht in diesem Moment nicht am Meer sind, können Sie folgende Übung auch zu Hause machen: Setzen Sie sich bequem hin. Atmen Sie tief ein und aus und sprechen Sie Ihre Organe an: »Organe, tankt viel Prana!« Stellen Sie sich vor, wie sie sich erneuern und mit Prana füllen.

Ihr Geist ist der Wirt Ihres Körpers. So können Sie Ihren Körper direkt ansprechen. Sagen Sie ihm zum Beispiel:

»Ich will einen perfekten Körper haben, sei gesund und munter.

Ich will einen perfekten Geist haben, sei unendlich und entwickle dich!«

Lesen Sie dazu Mantras:

> Ich bin ruhig und gelassen.
> Mich stört nichts.
> Ich werde alles erreichen.
> Meine Seele ist ruhig und geborgen.
> Meine Zellen erneuern sich.
> Ich sehe besser.
> Ich fühle mich von Tag zu Tag besser.
> Ich bin jung und gesund.

Ihre Seele

Die liebe Seele ist nicht einfach zu verstehen. Versuchen Sie, diese Materie zu analysieren. An welchem Tag eines Monats sind Sie geboren? Dieser Tag offenbart Ihnen Ihr größtes Seelen-Lebensziel. Sehen Sie nach.

Wenn Sie

am 1. eines Monats geboren sind, dann ist Ihr großes Thema, den Schatz des Lebens zu entdecken. Das kann alles sein.

am 2. eines Monats geboren sind, dann ist Ihr Lebensthema, die Welt zu erforschen und einiges zu lernen.

am 3. eines Monats geboren sind, dann sollten Sie lernen, Ihre eigene Energie freizusetzen und heilen zu können.

am 4. eines Monats geboren sind, dann lernen Sie in diesem Dasein, Ihren Charakter zu zeigen. Sie müssen sich bestätigen.

am 5. eines Monats geboren sind, dann müssen Sie den Bezug zur Außenwelt finden. Sie können nicht alleine sein.

am 6. eines Monats geboren sind, dann sollten Sie neues Wissen erlangen. Weiterbildung wartet auf Sie!

am 7. eines Monats geboren sind, dann müssen Sie lernen, Ihre Gedanken zu sortieren und das Kopfkarussell zu stoppen.

am 8. eines Monats geboren sind, dann ist Ihr größtes Thema, die eigene goldene Mitte zu finden. Dazu gehören Meditationen.

am 9. eines Monats geboren sind, dann sind viele Veränderungen in Ihrem Leben zu meistern. Sie werden immer wieder geprüft, aber auch dafür belohnt.

am 10. eines Monats geboren sind, dann ist Ihr Thema, die Suche nach dem Sinn des Lebens fortzusetzen. Sie sind Lehrer und Schüler in einem.

am 11. eines Monats geboren sind, dann müssen Sie alle Ihre Begrenzungen wegschaffen. Frei werden ist Ihr Thema!

am 12. eines Monats geboren sind, dann lernen Sie die Welt zu erkennen. Sie entdecken ihre Schönheit und ihren Sinn. Die eigene Realität ist schön.

am 13. eines Monats geboren sind, dann ist Ihr Thema, brauchbare Kontakte zu knüpfen und dadurch eigene Ideen in die Tat umzusetzen.

am 14. eines Monats geboren sind, dann lernen Sie, Ihre alten Muster abzulegen und sich neu zu orientieren. Lassen Sie Ihre Spiritualität zu.

am 15. eines Monats geboren sind, dann lernen Sie frech zu werden. Sie müssen es schaffen, sich von anderen nicht mundtot machen zu lassen.

am 16. eines Monats geboren sind, dann lernen Sie, einen inneren Ausgleich zu schaffen. Sie überstehen alle Prüfungen, auch den Verlust von lieben Menschen.

am 17. eines Monats geboren sind, dann müssen Sie versuchen, Ihren Geist zu stärken. Eine Weiterbildung reicht nicht aus, Sie brauchen Hunderte!

am 18. eines Monats geboren sind, dann folgen Sie einfach Ihrem Lebensplan. Sie werden immer geführt. Lernen Sie zu vertrauen.

am 19. eines Monats geboren sind, dann lernen Sie, eine Gruppe zu bilden und Menschen anzusprechen und zu führen.

am 20. eines Monats geboren sind, dann sollten Sie viel Neues erfahren. Sie sind ein Querdenker.

am 21. eines Monats geboren sind, dann lernen Sie, Ihre Logik zu aktivieren. Der Kopf sollte entscheiden.

am 22. eines Monats geboren sind, dann ist das größte Thema, die spirituelle Suche fortzusetzen.

am 23. eines Monats geboren sind, dann müssen Sie lernen, Ihre Stärke zu zeigen und sich zu bestätigen.

am 24. eines Monats geboren sind, lernen Sie, Ihren Glauben zu finden und zu verbreiten.

am 25. eines Monats geboren sind, müssen Sie lernen, die Initiative zu ergreifen und anderen die Wege zu zeigen.

am 26. eines Monats geboren sind, dann lernen Sie in diesem Leben viel Disziplin. Eile bringt also nichts.

am 27. eines Monats geboren sind, dann suchen Sie in diesem Dasein nach neuen Kontakten und Gleichgesinnten.

am 28. eines Monats geboren sind, dann werden Sie zuhören lernen müssen. Sie sind ein Psychologe.

am 29. eines Monats geboren sind, dann lernen Sie sich auszutoben und müssen sich immer etwas gönnen.

am 30. eines Monats geboren sind, dann lernen Sie, sich mit anderen zu verbinden. Teamgeist ist gefragt.

am 31. eines Monats geboren sind, dann lernen Sie, erfolgreich zu werden. Sie müssen an Ihre Ideen glauben.

Die sieben Energiebahnen der Seele

Spannend, nicht wahr? Sie sind natürlich nicht zum ersten Mal auf der Erde gelandet und könnten theoretisch in allen möglichen Zivilisationen inkarniert gewesen sein. In jeder Inkarnation sammelte Ihre Seele Erfahrungen und bekam Ziele. Heute sind Sie in dieser Zivilisation inkarniert.

Wie vieles in dieser Welt aus sieben Gruppen bzw. Perioden besteht, so besteht auch Ihre Seele aus sieben Schichten bzw. aus sieben Energiebahnen, auf denen diese Ziele und Erfahrungen platziert bzw. gespeichert sind. Anders gesagt, hat Ihre Seele sieben Mäntelchen an, und auf jedem Mantel gibt es mehrere Knöpfe. Diese Knöpfe stellen das Karma von Eltern, eigenes Karma und Beziehungskarma dar. Diese Ziele bekamen Sie schon bei Ihrer Geburt. Die Energie der Seelen-Energiebahnen kreist um Ihre Seele herum. Also sieht Ihre Seele wie eine Erde mit sieben Monden aus, die um sie herum kreisen. Ich erkläre Ihnen nun diese »Mond-Bahnen«:

Die 1. Energiebahn der Seele ist sehr interessant. Dieses Mäntelchen liegt genau an der seelischen Haut. Viele Menschen »kleben« auf dieser Bahn. Sie ist um sie herum. Auf dieser Energiebahn befinden sich mehrere Ziele aus dem Karmabereich. Zum Beispiel: Sie haben an einem Krieg teilgenommen, egal als wer. Nun arbeiten Sie das Thema ab als Helfer. Oder Sie haben jemanden beleidigt, irgendwann im 14. oder 16. Jahrhundert, und auch diese Energie, die sich auf der ersten Energiebahn befindet, muss verarbeitet werden. Sie unterstützen diese Person durch Ihre Liebe.

Das ist die Energiebahn der Schulden. Wie bauen Sie diese Schulden ab? Es geschieht durch neues Wissen, innerliche Ruhe, Respekt anderen gegenüber und Hilfe, die Sie anderen anbieten. Hier lernen Sie das Verstehen und die Menschlichkeit.

Die 2. Energiebahn der Seele besteht auch aus mehreren Zielen. Dieses Mäntelchen ist ein Liebesmantel. Hier leben Ihre Liebsten, Kinder, Eltern und Ihr Liebespartner. Das Karmische ist auch auf dieser Bahn verankert. Jede Feier, aber auch jeder Streit ist darin zu finden. Durch die Ziele dieser Energiebahn lernen Sie, bedingungslos zu lieben. Wie können Sie diese Ziele verarbeiten? Sie müssen das eigene Leben analysieren. Alle Freunde, Eltern & Co. durchgehen. Keine Kontakte abbrechen, sondern nur analysieren, wer Ihnen guttut und was Sie von Ihren Mitmenschen lernen können.

Die 3. Energiebahn der Seele ist noch komplexer. Hier leben das Geld, die Kultur, Informationen, Macht und die Etikette. All diese Themen sind die fünf Bestandteile der Gesellschaft. Diese Bestandteile hat jedes System in sich, auch ein Staat. Wer Informationen beherrscht, beherrscht das Geld. Wer Etikette hat, bekommt das Geld. So einfach ist das. Hier geht es also darum, dass Sie lernen, dass Wissen und die Information dem Materiellen vorzuziehen ist. Auf dieser Energiebahn kleben auch viele Menschen. Anders gesagt, dieses Mäntelchen brauchen Sie, um in der Gesellschaft zu überleben.

Die 4. Energiebahn der Seele steht für Ihr Bewusstsein. Dieser Mantel ist wieder ein wenig weiter vom Kern der Seele entfernt. Hier leben die Religion, die Spiritualität, die Herzlichkeit, die Liebe zur Welt, Ihre Realität, aber auch der Kosmos und das Universum. Diese Elemente stellen die Weisheit dar. Auf dieser Bahn sind Ihre Schätze platziert, Sie müssen sie nur finden. Machen Sie das, erweitert sich Ihr Bewusstsein.

Die 5. Energiebahn der Seele ist eine der wichtigsten. Hier sind das Wissen und der Glaube verankert. Auf dieser Bahn werden Ihre Gedanken verarbeitet. Was ist überhaupt ein Gedanke? Gedanken kommen und gehen. Ein Gedanke ist eine Art Vibration, die vom Gehirn von außen empfangen wird. Das ist eine Energie, eine ätherische Substanz, die sich materialisiert hat. Jeder Gedanke ist Materie, die ein Mensch empfängt. Menschen sind schließlich Energie- und Gedankenempfänger. Der Mensch bekommt einen Gedanken und versucht, diesen an einen anderen weiterzuleiten. Man kann behaupten, dass ein Gedanke der Zustand der Materie ist oder, besser gesagt, der Übergang zwischen den sichtbaren und unsichtbaren Materien. Die Energie ist ein Inhalt, und die Gestaltung ist ein Gedanke. Gedanken sind real. Die 5. Energiebahn, das Gedankenmäntelchen, hat mehrere Themen. Da sind Ihre ungeborenen Ideen und Ihre geistige Kraft zu Hause. Der Weg vom Genie zum Idioten ist jedoch sehr kurz. Beide bekommen Gedanken, nur bei dem einen bleiben sie stecken (Idiot) und beim anderen gehen sie nach außen (Genie) und werden verwirklicht. Diese Energiebahn wird erweitert durch Vorträge, Bücher, neue Theorien und Ihren Mut zum Lernen.

Die 6. Energiebahn ist die vorletzte. Hier sind die Realität, echte Lehren, die Philosophie, der Kosmos und die Liebe zu finden. Die Liebe ist eine Energie, die die Erde nährt und die Energie des Lebens. Sie ist auf dieser Seelenbahn zu Hause. Ich meine jedoch nicht die zwischenmenschliche Liebe, sondern die Liebe zur Natur, zum Kosmos, zum Leben selbst und zur Mutter Erde. Diese Energie wird durch tiefgründiges Wissen, Meditationen und Erkennen der Lebensziele erweitert.

Die 7. Energiebahn hat nur ein Element in sich – die universelle, bedingungslose Liebe. Auch diese kann gelernt werden. Diese Energiebahn der Seele ist am weitesten entfernt von Ihrem Seelenkern. Sie ist Ihr Ziel. Sie müssen dieses Mäntelchen erkennen, annehmen und ausleben.

Fazit: Die Seele hat sieben Energiebahnen. Auf diesen Energiebahnen sind Ihre Lebensziele und Erfahrungen platziert.

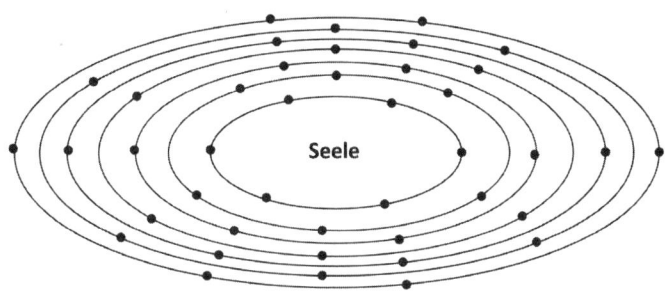

Die sieben Strahlen und sieben Blätter der Seelenblume

Das Leben verläuft immer in Zyklen. Es gibt 7-, 8-, 9-, 12- und 16-jährige Zyklen. Der wichtigste auf der Erde ist der 7er-Zyklus. Das ist der Zyklus des Saturns.

Über die Zahl 7 kann man Romane schreiben. Diese heilige Zahl treffen Sie immer wieder. Sie kennen sieben Energiezentren, sieben Noten, das siebte verflixte Jahr. In diesem Buch haben Sie sieben Aurazustände, sieben Strahlen und sieben Menschentypen kennengelernt. Überall finden Sie diese Zahl. Sie leben hier auf der Erde nach dem Gesetz der Sieben.

Ihre Seele hat sieben Energiebahnen um ihren Kern, die Mäntelchen mit den karmischen Aufgaben. Ihre Seele entwickelte sich durch verschiedene Leben auch durch sieben Ebenen. Man nennt sie Strahlen. Diese werden von den Seelen-Energiebahnen und von Energieschaltstellen (den Chakren) ständig empfangen. Sie empfangen sozusagen sieben Frequenzen, die man sich als farbige Energie vorstellen kann. Dadurch haben sowohl die Chakren als auch die Seele verschiedene Farben in sich. Durch das empfangene Licht der Strahlen verändert sich Ihre Seele täglich. Die empfangenen Informationen bleiben in Ihren Chakren gespeichert.

So trägt das *1. Chakra* Informationen über Ihre Wurzel – über Ihre Ahnen, Eltern, Ihren Geburtsort und Ihre Wünsche.

Das *2., 3. und 4. Chakra* ist für die Energie zuständig. Hier sind energetische Informationen gespeichert, die Sie in diesem Leben brauchen.

Das *5. Chakra* birgt in sich viele Informationen aus dem Vorleben. Diese Information ist dafür verantwortlich, ob Sie sich für das männliche oder weibliche Prinzip entschieden haben; also ob Sie Mann oder Frau sind, das ist im 5. Chakra gespeichert.

Das *6. Chakra* hat mit dem Denken zu tun, und das *7. Chakra* ist mit dem Kanal zum Universum verbunden.

Überlegen Sie einmal, an wen oder an was denken Sie am häufigsten? Wie oft denken Sie z. B. an die Liebe oder ans Geld? Das erklärt Ihnen, welche Frequenz (Strahl) Ihre Seele am meisten empfängt und welches Chakra bei Ihnen persönlich am meisten arbeitet. Ein Strahl dominiert immer.

1. Denken Sie an die Liebe und an das Essen mehr als an alles andere, dann sind Sie durch den roten Strahl geprägt. Das Wurzelchakra ist am aktivsten.

2. Denken Sie mehr an materielle Sicherheit als an alles andere, dann sind Sie durch die orangenen Strahlen geprägt. Es dominiert das Sexualchakra.

3. Denken Sie sehr viel über den Job nach, mehr als an alles andere, dann sind Sie durch den gelben Strahl geprägt. Hier dominiert der Solarplexus.

4. Denken Sie an Herzensangelegenheiten im zwischenmenschlichen Bereich mehr als an alles andere, dann sind Sie durch den grünen Strahl geprägt. Es dominiert das Herzchakra.

5. Denken Sie zu viel an andere Menschen, dann sind Sie durch den blauen Strahl geprägt. Es dominiert das Halschakra.

6. und *7.* Denken Sie an göttliche Dinge und das Universum, dann sind Sie durch den violetten und den weißen Strahl geprägt. Es dominieren das dritte Auge und das Kronenchakra.

Ja, die Seele birgt viele Geheimnisse. Sie hat sieben Mäntelchen an, die sieben verschiedene Farbstrahlen empfangen und in ihre Schaltstellen weiterleiten. Aber es gibt noch etwas – die Seele muss sich entwickeln und ihre Umgebung kennenlernen. Deshalb hat sie noch sieben weitere Aufgaben.

Wenn Sie sich die Seele bildlich vorstellen, ist sie wie eine Biene, die in einer siebenblättrigen Blume sitzt. Die Blume ist jedoch verschlossen, und die Blüte ist verdeckt. Jedes Blütenblatt hat eine andere Farbe. Die Biene will natürlich fliegen, kann aber nicht.

Dazu müssen die Blätter irgendwie aufgehen. Die Biene kann nur dann diese Seelenblume (Aster = Astral = Stern) zum Aufgehen bringen, wenn sie etwas unternimmt. Sie ist gefangen und kann dies nur durch ihre Gedanken schaffen.

Wenn Sie etwas denken, bewegen sich verschiedene Blätter der Blume und entfalten und befreien dadurch Ihre Seele. Sie können also durch Ihren Geist Ihre Seele retten. Wenn sich alle Blätter geöffnet haben und die Seele all das wahrgenommen hat, kann sie aus der Blume auferstehen. Sie ist nicht mehr durch die Blätter verdeckt.

Diesen Prozess nenne ich *Transformation der Seele.*

In welchem Bereich steckt Ihre Seele nun? Welche Blätter sind offen und welche zu? Analysieren Sie, welche Blätter Ihre Seele noch verdecken. Ist es nur ein Blatt, oder sind es mehrere?

Das 1. Blatt der Seelenblume ist rot
Wenn die Seele durch das erste Blatt verdeckt ist, dann ist es dem Menschen oft danach zu schimpfen. Er ist unausstehlich und unzufrieden. Man ist wie vernebelt und lebt sein Leben ohne besondere Interessen. So ein Mensch denkt, dass alle anderen genauso leben wie er. In Wahrheit existiert aber nur er in seiner Wirklichkeit. Ein solcher Mensch denkt an materielle Güter, ans Essen und lebt nach dem Motto »Ich brauche immer mehr«. Der Kopf arbeitet viel, aber die Seele schläft. Wenn dieses Blatt aufgeht und sich öffnet, fragt man sich als Erstes: »Was gibt es noch, das ich nicht sehe?« Stellen Sie sich diese Frage, und suchen Sie nach Antworten, so bekommen Sie das rote Blatt der Seelenblume auf.

Das 2. Blatt der Seelenblume ist orange
Wenn die Seele durch das zweite Blatt verdeckt ist, denkt man viel über die Liebe nach und sehnt sich danach. Je mehr so ein Mensch zu klären versucht, desto weniger weiß er. Er kann sich in seinen Emotionen verlaufen. Die Seelen von 95 Prozent der Menschen bleiben durch dieses Blatt lebenslang verdeckt. Man erinnert sich meistens an die Vergangenheit und mag die Gegenwart nicht sehen. Wenn dieses Blatt aufgeht, verstehen Sie den Begriff »allumfassende Liebe«. Also, versuchen Sie, geistig das orangene Blatt zu öffnen. Nehmen Sie sich so an, wie Sie sind. Lieben Sie die Welt, und Sie bekommen Liebe. Versuchen Sie, an sich selbst zu arbeiten.

Das 3. Blatt der Seelenblume ist gelb
Das ist das Blatt der Anerkennung, des beruflichen Erfolges und des Komforts. Sollte Ihre Seele durch dieses Blatt verdeckt sein, denken Sie zwar gegenwärtig, jedoch zu materiell. Hier geht es um karmische Dinge. Sollte dieses Blatt aufgehen, wissen Sie, dass Sie nichts nach dem Ableben mitnehmen werden, und Sie verstehen, dass jeder irgendwann gehen wird. Es ist egal wann, denn Menschen sind Gäste hier auf der Erde. Man versteht also, was man ist. Wollen Sie das gelbe Blatt öffnen, dann sollten Sie lernen, nach seelischen Schätzen zu suchen, um mehr Vertrauen zu bekommen. »Zittern Sie nicht um Ihren leeren Magen, zittern Sie um Ihre leere Seele«, so sagte meine Oma Walja.

Die ersten drei Blätter der Seelenblume haben mit der Angst zu tun. Angst, etwas zu verlieren: Geld, Liebe oder die Arbeit. Hier denkt man an die Zukunft, die als solche nicht existiert. Man zittert und verliert Zeit. Man ist nicht frei. Versuchen Sie, sich von diesen Dogmen zu befreien, dann kann Ihre Seele frei atmen.

Das 4. Blatt der Seelenblume ist grün
Der vierte Bereich ist der Bereich des Herzens. Dieses Blatt verdeckt die Freude. Hier leidet man und sucht nach Erfüllung. Ist dieses Blatt geschlossen, versucht man einiges zu kontrollieren. Man sucht nach Sicherheiten. In diesem Bereich gibt es erste Kontakte zur Anderswelt. Geht dieses Blatt auf, lässt man Menschen an sich heran und wird offener für Neues. Also, lassen Sie neue Menschen in Ihr Leben und haben Sie Freude daran. Denken Sie immer daran, dass nichts in der Welt sicher ist. Das Leben verläuft nach eigenen Naturgesetzen, die keiner kontrollieren kann.

Das 5. Blatt der Seelenblume ist blau
Wenn dieses Blatt die Seele verdeckt, dann denkt man wissenschaftlich und versucht alles zu verstehen, dies ist aber nicht möglich. Man denkt an Heilungen und Weltverbesserungen. Der Lebenssinn ist die Idee. Man kann nicht loslassen und denkt oft an Weiterbildung oder sucht nach Lehrern. Sollte dieses Blatt aufgehen, lebt man auf einmal die eigene Kreativität aus, und das Kopfkarussell bleibt stehen. Auch hier ist Kontrolle im Spiel. Wenn Sie lernen, dass Sie nicht alles verstehen müssen, und einiges so annehmen, wie es ist, werden Sie zum eigenen Lehrer und öffnen das blaue Blatt der Seelenblume.

Das 6. Blatt der Seelenblume ist violett, und das 7. Blatt ist weiß
Beide Blätter stellen Bereiche der Farben und der Töne dar. Hier entwickelt man sich spirituell immer mehr. Wenn diese beiden Blätter aufgehen, sieht man eine neue Realität voll neuer Farben und Töne. Da es keine Zufälle gibt und Sie das von mir Geschriebene zu verstehen suchen, ist Ihre Seele eventuell nur vom sechsten und siebten Blatt bedeckt und Sie sind zur Transformation fähig. Die letzten zwei Blätter sollten nun endlich aufgehen. Lassen Sie Ihre spirituellen Gedanken zu. Analysieren Sie jedoch alle Blätter, es kann sein, dass noch weitere nicht aufgegangen sind.

Damit Ihre Seelenblumenblätter leichter aufgehen, biete ich Ihnen eine Übung an:

Ihr Ätherkörper ist eine Substanz, die sich durch Farben, Töne und Düfte nährt. Auch das, was Sie heute anhaben, hat eine Farbe, also eine Frequenz in sich. Stellen Sie sich nun vor, Sie haben sich geistig etwas anderes angezogen. Wie fühlen Sie sich? Stellen Sie sich vor, das, was Sie gerade anhaben, hat eine weiße Farbe. Fühlen Sie sie? Geben Sie nun Ihrer Kleidung endgültig eine silberne Farbe. Dies ist Ihr Schutzkleid. Gehen Sie alle Schaltstellen (Chakren) durch. Geben Sie jeder Schaltstelle die Silberenergie. Lassen Sie einen silbernen Strahl in jedes Chakra gelangen. Genießen Sie diesen Moment.

Fazit: Ihre Seele entwickelt sich durch sieben Strahlen und ist mit sieben Blättern bedeckt. Diese müssen alle aufgehen.

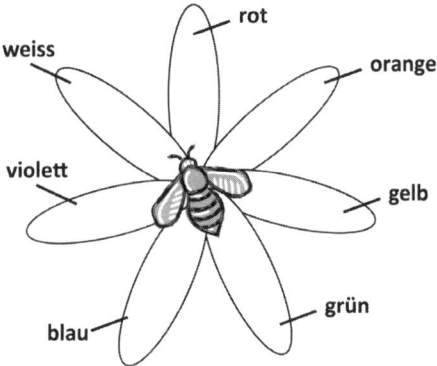

Kapitel 4

Das Geheimnis der Energiesuppe

Neue und alte Energien heute –
Energie von außen

Sie haben bis jetzt vieles über Ihre verschiedenen Körper und die eigene Energie erfahren. Der Mensch ist energetisch gesehen eine kleine Galaxie. Aber diese Galaxie lebt im Universum, also gibt es weitere Energien um sie herum. Der Mensch lebt sozusagen in einem Energiemeer. Ich nenne es »Energiesuppe«.

Es gibt keine gute oder schlechte Energie, so wie es keine guten oder schlechten Menschen gibt. Menschen haben immer beides in sich und können ihre beiden Gesichter zeigen. Energie ist neutral, sie ist also dual und besteht aus zwei Komponenten: einem positiven und einem negativen Teil. Man bezeichnet diese beiden Teile als »Pranateile«. Diese Pranateile bilden zusammen planetarische Lebensenergie. Diese Energie umhüllt Sie und herrscht auf der Erde und im Kosmos. Beide Teile von Prana müssen in einem harmonischen Verhältnis zueinander stehen, um lebensfreundliches Prana zu ergeben. Im Optimalfall sind beide ausgewogen auf dem ganzen Erdball vorhanden.

Schon alte Schamanen arbeiteten mit positivem Prana, ebenso wie viele Heiler heute. Das negative Prana kann dagegen erschreckende Ausmaße annehmen wie z. B. Zellbruch, Schädigung an

Menschen, Tieren und Pflanzen (Waldschäden), Gedankenkontrolle, Wetterbeeinflussung und anderes mehr. Zudem werden Menschen immer mehr den äußerlichen Einflüssen ausgesetzt, die ebenfalls ihre Energie stören: Hunderttausende Mobilfunksender, Mobiltelefone, Atomkraftwerke, negative Gedanken der anderen Menschen, Stress und Mobbing. Selbst Glühbirnen und Neonröhren gehören im weitesten Sinn dazu. Es sind Negativprana-Quellen. Sie alle zerstören das Prana-Gleichgewicht. Davon sind insbesondere die Sinnesorgane der Menschen betroffen.

Fazit: Sind die Energien um Sie herum nicht ausgewogen, wird Ihre Energie beschädigt.

Meine Technik hat mit Pranaenergie zu tun. Sie basiert auf alten und neuen Energien gleichzeitig. Dies macht sie so besonders. Sie fragen an der Stelle womöglich, wozu Sie neue Energien brauchen? Sind die alten nicht mehr gut genug?

Die Welt verändert sich von Tag zu Tag, und somit sind einige alte Energiequellen erschöpft und nicht mehr brauchbar. Andere alte Energiequellen sind immer noch höchst aktuell. Die neue Energie unterstützt und verstärkt diese alten Kräfte enorm, deshalb ist es so wichtig, die neuen Energien zu verwenden. Zudem ist die neue Energie auf der Erde bereits vorhanden. Warum sollte sie also nicht genutzt werden? Eigentlich ist die neue Energie gar nicht neu. Sie gab es immer schon. Es ist die Energie der Planeten unseres Sonnensystems. Trotzdem wird sie als »neue Energie« bezeichnet. Warum? Die planetarische Energie veränderte sich und ist in den letzten Jahrzehnten stärker geworden. Hier spricht man von einer verstärkten Energie. Daher ist die Bezeichnung »neu« berechtigt. Diese Veränderung findet weiterhin statt, vermutlich bis 2036.

Wie funktioniert also diese »neue« Energie?

Sie basiert nicht auf Schwingung wie die alte. Sie expandiert in alle Richtungen gleichzeitig. Beide Energien sind total verschieden, ergänzen sich jedoch zu einer globalen, reinen Energie. Die neue Energie kann also in alte Energiequellen integriert werden. Sie ist auf spezifische Themen programmierbar, die alten Energien jedoch nicht.

Die neue Energie kommt immer schneller in Ihre Realität. Sie existiert hier auf der Erde, auf den Straßen und in Ihrem Haus. Viele Menschen können sie buchstäblich sehen und fühlen. Kennen Sie den Ausdruck »Ich habe Sterne vor den Augen«? Diese »Sterne« sind Energieteilchen, die sich bereits um Sie herum in einer Art Energiesuppe befinden. Diese ist Ihr neues Bewusstsein. Das menschliche Bewusstsein will immer Antworten auf alles haben, darauf basieren alle alten Energiequellen. Die neue Energie bedeutet nicht »Antworten«, sondern »Annehmen«. Sie braucht keine wissenschaftliche Erklärung.

Denken Sie nach: Was ist ein Wunder? Nur die Grenze Ihres Verstehens. Können Sie behaupten, dass Wunder existieren? Natürlich, sie existieren, obwohl Sie sie nicht beweisen und schwer oder gar nicht nachvollziehen können. Genau hier finden Sie auch die neuen Energien. Der menschliche Verstand will Dinge definieren. In der neuen Energie gibt es jedoch keine Definition. In der neuen Energie gibt es kein »richtig« und kein »falsch«. Sie ist nicht positiv und nicht negativ, sondern neutral.

Fazit: Die neue Energie ist neutral. Sie hat keine Definition.

Holen Sie tief Atem und lesen Sie weiter. Im alten menschlichen Bewusstsein gibt es eine Vorstellung, dass Menschen alles verdienen müssen. Im neuen Bewusstsein (in der neuen Energie) geht es um passives Empfangen. Ihnen wird vieles gegeben. Sie müssen es nur annehmen können.

Empfangen wird die neue Energie dabei aus vielen verschiedenen Quellen:

- aus Ihrer Seele
- von Orten
- von parallelen Dimensionen (Zwischenwelten, Jenseits)
- von überall her in dieser Dimension

Energien sind überall. Menschen leben in einem Energieaustausch-Prozess.

Hier ein Beispiel:
Sie kommen zu einer Feier und fühlen sich plötzlich unwohl, da die »Energien« dort nicht ganz stimmen. Sie sagen dazu »dicke Luft«. Sie kommen nach Hause, und dieses Schweregefühl begleitet sie noch weiter. Das Gefühl einer inneren Lähmung wird Ihnen immer bewusster. Was ist passiert? Sie haben einige negative Energien von der Feier mitgenommen, das ist passiert.

Oder Sie sitzen zu Hause, und auf einmal fühlen Sie sich unwohl. Sie hören, dass jemand draußen schimpft. Was ist passiert? Die negative Energie wanderte zu Ihnen in die Wohnung und hat sich bemerkbar gemacht, das ist passiert. Man kann unzählige Beispiele hierfür finden. Wieso passieren solche Dinge? Es geht um die Energiegesetze. Merken Sie sich: *Die Energie steht immer über der Materie. Der Geist steht immer über dem Körper. Es herrscht ein ständiger Energieaustausch.*

Der Ausgangspunkt meiner Familien-Methode ist es, die Feinstoffkörper und Energien bewusst zu erleben. Die Verbindung zwischen der eigenen Seele und den Energien, die Sie umhüllen, kann wahrgenommen und neu erlebt werden. Wenn diese Verbindung wiederhergestellt ist, werden alle energetischen und somit körperlichen Blockaden gelöst. Sie können verschiedene Energien verwenden. Wie Sie es genau machen und was dabei zu beachten ist, erkläre ich Ihnen in diesem Buch. Ausgehend von der Arbeit meiner Vorfahren, vom eigenen Erforschen der energetischen Ebenen und dem Erleben der Paralleldimensionen, wurde diese Methode vor dem Hintergrund langjähriger Erfahrungen in Seminaren, Beratungen und Ausbildungen geformt. Das Verstehen und die Anwendung der Methode ermöglicht auch Ihnen, viele bis jetzt undurchschaubare oder unlösbare Situationen oder Erkrankungen in neuem Licht erscheinen zu lassen.

Die Energiesuppe

Die Energie des Universums, die die Menschen durchströmt, existiert schon lange. Heute versuchen auch Wissenschaftler, diese Energie zu verstehen. Sie besteht aus alten und neuen Energien, die miteinander kommunizieren. Ich nenne all diese Energien »Energiesuppe« oder auch »Energie-Ratatouille«.

Die göttliche Kraft der Heilung basiert auf universellen kosmischen Gesetzen; dies verstanden Schamanen schon vor Tausenden von Jahren und benutzen diese Energie bis heute. Ich weiß, welche positive Wirkung sie auf Ihre Seele und Ihren Körper hat, und setze sie gezielt ein: für die Liebe, für den Erfolg und zum Heilen der menschlichen Leiden.

Immer mehr Menschen werden mit den schamanischen Erkenntnissen konfrontiert und vertraut. Immer mehr Menschen wird es bewusst, wie stark die Wirkung dieser Schwingung ist, und sie glauben früher oder später daran. Es ist eine Tatsache, dass kosmische Energien jedes Leben und jede Zelle steuern. Diese Kraft hält alles zusammmen. Ansonsten könnte kein Leben auf der Erde existieren. Wissenschaftler können diese Kraft nicht sichtbar machen, sie können sie nicht mit den Händen anfassen oder beweisen, dass sie vorhanden ist. Dies bedeutet jedoch nicht, dass es diese Kraft nicht gibt. Denn alles, was Sie nicht sehen und als Wunder bezeichnen, ist nur Ihre eigene Grenze. Man sollte deshalb nie etwas ablehnen, das man nicht sehen kann.

Diese geheimnisvollen Energien interessierten verschiedene Völker schon vor Jahrtausenden. Die Chinesen nutzen die Erkenntnisse der Energie in der TCM (Traditionelle Chinesische Medizin) seit ewigen Zeiten. Auch russische Heiler benutzen diese Erkenntnisse tagtäglich. Wir arbeiten erfolgreich mit dieser Energie und erzielen oft Heilung dort, wo sie laut Wissenschaft nicht passieren sollte. Man sagt »Wunder« dazu. Sehen Sie sich nun diese Energie genau an. Was stellt sie dar?

Die Energie kommt aus dem Kosmos und ist auf unserem Planeten vorhanden. Sie durchströmt auch Ihren Körper. Ihre Energiehülle nimmt diese Energie auf und leitet sie weiter an die Schaltstellen und in die Seele. Dann wird sie in Ihre Energiebahnen (Meridiane genannt) verteilt. Die zwölf Hauptmeridiane (es gibt nämlich noch weitere) des Körpers leiten diese Energie zu Ihren Organen und versorgen sie mit Leben. Meridiane sind mit fast tausend Energiepunkten versehen, die z. B. zur Akupunktur oder Akupressur verwendet werden. So kann die Energie ungestört den Körper durchströmen und versorgen. Hiermit kommt man ins Gleichgewicht und kann genesen. Denn nicht eine Krankheit macht Sie energielos, sondern ein Energiestau oder -defizit. Viele Geistheiler arbeiten mit dieser Methode, nur ohne Nadeln. Sie legen die Hände auf, leiten die Wärme weiter oder aktivieren die Lebenskraft durch Gedanken, die einen Impuls darstellen. Die schamanisch arbeitenden Heiler können die leuchtenden Energiefelder erkennen, die sogenannten Huaskas. Auf Digitalfotos haben Sie bestimmt schon bemerkt, dass leuchtende Kugeln sichtbar werden: Das sind sie, die Huaskas oder Orbs. Manchmal sieht man sogar Seelenanteile oder Photonen (Lichtteilchen der Luft) auf den Bildern!

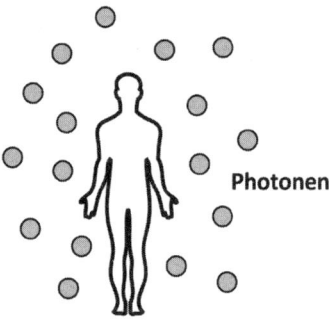

Diese Energiesuppe ist um Sie herum. Sie besteht aus vielen Zutaten: Seelenanteilen verstorbener Menschen, Seelenanteilen lebender Menschen, Huaskas (Orbs), Engelenergien, Photonen, Gedankenimpulsen von Menschen und Tieren, Energie der Materie (Steine), Energie der Pflanzen (Baumgeister etc.), körperlicher Energie, Aurafeldern von Lebewesen und allen Gegenständen, Strahlung der Sonne, dem Magnetfeld der Erde, der Mondkraft und Planetenkräften, Wesensanteilen, dazu noch alle künstlichen Strahlungen aus dem Alltag (Radio, Masten, Computer, Handy etc.) und vielem mehr. Die Menschen schwimmen in dieser Energiesuppe wie die Fische im Meer.

Es ist deshalb sehr wichtig, die eigene Energie im Körper und um den Körper herum gesund zu erhalten, um fremde Energien abzuschirmen. Zur Gesundheit gehört immer ein Ausgleich, eine goldene Mitte der Gegebenheiten, denn Menschen werden krank, wenn die goldene Mitte verloren geht.

In jeder Kultur der Welt gibt es seit Tausenden von Jahren Methoden, die es ermöglichen, das Gleichgewicht zu erhalten oder wiederherzustellen. Durch rechtzeitige Korrekturen des energetischen Gleichgewichts könnten Ihnen viele Erkrankungen erspart bleiben. Die russische Heilkunst hat sich dies zum Ziel gesetzt. Ob in Asien, Russland oder in Amerika – die Heiler sind davon überzeugt, dass die Wirkung der Energie enorm groß ist! Die ganze

Welt ist nichts anderes als ein Netzwerk der Energien, die miteinander kommunizieren und sich überkreuzen. So entstehen immer wieder neue Energiemischungen. Deshalb sind auch viele Erkrankungen, die Menschen bekommen, psychosomatischer Natur (die Energie wird oft durch den mentalen Körper oder die Psyche aufgenommen).

Ich schlage Ihnen ein Experiment vor:
Setzen Sie sich gerade auf einen Stuhl und machen Sie Ihre Augen zu. Reiben Sie Ihre Hände zwei Minuten lang und legen Sie sie auf den Schoß. Was passiert? Die Energie fließt im ganzen Körper stärker und bringt Wärme, die Sie zu spüren beginnen. Legen Sie nun die Hände aufeinander und platzieren Sie sie auf Ihrem Nabelbereich. Jetzt kann es passieren, dass verschiedene Informationen zu Ihnen gelangen, meistens als Gedanken, die Sie von sich nicht kennen. Unter dem Bauchnabel befindet sich eine der stärksten Karmastellen, der sogenannte energetische Punkt, er sitzt zwei Fingerbreit unter dem Nabel und sorgt für die Energieaufnahme. Machen Sie diese Übung täglich, dann werden Sie Ihre eigene Selbstheilungskraft schnell aktivieren können. Sie werden eine andere Wahrnehmung bekommen und die Welt so erkennen, wie sie ist.

Es gibt viele unterschiedliche Vorstellungen von Energielehre, es geht aber immer um ein und dieselbe Energie.

Fazit: Jeder Heiler kocht mit dem gleichen Wasser.

Die Welt verstehen

Die Energie-Wahrnehmung ist keine mystisch-esoterische Sache. Jeder kann das lernen. Ihre Sinne können nicht nur die physikalische, materielle Welt wahrnehmen (Formen, Gerüche, Töne etc.), sondern auch energetische Funktionen, die jenseits der materiell-physischen Existenz liegen. Die Energie- und Lichtteilchen (Photonen) kann man mit bloßem Auge sehen. Photonen sind Lichtteilchen, die an der physikalischen Materie anstoßen und diese sichtbar machen. Sie können diese Photonen mit den Augen fixieren, wenn Sie sich auf etwas konzentrieren.

Machen Sie eine Übung:
Nehmen Sie einen Kugelschreiber und schauen ihn drei Minuten lang intensiv an. Sie werden merken, dass sich einige Lichtteilchen um das Objekt sammeln. Eine andere Möglichkeit, die Energie wahrzunehmen, ist, den Blick auf eine Glühbirne oder auf eine Kerzenflamme kurz zu fixieren. Auch hier sieht man einiges.

Die Menschen haben leider verlernt, mit diesen Energiewahrnehmungen umzugehen. Daher werden sie von ihrem Gehirn oft als überflüssig interpretiert. Sie können jedoch bei Bedarf diese Wahrnehmung wieder aktivieren. Nutzen Sie dazu täglich solche Übungen. Ihre Nerven reagieren nur auf Reize, die ständig vorhanden sind. Insofern ist das, was Sie sehen und wahrnehmen, sozusagen gefiltert. Wenn Sie täglich üben, erweitert sich dadurch Ihre Wahrnehmung.

Übrigens gibt es verschiedene Ebenen der Sinneswahrnehmung, auf denen Sie lernen können, Energie wahrzunehmen, z.B. über das Sehen, das Hören und über Ihre Gefühle. Die wichtigste davon ist die optische Energiewahrnehmung. Sie können z.B. Kreiselwellen wahrnehmen, wenn Sie ohne Fokus in die Ferne schauen. Das heißt, Sie schauen zuerst in die Ferne, und dann defokussieren Sie Ihre Augen und schauen sozusagen vor Ihre Nase. Sie erkennen dann kleine Lichtpunkte, die sich bewegen.

Noch eine kleine Übung für Sie:
Schauen Sie zwei Minuten lang in die Ferne und lenken Sie dann Ihren Blick näher zu sich, etwas entfernt vor Ihre Nase (ca. einen Meter). Nach wenigen Sekunden sehen Sie eine große Anzahl kleiner, sehr beweglicher heller Pünktchen, die durcheinanderschwirren. Das sind Lichtteilchen. Sie können auch verschiedene Objekte ansehen, zum Beispiel Häuser oder Bäume im Wald. Die Wellen kreisen um diese Objekte herum. Sie sehen Energie!

Machen Sie noch ein Experiment für Ihren Körper:
Nehmen Sie drei Gefäße oder Schüsseln mit Wasser. Eine Schüssel sollte mit warmem Wasser, die zweite mit lauwarmem Wasser und die dritte mit kaltem Wasser gefüllt werden. Stellen Sie nun einen Ihrer Füße für einige Minuten in das warme und den anderen in das kalte Wasser. Dann stellen Sie beide Füße gleichzeitig in das lauwarme Wasser. Der eine Fuß wird Ihnen immer noch »Kälte« signalisieren, der andere »Wärme«. Dies geschieht deswegen, weil die Energie des verschieden temperierten Wassers in den Füßen gespeichert wurde.

Die planetarische Energie

Die Energiesuppe besteht jedoch nicht nur aus den oben stehenden Zutaten, sondern beinhaltet auch »Suppengewürze«, die ich planetarische Energie nenne.

Je weniger Menschen etwas über planetarische Prozesse wissen, desto weniger machen sie sich einen Kopf über das, was hier geschieht, und desto mehr leiden sie. Als ich begann, mich mit der Kosmoenergetik auseinanderzusetzen, und erste Schulungen angeboten habe, bin ich zu der Erkenntnis gekommen, dass Menschen kaum bereit sind, dieses Wissen anzunehmen. Erst heute, nach fast 20 Jahren meiner Arbeit, merke ich, dass einige Menschen so weit sind, das neue Wissen zuzulassen. In den nächsten Jahren werden noch mehr Menschen sich öffnen können. Immer öfter bekomme ich in der Praxis Fragen gestellt wie »Warum bin ich hier gelandet?« oder »Was habe ich für Lebensziele?«. Warum existieren wir alle? Warum ist überhaupt etwas da und nicht einfach nichts? Fragen über Fragen. Haben Sie eine Antwort darauf?

Die Kosmologie gibt einige Antworten auf solche Fragen: Unser Universum ist nur eines von vielen, es gibt Multiversen. Und zwischen Geist, Seele und Materie besteht ein tiefer Zusammenhang! Man kann auch vermuten, dass dieselben Seelen in vielen Welten gleichzeitig leben können. Der Kosmos ist gigantisch und endet nirgendwo.

Das Universum ist so winzig wie ein Sandkorn in der Sahara. Alle anderen Körner sind andere Universen. Daher ist die Sahara ein Multiversum.

Vor Milliarden von Jahren bestand unser Kosmos aus dem Nichts, und das Nichts ist alles. Schwer vorstellbar, nicht wahr? Aus dem Nichts wurden Galaxien geboren. Den Ursprung einer Galaxie bildet ein riesiges schwarzes Loch. Das Loch ist Nichts und alles. Wie entstanden aber die ersten schwarzen Löcher des Universums? Dazu gibt es wissenschaftliche Erkenntnisse. Durch den sogenannten Gravitationskollaps wuchsen die Dichteunterschiede, bis sie zu dunklen Halos kollabierten. Das Gas folgte der dunklen Materie, fiel in diese Halos und verdichtete sich. So kam es zur Bildung der ersten Sterne. Die ersten Gaswolken entwickelten sich zu ersten Galaxien. Neueste Studien gehen davon aus, dass sich im Zentrum jeder Galaxie ein schwarzes Loch befindet. Dieses ist an der Entstehung der Galaxie beteiligt. Somit entstehen Galaxien aus riesigen Gaswolken aus Wasserstoff. Je größer eine Galaxie, desto größer das Loch in der Mitte.

Es existieren auch sogenannte »Universumspunkte«. In diesen Punkten wird Licht (Photonen) geboren. Durch so einen Punkt ging die Energie nach außen, man nennt das heute Urknall. Es hat Bumm gemacht, und aus diesem Punkt strömte immer mehr Energie, die bis heute keinen Namen hat. Sie existierte nur eine 10 hoch minus 43stel Sekunde, sagen russische Astronomen. Diese Energie erzeugte ein Vakuum. Danach haben sich schwere Elemente (Protonen und Neutronen = man nennt sie auch Hadronen) gebildet. In der Physik sind Hadronen subatomare Teilchen der Kernkraft. Ein Neutron ist dabei ein elektrisch neutrales Hadron. Es ist neben dem Proton ein Bestandteil der Atomkerne. Die Temperatur sank durch die Volumenausdehnung. So konnten sich die Hadrone nicht mehr entwickeln. Sie bestanden aus Protonen und Neutronen, die durch das gegenseitige Anstoßen annihilierten (Annihilation ist nach der Elementarteilchenphysik ein Prozess der Paarvernichtung, bei der viel Energie entsteht). Also wurde die Energie des ursprünglichen Teilchenpaares in eine andere Energieform transformiert. Diese Energie erschuf die Welt. Sie bestand wie alles andere auch aus zwei Polen: einem Plus- und einem Minuspol. So entstanden Materie und Antimaterie.

Durch diese Prozesse sank die Temperatur weiter. So konnte sich diese Energie nicht mehr bilden. Nach den Hadronen kamen die sogenannten Leptonen (Elektronen, Mesonen, Positronen). Das sind Baustein-Elementarteilchen. Aus Leptonen entstand die erste Materie. Sie unterliegen der Gravitation (gegenseitige Anziehung von Massen). Leptone sind leichte Elemente. Elektronen und Positronen bildeten ebenfalls ein Paar. Sie annihilierten weiter, dadurch entstanden Photone (Lichtteilchen). Danach sank die Temperatur weiter, was wiederum die ersten Sterne entstehen ließ.

Ist das ein bisschen zu wissenschaftlich? Kein Problem. Man kann diese Wissenschaft auch in normale Worte fassen: Vor Millionen von Jahren war unsere Galaxis ein Loch. Nach dem Urknall entstand eine Ansammlung von Sternen. Ein Chaos durch und durch. Diese Sterne hatten keine planetarischen Systeme und keine Ordnung. Mit der Zeit verging dieses Chaos durch kosmische Gesetze und Energien, indem die Galaxie langsam eine runde Form bekam und sich zu einer Art Kugel bildete. Dadurch bekamen Energie und Materie eine Ordnungsstruktur. Jede Galaxis hat einen sogenannten Nebel und eine schwarze Materie. So, wie der Mensch auch eine eigene Galaxie darstellt, mit Nebel um sich herum (Unwissen) und schwarzen Löchern. Diese Prozesse verliefen, wie alles in dieser Welt, nach bestimmten Zyklen.

Fazit: Galaxien wurden aus dem Nichts geboren. Sie unterliegen Zyklen.

Jetzt wird es spannend. Ich versuche Ihnen anhand anschaulicher Beispiele zu erklären, wie die Evolution im Universum stattfindet. Zu dieser Evolution gehört auch der Begriff *Karma*.

Der menschliche Körper entwickelt sich folgendermaßen:

Besamung – Geburt – Kindheit – Jugend – Reife – Alter – Tod – Neugeburt …

Diese Strukturen sind karmisch bedingt. Viele Menschen verstehen nicht, was »Karma« überhaupt bedeutet. Karma ist jedoch sehr leicht zu verstehen – Karma ist Ihr »Guthaben«, das, was die Seele in verschiedenen Leben gelernt hat. Ein Mischmasch aus Wissen, Erfahrungen und Einstellungen. Es ist ein Strahl, der Ihnen besondere Wege oder Personen in diesem Dasein beleuchtet. Stellen Sie sich: Sie haben jemanden kennengelernt. Diese Person platzt hinein in Ihr Leben und verändert alles. Warum ist es überhaupt zu diesem Kennenlernen gekommen? Ein Zufall? Es gibt keine Zufälle, es gibt nur Ordnung. Dieser Mensch wurde von Ihrem eigenen Strahl beleuchtet, und deshalb haben Sie ihn gesehen und angezogen. Nicht, weil Sie ihn treffen mussten, sondern weil Ihr Strahl ihn beleuchtet hat. Hier ist dasselbe Prinzip wirksam wie bei der Entstehung von Galaxien.

Denken Sie an die Bibelaussage: »Zuerst kam das Licht, dann die Materie!« Also war zuerst Energie da, die später eine Materie erschuf.

Wenn Sie die Quantenphysik kennen, werden Sie diese Aussage gut nachvollziehen können. Wenn nicht, hier eine weitere wissenschaftliche Tatsache: Schauen Sie Ihre Hand an. Sie sehen Materie, also Haut, Nägel, Härchen. Wenn man diese Materie unter dem Mikroskop ansieht, entdecken Sie Zellen, danach Atome und danach nur Energie, sogenannte Quanten. Um Ihnen diese Vorstellung zu veranschaulichen, erkläre ich Ihnen diese Theorie mit einem zweiten einfachen Beispiel: Nehmen Sie eine Münze. Zerlegen Sie diese im Geiste in immer kleinere Bausteine. So kommen Sie an die kleinste Baueinheit des Metalls, die einzelnen Moleküle. Zerlegen Sie die Moleküle, finden Sie eine noch kleinere Einheit: die Atome. Zerlegen Sie die Atome, finden Sie wieder Quanten. Quanten sind Schwingungen, also keine Materie mehr. Somit ist die Materie um Sie herum und Sie selbst Schwingung. Können Sie das nachvollziehen?

Schamanen wussten das schon vor Tausenden von Jahren. Alles ist miteinander verbunden und schwingt miteinander. So schwingt jede Ihrer Zellen mit der Schwingung der Umgebung, die durch viele Beeinflussungen, wie z.B. Elektrosmog, nicht mehr ausgewogen ist. Bevor ein Mensch auf körperlicher (somatischer) Ebene erkrankt, erkrankt er zuerst auf der energetischen und der Informationsebene.

Aber wieder zurück zum Thema Evolution. Menschen leben in einem energetischen Meer. Durch die Vibrationskräfte und das Gesetz »Gleiches zieht Gleiches an« gelangt der Prozess in das zweite Stadium – es ziehen sich Teilchen zusammen, die Materie erschaffen. So entstehen erste Objekte im Kosmos: Sterne und Planeten. Diese ziehen sich gegenseitig an, so entsteht die kreisförmige Ansammlung der Sterne oder die sogenannte Galaxie. Ihre Blutzellen und Ihre Seele formen sich übrigens nach dem gleichen Prinzip. Ihr Kern oder Geist zieht Energien an, die die Seele formen. Was zieht er genau an? Ihre karmischen Erfahrungen, Planetenfrequenzen und weitere Energien. Somit ist Ihre Seele ein Energiecocktail.

Fazit: Menschen leben in einem energetischen Meer. Auch Ihre Seele stellt einen Energiecocktail dar.

Eine Galaxie kommt mit der Zeit durch verschiedene physikalische Kräfte in Bewegung (ähnlich wie eine Seele) und beginnt, sich spiralförmig zu bewegen. Alles, was ich gerade beschrieben habe, besitzt die sogenannte plasmatische Natur, ist also nicht fest oder materiell, sondern eine Feuersubstanz. Plasma ist ein ionisiertes Gas, Protonen und Elektronen sind dabei Radikale, die aktiv sind. Alles wird formlos. Objekte wie Sterne werden immer schneller und bewegen sich nun um sich selbst. Durch diese Bewegung entsteht die erste Materie – die Oberfläche eines Planeten. Danach formen sich weitere Objekte auf dieser Oberfläche – Wesen wie Sie und ich, die hier überleben können, Pflanzen oder auch Geister.

Die Erde ist ein Wasserplanet. Die feste Oberfläche war anfangs gar nicht vorgesehen. Lebewesen, die ursprünglich zur Erde gehörten, sind die, die im Wasser überleben konnten. Diese Lebewesen sollten durch Lautwellen kommunizieren. Ein Beispiel sind die Delphine. Im Verlauf der Erdgeschichte erhoben sich jedoch erste Berge aus der Wasseroberfläche, und durch elektromagnetische Abläufe und Gravitationsgesetze entstanden die ersten Kontinente. Eine große Rolle spielte dabei der Mond. Er arbeitete mit seiner Kraft und erschuf die Kontinente. Übrigens, im Russischen heißen Kontinente »Materiki« – also Materie. Ohne den Mond wäre das Ganze nicht möglich gewesen. Der Mond zog Wasser an und rief eine Dysbalance hervor, indem Magma aus der Erde (Plasma) strömte und durch das Austreten an die Oberfläche die ersten Inseln erschuf. Ohne den Mond gäbe es keine Menschen. Somit ist der Ausdruck »Mutter Mond« mehr als korrekt.

Nach dem Entstehen der ersten Inseln kommt die sogenannte Prozession ins Spiel. Die Erde dreht sich nicht mehr harmonisch um sich selbst, sondern macht sprungartige Bewegungen. Dadurch sind der Südpol und der Nordpol entstanden.

Lebewesen, die im Wasser geblieben sind, leben nach den Gesetzen der Lautwellen weiter. Die Lebewesen auf der Erdoberfläche mussten sich verändern. Sie leben durch Lichtwellen. Damit der Geist sich entwickeln konnte, brauchte man eine gerade Wirbelsäule. So ging der Mensch irgendwann auf zwei Beinen. Eine gerade Wirbelsäule ermöglichte den Empfang der kosmischen Strahlen. Nur so konnte man Informationen empfangen.

Das galaktische System hat seine eigene Struktur. Planeten können nur existieren, wenn sie miteinander energetisch kommunizieren und ihre Energien harmonisch austauschen. Dabei geht es um ein harmonisches Geben und Nehmen von Strahlen und Impulsen. So ist das auch bei den Menschen. Jeder Planet und jeder Stern hat seinen eigenen Strahl. All diese Strahlen gibt es als Mischung auf der Erde. Da jeder Strahl eine besondere Frequenz besitzt, bringt er einige Eigenschaften mit. Durch das Vermischen der Strahlen entstehen immer wieder neue Frequenzen, die das menschliche Leben auf dem Planeten beeinflussen und verändern.

Es gibt bei jeder Evolution sogenannte Hierarchien – auch in unserer Galaxis gibt es solche. Jeder Planet hat seine energetischen Potenziale und spielt eine wichtige Rolle für das ganze Universum. Dieser Vorstellung entsprechend gibt es hochgestellte Planeten wie die Sonne oder den Jupiter. Energetisch am schwächsten stehen an der Seite der Erde der Mars und der Saturn, die Hilfe benötigen. So, wie auch jedes Wesen sich selbst zu heilen versucht, versucht sich auch unsere Galaxis selbst zu heilen. Die Galaxie versucht im Moment, durch neue Strahlen-Spritzen Anomalien zu beseitigen. Vieles wird dadurch im Moment auch auf der Erde verändert.

Die planetarische Hierarchie:

energiebedürftige Planeten   – Erde, Mars und Saturn
energiespendende Planeten   – Sonne, Venus, Pluto
energieverteilende Planeten   – Mond, Uranus, Neptun,
                              Merkur, Jupiter

Jeder Planet hat seine eigenen Energien, die miteinander im Matrix-Austausch stehen. Menschen empfangen diese Energien wie Antennen und gelangen dadurch in die Strahlebene eines oder mehrerer Planeten gleichzeitig. Durch diese Strahlen wird die Erde in eine ätherische Substanz verwandelt. Die Sonnenwinde werden stärker. Somit steigt die Radioaktivität auf der Erde. Das ist ein physischer Prozess. Die Atmosphäre der Erde verändert sich ebenfalls rasant – sehen Sie sich nur die Ozonlöcher an. Sie werden immer größer und filtern immer weniger Radioaktivität aus. Diese nimmt also zu, und auch die Sonnenflecken spielen eine große Rolle dabei. Die ultraviolette Strahlung kommt immer mehr auf die Erde. Somit verändert sich alles hier. Auch Ihre Aura verändert sich und dadurch Ihr Körper.

Fazit: Die Erde wird durch Strahlen in eine ätherische Substanz verwandelt.

Es gibt unzählige Theorien darüber, was dahinterstecken könnte. Stimmen einige davon? Es wird beispielsweise behauptet, dass der Mond nicht irdischen Ursprungs sei oder dass die Erde hohl wäre und sich dort das Leben abspielen sollte. Mich würde es nicht wundern, wenn ein Teil dieser Theorien stimmen würde. In Indien gibt es Höhlen, in denen seit Jahren Yogis sitzen und meditieren, ohne zu trinken und ohne zu essen. Sie beherrschen ein altes Wissen.

Jährlich werden neue Viren, Tierarten und Pflanzengattungen gefunden, die die Menschheit bis jetzt nicht kannte. Besonders im Meer werden die Neulinge entdeckt. Es gibt vieles, das wir ebenso wenig verstehen wie das Thema schwarze Löcher. Reisen in die Vergangenheit oder Zukunft sind keine Fantasie. Eine komische Situation, die mit dem Flug DS4 aus New York passierte, kennen viele aus der Presse. Diese Maschine flog am 2. Juli 1955 aus New York los und landete in Caracas am 9. Juni 1990. Das Bodenpersonal war entsetzt.

Eine andere Geschichte, die ebenso keine Erklärung gefunden hat, ist folgende: Bei der Arbeit an der Festung in Montreal (Kanada) fanden Spezialisten unter den Knochen von Soldaten aus dem 18. Jahrhundert ein Handy. Wie das Telefon zwei Meter unter die Erde gelangen konnte, blieb ungeklärt. Der »Boston Globe« berichtete über diesen Fund. Die plastische Hülle des Handys war korrodiert, was auf eine Verweildauer von 200 Jahren unter der Erde hinweist. Experten haben jedoch herausgefunden, dass das Handy 1998 hergestellt wurde.

In der Mongolei (Wüste Gobi) befindet sich einer der ältesten Friedhöfe der Dinosaurier. Bei einer Grabung fanden sich jedoch die versteinerten Knochen eines Menschen und Pferdes und Pfeile zum Schießen.

In Hongkong tauchte ein Junge auf der Straße auf, der komisch gekleidet war. Der Junge verstand die Sprache nicht. Nur ein Professor, der alte Sprachen verstand, konnte übersetzen. Der Junge sagte, er heiße Jung Li und sei der Sohn eines edlen Mannes, eines Imperators. Die Zeit schätze er auf das IX. Jahrhundert. Die Ana-

lyse der Stoffe bestätigte, dass sein Gewand tatsächlich in dieser
Zeit genäht wurde. Kurze Zeit danach verschwand der Junge. In
den Archiven fand man später in einem alten Manuskript eine
Geschichte, die über den Jungen berichtete. Der Junge verschwand
und tauchte ein Jahr später wieder auf. Er berichtete, er habe
große Vögel gesehen und hohe Häuser und sei in einer Schlange
(U-Bahn) gefahren. Sein Vater befahl daraufhin, den Sohn umzu-
bringen, da ein böser Geist in ihm wohne. Was für ein trauriges
Ende …

Die fortwährende Veränderung der Welt

Die Welt verändert sich jede Sekunde und »brennt« gerade buchstäblich unter unseren Füßen. Merken auch Sie die Veränderungen, die bereits auf der Erde stattfinden? Haben Sie vermehrt
Kopfdruck, Schmerzen, aktive und lebendige Träume, Albträume,
oder bekommen Sie oft elektrische Ladungen, wenn Sie etwas aus
Metall anfassen? Empfinden Sie in der letzten Zeit vermehrt
Kummer oder Groll? Oder haben Sie das Gefühl, Sie hängen
einfach in der Luft und nichts geschieht mehr? Dann sind auch Sie
an dem Prozess der neuen Zeit bereits beteiligt, ohne es zu wissen
oder es bis jetzt verstanden oder wahrgenommen zu haben.

Menschen brauchen Veränderungen, um weiterleben zu können. Es gibt jedoch kaum Menschen, die dazu bereit sind. Es gibt
wenige, die alles liegen lassen können, um beispielsweise sofort in
ein Kloster zu gehen. Es ist sehr schwer, alleine die Prozesse der
Veränderungen zu verstehen und sich selbst dadurch schmerzlos
zu transformieren. Wer sich damit auskennt, hat es leichter. Menschen müssen überleben, und dazu muss jeder etwas tun. Einiges,
was Sie durch meine Erfahrungen erkennen werden, verstehen
Sie vielleicht nicht sofort. Vieles braucht seine Zeit. Trotzdem

werden Sie positive Veränderungen an sich und Ihrer Umgebung bemerken. Sie werden den Sinn erfahren.

Das Leben eines Menschen verläuft nach naturkosmischen Gesetzen und spiegelt sich in vielen uns bekannten Systemen wider.

Menschen leben in der neuen Zeit, die 1991 angefangen hat. Genau am 21.3.1991 kamen die ersten »neuen« planetarischen Strahlen auf die Erde, die Menschen bis dahin nicht kannten. Wie schon erwähnt, sind die sogenannten »neuen Energien« nicht neu. Sie gab es schon immer. Jeder Planet des Sonnensystems hat eine Energie in sich, die auf die Erde geleitet wird. Bis 1991 war diese Energie nicht sehr stark. Heute, kurz vor dem Beginn des Wassermannzeitalters, kommen jede Woche verstärkte planetarische Energiestrahlen, die die Erde verändern, damit sie überlebt und sich überhaupt weiterentwickeln kann. Ohne diese Strahlen würde die Erde längst explodieren. Sie verändern sich dadurch auch und nehmen diese Strahlen automatisch auf. Sie verändern Ihr Denken und lassen Sie seelisch weiterentwickeln. Die Saturnstrahlen werden dabei immer schwächer und die Strahlen der Venus immer stärker. Das sogenannte »saturnianische« Denken (Sicherheitsdenken) wird hiermit durch das »venusianische« Denken (Herzensdenken) ersetzt. Was bedeutet das genau? Sie gehen vom platonischen Denken in das ätherische Denken über. Sie »erden« oder besser gesagt, Sie »nabeln« sich von der Erde ab. Man kann diesen Prozess als »energetische Mutation« bezeichnen, in der der Mensch aus seinem irdischen Bewusstsein in das ätherische Bewusstsein übergeht. Menschen haben keine Möglichkeit, diese Prozesse zu stoppen, können sich jedoch diesen Prozessen bewusst anpassen. Welche Prozesse genau ablaufen, versuche ich Ihnen zu erklären. Sie werden neue Dinge sehen, die Ihr Leben verändern.

Fazit: Die neue Energie ist eine kosmische Energie, zu der die Menschen in der Jetzt-Zeit den Zugang finden.

Diese Energieform ist das GÖTTLICHE LICHT. Auch schon in früheren Zeiten wurde dieses Energiefeld für die persönliche Weiterentwicklung und Transformation verwendet. Diese Energie konzentriert sich auf alle Chakren und die damit verbundenen Themen. So verstärkt sich dadurch auch das Vertrauen ins Leben und die Verbindung zu Mutter Erde.

Der Weg von der Jugend bis zum Alter ist sehr kurz und steinig. Vergessen Sie sich selbst nicht auf diesem Weg! Das sagte meine Oma Walja früher ihren Klienten. Wahre Worte! Wo geht die Menschheit heute hin? Sie geht zur nächsten Stufe der mehrdimensionalen Welt. Unsere Welt ist dreidimensional. Es gibt jedoch weitere vier Dimensionen im Universum. Menschen, die weitere Dimensionen durch die schamanische Reise oder Channeling kennen, wissen, wie diese aussehen. Oft rutschen sie im Traum in diese Dimensionen, ohne es zu ahnen, dann sprechen sie über wahre oder lebendige Träume. Die Grenze zwischen den Dimensionen verwischt immer mehr. Das spüren mittlerweile auch die Menschen, die nichts mit Spiritualität am Hut haben. Menschen müssen sich auf diese Dimensionen vorbereiten und versuchen, vom platonischen Bewusstsein in das mentale einzutreten.

Fazit: Ihr Bewusstsein verändert sich automatisch.

Die Noosphäre und die Biosphäre

Alles, was auf der Erde passiert, ist eine Projektion oder besser gesagt ein Hologramm aus der sogenannten *Noosphäre*. Als Noosphäre bezeichnet man eine kosmische geistige Substanz, eine energetische Materie, eine Ansammlung des Wissens oder der menschlichen Erfahrungen, in der die Menschheit zu einem Geist zusammenwächst.

Man kann diese Materie auch als Akasha-Chronik bezeichnen oder als Egregor (Energiewolke, die alle Heiler nutzen, um Energie zu übertragen). Also ist sie die Summe der geistigen Energien, die man sich als eine Riesenwolke vorstellen kann. Einige Wissenschaftler bezeichnen mit dem Wort Noosphäre eine kosmische Wolke, die sich durch die Erweiterung der Sinne rund um die Erde gelegt hat und als geistiges Gehirn für die Welt dient. Da Ihr Geist sich immer mehr erweitert, erweitert dies automatisch die Noosphäre. In der Noosphäre gibt es also immer eine fortwährende Veränderung. Andererseits kommen all die Ideen, die Sie haben, zu Ihnen aus dieser Sphäre. Sie projiziert somit wie ein Spiegel mehrere Impulse auf die Erdebene (Biosphäre). Aber auch in der Biosphäre werden verschiedene Impulse produziert. Diese entstehen durch Gedanken, Handlungen und wiederholte Laute (Worte). Diese Impulse werden von der Noosphäre aufgenommen.

Fazit: In der Biosphäre werden verschiedene Impulse aus der Noosphäre aufgenommen und umgekehrt.

Man spricht hier über einen Energieaustausch. Alle Ideen leben in der Noosphäre. Sie kommen zu Ihnen durch verschiedene Kanäle, z. B. durch Religionen oder Lehren. Alles, was auf die Erde kommt, kommt als Spiegelung aus der Noosphäre.

Menschen bekommen viele Impulse, vor allem aus der Bio- und Noosphäre. Noosphären-Impulse werden von uns zu Biosphären-Impulsen verdichtet. Sie bekommen eine Idee und versuchen, diese umzusetzen und somit fassbar zu machen.

Es gibt Ideen, die man durch Worte nicht vermitteln kann, so fängt man zu malen an oder zu musizieren. Wenn man die Impulse nicht im Gehirn behalten kann, macht man es eben durch die Hände. Die Noosphäre ist die Schicht des Wissens im Kosmos. Sie sieht wie ein Kuchen aus und ist aus mehreren Schichten aufgebaut. Einer alten russischen Lehre zufolge gibt es dort viele verschiedene Energien. Man kann jede dieser Energien empfangen, indem man sich mit einem Thema beschäftigt. Sie wollen z. B. wissen, wie Pflanzen funktionieren, also fährt Ihre Antenne aus, und Sie empfangen aus der Natur-Schicht der Noosphäre die Informationen über Pflanzen. Oder Sie möchten erfahren, wie Magie funktioniert, also empfängt die andere Antenne das Wissen über Magie aus der Noosphäre. Ihre Seele kann Informationen aus allen Noosphäre-Schichten empfangen.

Da eine Welle ähnliche Wellen anzieht, wie aus der Physik bekannt ist, ziehen Ihre Wellen die ähnlichen Wellen aus der Noosphäre an und verstärken sich dadurch. Energien zu empfangen ist leicht, es geht heutzutage immer schneller. Der Kosmos kennt die menschlichen Probleme, nur sind einige davon keine kosmischen, sondern irdische. Je weniger ein Mensch in der physischen Materie umsetzt, desto kosmischer verhält er sich. Wollen Sie ein kosmischer Mensch werden, dann müssen Sie auch lernen, kosmisch zu denken.

In der Noosphäre lebt Ihr Kopf. In der Biosphäre lebt Ihr Restkörper. Der Hals ist in der Mitte. Folgende Übung wird Ihnen helfen, beide Sphären einander anzugleichen: Reiben Sie beide Hände. Mit der rechten Hand können Sie die Zeit korrigieren. Machen Sie mit der rechten Hand eine Liegende-Acht-Bewegung drei Mal nacheinander. Mit der linken Hand korrigieren Sie den Raum. Machen Sie mit der linken Hand eine Liegende-Acht-Bewegung drei Mal nacheinander, fertig.

Fazit: In der Noosphäre lebt Ihr Kopf. In der Biosphäre lebt Ihr Restkörper. Der Hals verbindet beide.

Das Magnetfeld der Erde

Letztendlich gehört auch das Magnetfeld der Erde zu den energetischen Gewürzen in der Energiesuppe. Sie wissen aus der Schule, was das Magnetfeld der Erde ist. Seinetwegen können Sie laufen und fliegen nicht von der Erdoberfläche weg. Sie sind daran gewöhnt und denken eher selten daran, was passieren würde, wenn das Magnetfeld nicht mehr da wäre. Denken Sie nach: Der Körper reagiert auf Magnetfeldveränderungen, weil Sie Eisen im Blut und auch die Magnetitkristalle im Gehirn haben. Also spielt auch diese Kraft eine enorme Rolle in Ihrem Leben.

Schon nach dem Untergang von Atlantis erhielt die Erde ein neues Magnetgitter. Heute verändern sich das Magnetfeld und der Mensch immer weiter. Das Gehirn ist zu einer Empfangsantenne für die Energien und Informationen aus dem Kosmos geworden. Wissenschaftlich gesichert ist, dass das Erdmagnetfeld abnimmt. Genauso sicher ist, dass alle Lebewesen direkt vom magnetischen Hauptfeld der Erde abhängig sind. Auch der Mond spielt eine enorme Rolle durch die Gravitationsgesetze. Außerdem gibt es den sogenannten kosmischen Magneten. Dieser wirkt ebenfalls auf die Erde. Würden diese magnetischen Kräfte fehlen, hätten Lebewesen Schwierigkeiten zu überleben. Russische Wissenschaftler haben bei Astronauten festgestellt, dass sie ohne die Wirkung des Magnetfeldes nach kurzer Zeit körperliche und geistige Probleme bekamen.

Wie oben erwähnt, besitzen Sie im Gehirn kleinste magnetische Partikel (Magnetit). Sie reagieren daher auf das Magnetfeld. Eine Schwankung oder die Abschwächung dieses Feldes kann beim Menschen Stress erzeugen. Auf der Erde gibt es unterschiedlich starke Magnetfelder, die mit einem Hauptfeld verbunden sind. So ist das Magnetfeld der Erde am Äquator schwächer als überall sonst auf der Welt. Einige der deutlichsten Veränderungen des Magnetfeldes zeigen sich in starken Schwankungen der Stimmungslage und Hyperaktivität, besonders bei Kindern. Wissenschaftler vermuten, dass sogar der Hormonhaushalt von diesen Feldern abhängig ist. Alternative Geophysiker sagen, dass überall dort, wo die Magnetfelder noch stark sind, das Bewusstsein der Menschen in alten Strukturen verhaftet ist. Das bedeutet, man ist den Neuerungen gegenüber wenig aufgeschlossen. Das Festhalten an der Materie oder überlieferten Dogmen ist sehr zäh. Ich merke diese Tatsache auch in meinen Seminaren. 80 Prozent der Schüler kommen aus den südlich gelegenen Bundesländern.

Im Uralgebirge ist das gemessene Magnetfeld noch sehr intensiv. Das Gegenteil ist entlang der Westküste Amerikas zu messen. Dort herrscht ein relativ schwaches Magnetfeld. Also, ein schwaches Magnetfeld erzeugt seelische Veränderungen, Leichtigkeit und höheres Bewusstsein bzw. Erfindungsgeist. Vergleicht man z. B. die Ostküste der USA mit der Westküste, überwiegen im Osten die konservativen und festgefahrenen Strukturen, während im Westen der Fortschritt viel schneller vonstattengeht.

Die Wissenschaft sagt, dass das Magnetfeld der Erde sich innerhalb von zirka 1000 Jahren einmal rund um den Globus bewegt, sodass jeder Teil der Erde einmal zu einem starken bzw. schwächeren Magnetfeld kommt. Zusätzlich polt sich das Magnetfeld in gewissen Zeiträumen um. Wie die genaue Wirkung einer Umpolung des Magnetfeldes auf die Lebewesen ausfällt, lässt sich nicht vorhersagen, weil die letzte Umpolung vor zirka 750.000 Jahren stattgefunden hat. Die nächste Umpolung kann heute oder morgen stattfinden. Die Abschwächung des Magnetfeldes ist jedenfalls ein sicheres Anzeichen dafür, dass eine Umpolung bevorsteht.

Einige Wissenschaftler vermuten auch, dass ein stabiles Magnetfeld nach dem Wechsel der Pole erst nach 2000 Jahren entstehen wird. Sicher ist, dass nach einer Umpolung eine völlig neue Situation auf der Erde vorzufinden ist. Menschen merken schon heute aufgrund des schwächeren Erdmagnetfeldes, dass sie anders sind als noch vor Jahren. Wer mit einem Pendel oder einer Einhandrute arbeitet, wird spüren, dass die Empfindungen immer stärker werden. Haben Sie von der sogenannten Schumann-Resonanz gehört? Grundlage ist die Schwingung zwischen der Oberfläche der Erde und der Ionosphäre, die sich wie eine Hülle um die Erde legt. Die grundsätzliche Frequenz sollte der Zeit entsprechen, die die elektromagnetische Strahlung braucht, um einmal ganz um die Ionosphäre zu wandern. Diese Frequenz hat einen bisherigen Wert von zirka 7,8 Hertz. Der menschliche Organismus (das menschliche Gehirn) liegt auf der gleichen Schwingung. Daraus lässt sich schließen, dass Menschen auf diese spezielle Schwingung reagieren. Erhöht sich diese Frequenz, macht sich das beim Menschen bemerkbar: in seinem Tun, in seinem Bewusstsein und in seinen Gefühlen.

Am Äquator ist das Magnetfeld schwächer. Dadurch sind die Magnet-Wellenlängen länger. Nehmen wir an, Sie sind im Urlaub in der Karibik. Was tun Sie dort? Zuerst entspannen Sie sich. Sie legen sich hin und versuchen abzuschalten, die Zeit zerfließt. Schon nach ein paar Tagen merken Sie, dass Sie immer mehr »schweben«. Das erlebe ich bei jeder meiner Reisen in die Dominikanische Republik bei meinen Schülern. Immer wieder entspannen sich meine Schüler dort und werden zu schwebenden Wesen. So können sie das spirituelle Wissen leichter annehmen. Dies beobachte ich seit fast zehn Jahren, denn jedes Jahr biete ich ein Karibik-Seminar an.

Je näher die Organe des Körpers der Erde sind, desto mehr wirkt das Magnetfeld auf diese Organe und desto mehr empfangen sie elektromagnetische Strahlen der Erde. So steigt in der Karibik auch das sexuelle Verlangen. Der Kopf ist weit vom Boden entfernt. Durch ein schwaches Magnetfeld kann der Kopf dort leichter abschalten, und man nimmt einige spirituelle Weisheiten leichter an als sonst.

Wissenswertes

Fit, aktiv, vital und energievoll zu sein und sich wohl in der eigenen Haut fühlen, das ist das Motto, nach dem ich lebe und mein Wissen weitergebe, damit Menschen sich auch voller Energie fühlen. Außer den oben beschriebenen Energien gibt es noch einige weitere aus Ihrem Alltag. Es mag komisch für Sie klingen, wenn Sie z. B. das Wort Magie hören, doch es gibt sie auch heute noch. Magie ist nichts anderes als programmierte Energie. Durch energetische Beeinflussung kommt es zu vielen Erkrankungen des Leibes und der Seele. Mögliche Reaktionen eines solchen Einflusses können folgende sein:

- Müdigkeit
- Bluthochdruck
- Kopfschmerzen
- Gliederschmerzen
- Herzbeschwerden
- Schwitzen
- Augenleiden
- Pech
- mehrere Lebensbereiche sind wie »abgeblockt« usw.

Es gibt vier verschiedene energetische Beeinflussungen:

- Vergucken
- Verfluchen

- schwarze Magie oder »Portscha«
- Liebesrituale

All diese energetischen, informativen, programmierten Beeinflussungen haben etwas Gemeinsames: Bei allen wird Energie mit Information verbunden. Alle Beeinflussungen werden bewusst ausgeübt. Alle vier entstehen durch Emotionen und Gedanken, und letztendlich verändern alle vier Beeinflussungen das Schicksal des Betroffenen enorm.

Die vier Beeinflussungen haben jedoch auch Unterschiede, die man kennen muss:

Das Vergucken ist eine Beeinflussung, die nur einen Lebensbereich betrifft. Es geht meistens um etwas Kleines. Jemand ist zum Beispiel neidisch auf Ihre Schönheit, und Sie bekommen dadurch Pickel. Das Vergucken ist immer konkret. Die Wirkung geht über Monate, jedoch nie über Jahre hinweg. Die Ursache der kurzen Wirkung ist die eigene Energetik, die wie das Immunsystem wirkt und alle kleinen »Fremdlinge« bekämpft. Vergucken ist kaum in der Lage, körperlich schwer zu schaden. Achten Sie jedoch auf Neider, sie sind diejenigen, die Sie vergucken können. Aber auch Sie selbst sind in der Lage, sich selbst vor einem Spiegel zu vergucken. Wenn Sie zum Beispiel vor einem Spiegel stehen und sich kritisieren. Der Spiegel nimmt diese Informationen auf und ist in der Lage, sie zurückzuprojizieren.

Das Verfluchen ist eine Beeinflussung, die nur einen Lebensbereich betrifft. Die Beeinflussung erfolgt konkret auf ein bestimmtes Thema mit dem Ziel, etwas Bestimmtes im Leben zu zerstören. Ein Beispiel: Ein Kollege beneidet Sie, weil Sie viel verdienen. Er verflucht Sie, und prompt haben Sie permanent Geldverluste. Oder Sie haben eine intakte Familie, und jemand verflucht Sie. Ab sofort herrschen Streit und Trennung, man ist wie ausgewechselt. Zeitlich gesehen kann das Verfluchen über Jahrzehnte gehen. Beim Verfluchen wird die Zeit jedoch festgelegt. Noch ein Beispiel: Sie haben sich Geld geliehen und es nicht zurückgegeben. Der Verleiher verflucht Sie und sagt, Sie werden erkranken, bis Sie das Geld zurückgebracht haben. Verfluchen ist die stärkste Beeinflussung, weil es die gesamte Kraft auf einen bestimmten Bereich konzentriert. Das Verfluchen ist in der Lage, körperlich zu schaden. Die schlimmste Verfluchung ist die, die in einer Familie ausgesprochen wird, z. B. wenn eine Mutter ihr Kind verflucht.

Die sogenannte schwarze Magie oder Portscha, wie man sie in Russland nennt, ist eine Beeinflussung, die mehrere Lebensbereiche betrifft. So nennt man den Beeinflussten einen »Pechvogel«. Da aber die Energie auf mehrere Lebensbereiche verstreut ist, ist diese Beeinflussung nicht lebensgefährlich. Nichts läuft so, wie man es will, das Leben geht aber irgendwie weiter. Zeitlich gesehen kann so eine Beeinflussung über Jahre hinaus wirken, auch das ganze Leben lang. Die Kraft der Magie ist stark, jedoch nicht so stark wie das Verfluchen. Magie ist jedoch in der Lage, körperlich zu schaden.

Die Liebesmagie ist auch kein Spiel. Man kann sie mit dem Verfluchen vergleichen. Wenn die Liebesmagie gegen den Willen der betroffenen Person geschieht, kann diese Energie bei einer Reinigung auf den Magier zurückschlagen. Zeitlich werden keine Grenzen der Wirkung festgelegt, sie vergeht jedoch oft von allein. Liebesmagie ist nicht in der Lage, körperlich zu schaden, dafür aber psychisch. Jeder ist für sich und sein Karma selbst verantwortlich. So sollte jeder selbst entscheiden, ob er zur Magie greift. Dies habe ich in meinem Buch »Liebesmagie« bereits vor Jahren beschrieben. Eine gewisse Ethik gehört selbstverständlich immer dazu.

Wie unterscheiden sich die Symptome?

Körperliche Leiden
Liebesmagie und Vergucken sind nicht in der Lage, schwere körperliche Leiden hervorzurufen. Magie und Verfluchen schaden dagegen schnell. Die Erkrankung kommt meistens unerwartet und rasch. Medikamente zeigen keine Wirkung.

Die Psyche
Alle vier Beeinflussungen wirken zuerst auf die Psyche. Magie (Portscha) und Verfluchen können zudem sogar suizidale Gedanken wecken.

Kraftlosigkeit
Beim Vergucken und bei Liebesmagie ist man kraftlos, ohne dass man viel Stress hat oder Alltagsbelastungen ausgesetzt wird. Diese Kraftlosigkeit ist meistens dauerhaft und in der Seele verankert. Bei den anderen Beeinflussungen ist dies nicht der Fall, denn hier ist eher der Körper betroffen.

Schmerzen etc.
Blutdruckprobleme, Schmerzen und Übelkeit können nur auf Verfluchen oder Magie hindeuten. Die Liebesmagie ist nicht in der Lage, körperlich zu wirken.

Schlaflosigkeit
Beim Verfluchen gibt es keine Schlaflosigkeit, bei anderen Beeinflussungen tritt sie meistens auf.

Finanzen
Bei schwarzer Magie und Verfluchen verschlechtert sich meistens die finanzielle Lage.

Pechsträhnen

Beim Vergucken gibt es nur ein paar Pech-Themen. Bei der Magie gibt es mehrere Pechsträhnen, die meistens nacheinander kommen. Bei der Liebesmagie gibt es keine Pechsträhnen.

Reaktion der Tiere

Tiere, besonders Katzen, reagieren schnell auf Negatives. So zeigen sie ihre Reaktion bei allen vier Beeinflussungen. Nicht umsonst gehörten früher Katzen zu den Hexen.

Auradichte

Bei der Magie wird die Aura zerrissen oder schwammig. Beim Verfluchen hat man im Aurafeld eine Art Geschwulst der negativen Energien. Bei der Liebesmagie und beim Vergucken bleibt die Aura unverändert, dafür ist das Herzchakra betroffen.

Fazit: Jeder ist in der Lage, sich energetisch zu schützen. Egal, welche Zutaten der Energiesuppe Ihre Energieimmunität stören, kann man geistig entgegenwirken.

Genau mit diesem Thema werden wir uns jetzt beschäftigen.

Kapitel 5

Ursachenerkennung – Reinigung – Heilung – Aufnahme der Neuenergie – Fixierung und Schutz der Energie: Alles der Reihe nach!

Was passiert bei der Energie-Heilung?

Wenn Sie Erfahrung mit dem Thema geistiges Heilen haben oder selbst eine Heilerin oder ein Heiler sind, wissen Sie, dass alles im Geist geschieht und dadurch möglich ist. Die Geistheilung ersetzt nicht den Arzt, sondern ist begleitend zur Schulmedizin einzusetzen. Die Geistheilung ermöglicht, die Energie zu reinigen und zu dosieren.

Bei meiner Technik geht es darum, den Geist anzuregen, damit die Seele wieder mit ihm und dem Körper kommunizieren kann. Die Heilung geschieht energetisch und gedanklich sowie durch verschiedene Heilvorgänge, bei denen man den Klienten mit oder ohne Körperkontakt behandelt. Bei dieser Heilung werden auch Gebete, Besprechungen, Handauflegen und universelle Energien eingesetzt. Außerdem achte ich darauf, Energien auch in den Lebensräumen auszugleichen, denn die Umgebung spielt bei der Genesung eine entscheidende Rolle. Sie als Heiler übertragen dem Menschen, sich selbst, dem Tier oder auch der Pflanze auf spiritueller Ebene den Impuls, sich selbst zu heilen. Es wird also die Selbstheilungskraft aktiviert und die Zellteilung wiederhergestellt.

Ein Kind hat die siebenfache Zellteilung eines Erwachsenen. Seine Schaltstellen sind stets offen. Man kann jedoch auch bei erwachsenen Menschen die Zellteilung anregen, sodass der Alterungsprozess abgebremst und die Widerstandskraft gegen verschiedene Erkrankungen gestärkt wird. Auch die Schaltstellen können wieder aktiviert und geheilt werden. Da alles miteinander zusammenhängt, bringt dies eine ganzheitliche Erneuerung sowie Blockadenlösung im Gewebe und in den Organen und auch in den Meridianen (Energiebahnen) und der Seele.

Fazit: Grundlage des Heilens ist das Wissen um Energiekörper, Energiefelder, Aura und die Anwendung der Energietechniken.

Bei meiner Methode werden der physische sowie der seelische Körper gereinigt und wiederhergestellt. Für mich als Heiler ist die »verschmutzte« Energie genauso real, wie für einen Arzt Bakterien real sind. Diese negative Energie muss beseitigt und anschließend neue, reine Lebensenergie in die betroffenen Bereiche gelenkt werden. Der Heiler ist dabei lediglich gleichzeitig ein Reiniger und Kanal, durch den die heilende Energie fließt. Insbesondere in Ländern, wo Schulmedizin teuer oder nicht verfügbar ist, kann die energetische Heilung große Hilfe leisten. Nicht zufällig ist Geistheilung in Russland, aber auch in Afrika sehr beliebt. Wichtig dabei sind auch die Mitarbeit des Klienten und sein Wille, gesund zu werden.

Meine Technik basiert auf mehreren Punkten, unter anderem:

- Ursachenerkennung
- Reinigung
- Heilung
- Aufnahme der Neuenergie
- Fixierung und Schutz der Energie

In Bereichen, in denen eine Energiestauung vorliegt, wird die gestaute Materie zuerst entfernt. Das Wesentliche ist die Reinigung und Auflösung der Stauung. Erst dann erfolgt die Heilung und Übertragung frischer Energie. In Bereichen, in denen ein Mangel herrscht, wird eine Energetisierung vorgenommen. Somit werden blockierte Meridiane gereinigt und die betroffenen Schaltstellen neu aufgeladen. Wenn die Energie mangelhaft war, wird diese ergänzt. Dabei soll der Heiler nicht einmal wissen oder erkennen müssen, ob der Klient an einer Stauung oder an einem Mangel an Energie leidet. Die Energie arbeitet autonom und weiß, was sie zu tun hat.

Die Ursachen erkennen, ist der erste Schritt zur Heilung.

Was machen Sie, wenn beim Autofahren die Ölstandlampe anfängt zu blinken? Man hat hier zwei Möglichkeiten: das Öl nachzufüllen und ruhig weiterzufahren oder die Lampe auszuschalten. Doch kommt man durch das Ausschalten der Lampe weiter? Eher nicht, man bleibt bestimmt bald irgendwo auf der Straße stehen. So greift man lieber zur Ölflasche und gießt das Öl nach, nicht wahr? Im Leben verhalten sich viele Menschen jedoch oft nach dem »Lampe-ausschalten-Prinzip«, sogar öfter, als sie es selbst denken, besonders wenn es um ihre Gesundheit geht. Mehrere Beispiele verdeutlichen dies: Bei Hautirritationen schmieren sie sich mit Cortison ein, bei hohem Blutdruck schlucken sie fortwährend Tabletten, und bei Kopfschmerzen nehmen sie Blutverdünnungsmittel ein. Muss es so weit kommen und hilft das tatsächlich? Viele ignorieren die Ursachen, werfen Medikamente ein und denken, dass sie gesund werden. Im Endeffekt haben sie aber weiterhin ihre Probleme. Gehören Sie auch zu diesen Menschen und sagen jetzt: »Was sollte ich denn anderes tun?« Sie sollten die Ursachen finden und sich zuerst reinigen, sei es eine seelische oder körperliche Reinigung, das ist beides wichtig. So arbeiten russische Heiler nach folgendem Prinzip: Bevor etwas geheilt werden kann, sucht man nach den Ursachen. Dann reinigt man diese, denn es muss zuerst neuer Platz geschaffen werden, um Heilung geschehen zu lassen.

Fazit: Bevor etwas geheilt werden kann, muss eine Reinigung der Ursachen der Erkrankung stattfinden.

Denn Krankheit ist, aus Sicht der Selbstheilung, das verlorene Gleichgewicht zwischen Körper, Geist und Seele. Haben Sie schon einmal überlegt, was der Volksmund sagt? Kennen Sie Sätze wie »Mach dir keinen Kopf« oder »Mir läuft die Galle über«? All diese Ausdrücke haben eine Information in sich. Vom Kopf machen gibt es Kopfschmerzen, der Kopf platzt, weil er voll mit Gedanken ist. Und die Galle meldet sich, wenn Sie Wut oder Groll nicht loslassen können und sich über jemanden ärgern. Gehen Sie ein Stückchen weiter. Augenleiden, was kann dahinterstecken? Etwas nicht sehen wollen, Wut, kein Gleichgewicht, Verstimmung und Verwirrung, das sind die Probleme der seelischen Ebene. Und wenn Ihnen Ihre Knie wehtun, haben Sie sich womöglich vor etwas oder jemandem hinknien müssen. Zudem liegt das Knie auf dem Meridian der Niere und hat mit der Liebe und mit Ihren Eltern zu tun. Bandscheiben melden sich, wenn man zu viel auf den Schultern trägt, und der Darm, wenn man etwas nicht verdaut hat oder sich selbst im Leben etwas nicht gönnt oder sogar verbietet. Diese Liste kann unendlich fortgesetzt werden. Überlegen Sie sich die Punkte, die Ihre Leiden angehen.

Schreiben Sie Ihre Leiden hier auf:

_____

_____

Reinigen Sie die entsprechenden Ursachen durch deren Wahrnehmung. Stellen Sie sich jetzt vor, dass all das, was Sie aufgeschrieben haben, verschwindet.

Die Reinigung aller Ebenen ist der zweite Schritt zur Heilung.

Diese geschieht über Ihre Vorstellung und Reinigung durch Kräuter. Jeder Mensch kann mit der Vorstellungskraft arbeiten, auch Sie. Versuchen Sie es einmal. Zu dieser Methode habe ich mich in meinem Buch »Das geheime Wissen« vor einigen Jahren schon geäußert. Es gibt jedoch auch eine weitere Art von Übung: Konzentrieren Sie sich auf Ihre Schwachstellen und lassen Sie in Ihren Gedanken eine Heilung geschehen. Sprechen Sie mit der Erkrankung Klartext. Sagen Sie ihr, dass Sie gegen sie nichts haben und dass sie Sie in Ruhe lassen muss und Sie nicht weiter zerstören darf. Machen Sie der Erkrankung klar, dass sie mit untergeht, wenn sie Sie zerstört.

Nun kann endlich die Heilung erfolgen. Dazu finden Sie im Buch einige Heilvorgänge. Nach der Heilung sollte man alle Körper (Körper, Geist und Seele) mit frischer Energie versorgen. Die Aufnahme der Neuenergie ist essenziell. Dazu eignet sich die Energieprogrammierung. Die Energie fixieren und Schutz herstellen sind der letzte Schritt. Er ist sehr wichtig. Diesen Schutz können Sie durch das universelle Licht und weitere Vorgänge erlangen.

Liebe Leser, trauen Sie sich an diese Materie! Sie werden erstaunt sein, wie leicht die Energiearbeit funktioniert.

Fazit: Krankheit ist aus meiner Sicht das verlorene Gleichgewicht zwischen Körper, Geist und Seele. Deshalb basiert meine Methode auf mehreren Schritten: Zuerst die Ursachen erkennen, dann alle Ebenen reinigen, um erst danach mit der Heilung zu beginnen. Nach der Heilung neue Energie aufnehmen, sie fixieren und einen Schutz aktivieren.

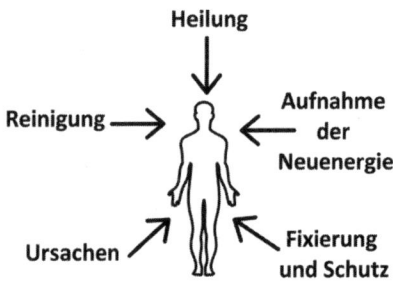

Die Ursachen erkennen

Die Ursachen zu erkennen, ist die wichtigste Aufgabe des Heilers. Es bringt nicht viel, etwas zu unternehmen, ohne die Ursache von Beschwerden erkannt zu haben. Wenn Sie wissen, wo die Ursachen liegen (über 90 Prozent der Ursachen liegen meiner Meinung nach in der Seele), kann eine Reinigung durchgeführt werden. Dadurch kommt es zur energetischen Heilung und zur Zufuhr frischer, neuer Energie.

Danach werden die eigenen Heilkräfte aktiviert und neue Energien zugeführt, was eine komplette Genesung hervorrufen kann. Meine Methode ist eine alt-neue Methode, die u. a. von Schamanen und Priestern russischer Völker mit großem Erfolg angewendet wird. Diese Form der Heilung kommt ohne Medikamente aus und hat das Ziel, die Selbstheilungskräfte durch verschiedene Vorgänge zu aktivieren. Ich gebe hier nur einige Beispiele dieser Vorgänge, um Ihr Denken anzuregen.

Wenn man auf Volksweisheiten oder Redewendungen hört, erkennt man genügend Ursachen. Sie sagen beispielsweise: »Ich habe die Schnauze voll.« Wenn Sie die Schnauze voll haben, kann es vorkommen, dass das Immunsystem nachlässt und Sie eine Allergie bekommen. Denn auch Ihr Immunsystem hat die Schnauze voll. Wenn Sie sich ärgern, sagen Sie: »Das schlägt mir auf den Magen.« Kennen Sie Menschen, die Rückenschmerzen haben? Diese sagen oft: »Ich halte diese Last einfach nicht mehr

aus« oder »Das geht mir auf den Geist«. Menschen, die Kommu-
nikationsprobleme haben, sagen wiederum oft »Es steckt mir im
Hals«, und sie bekommen oft Halsprobleme oder Schilddrüsener-
krankungen. Überdenken Sie Ihre Erkrankungsursachen und versuchen Sie, auch Ihre seelischen Signale zu erkennen. Warum werden Menschen krank? Versuchen Sie, Ihre eigenen Leiden oder die
Leiden Ihrer Klienten zu verstehen. Hier noch ein paar Beispiele:

Abszess: Etwas ist angesammelt, nicht nur Eiter. Abszesse und
Pickel haben eine Verbindung zum Stress. Wenn man verletzt ist,
verpickelt man eben.

Afterprobleme und Verstopfungen: Man kann nicht loslassen. Man
hält die Backen zusammen.

Akne und Hautprobleme im Gesicht: Diese kommen durch unzu-
friedene Menschen in Ihrer Umgebung, aber auch, wenn man sich
selbst nicht annimmt. Man sagt auch: »Es steht mir im Gesicht.«

Alkoholismus: Hier sind die Ursachen verschieden: Einsamkeit,
keine Lebensfreude oder Groll, aber auch alte karmische Muster.
Man sagt hier: »Ich ertränke meine Sorgen.«

Allergie: Diese hängt nicht nur mit Pollen oder Lebensmitteln
zusammen, sondern kann durch eine Stauung der Emotionen
oder Schuldgefühle hervorgerufen werden. Man sagt: »Ich reagiere
allergisch auf eine Person.«

Alzheimer: Diese Erkrankung beginnt im Gehirn, und das Gehirn
hat immer mit der Umwelt zu tun. Versteht man diese Umwelt
nicht, versucht sich das Gehirn abzukapseln. Man sagt auch: »Aus
den Augen, aus dem Sinn.«

Angst: Diese kann viele Gesichter haben. Etwas nicht annehmen, wütend sein oder eine Beleidigung, die nicht nachgelassen hat, all das kann Ängste hervorrufen. Hier sagt man oft: »Angst hat große Augen.«

Arthritis, Arthrose, Rheuma: All diese Krankheitsbilder bedeuten eins – Liebe nicht empfangen zu können, nicht gehen wollen, keine Entwicklung erleben wollen, zu viel Selbstkritik, beleidigt sein oder Wut zu haben. Man sagt: »Es geht mir an die Knochen.«

Augenleiden: Diese tauchen auf, wenn man etwas nicht sehen will. Die Augen sind das Fenster zur Seele. Daher haben all diese Beschwerden meistens mit der Seele, Angst oder Rache zu tun. Man sagt u. a. auch: »Auge um Auge.«

Bandscheibenvorfälle: Diese haben mit Überarbeitung, aber auch mit Hilflosigkeit zu tun. Sie können auch karmisch sein, wenn man etwas nicht loslässt. Man »trägt sozusagen sein Kreuz«.

Blase: Was macht die Blase gewöhnlich? Sie lässt Wasser los. Woher kommen Blasenbeschwerden? Hier liegt das Thema Loslassen zugrunde. Es heißt auch: »Wenn die Seele auf die Blase drückt.«

Bronchitis oder Asthma: Beide Krankheitsbilder haben mit Streit in der Familie oder in Freundschaftskreisen zu tun. Man sagt: »Mir bleibt keine Luft zum Atmen.«

Chronische Beschwerden: Man will sich nicht ändern, daher bekommt man oft diese Beschwerden. Hier liegen alte Muster zugrunde.

Entzündungen: Wut und Angst ist gleich Entzündung. Ja, man entzündet Feuer, und es brennt. So ist es auch im Körper. Wenn Sie jemand psychisch anzündet, wird Ihnen warm ohne Ende!

Gallensteine: Diese hängen oft mit der eigenen Verbitterung zusammen. Irgendwann ist man voll davon. Man sagt: »Die Galle kommt hoch.«

Gicht: Sie hat mit Wut und Dominanz zu tun. Man sagt: »Die Glieder sind starr vor Schreck.«

Hand- und Fußprobleme: Man will etwas nicht anpacken oder loslassen. Und bei Fußproblemen läuft man in die falsche Richtung oder bewegt sich nicht genug. Man sagt nicht umsonst: »Ich trete auf der Stelle« oder »Ich kann mich nicht vom Fleck bewegen!«

Kniebeschwerden: Woher kommen sie? Sich hinknien, unterordnen, aber auch Angst haben, das sind die Ursachen in 80 Prozent der Fälle. Stehen Sie auf! Man sagt hier: »Der Schreck fährt mir in die Glieder.«

Krebs: Er hat mehrere Gesichter. Tiefe Wunden, andauerndes Gefühl von Wut oder ständige Beleidigungen, Kummer und selbstzerstörerische Gedanken, Flüche, etwas sich selbst zu verbieten, Verletzungen, Groll. All diese Ursachen können vorliegen.

Übergewicht: Es hat meistens mit Angst, nicht angenommen zu werden, zu tun. Man sucht Schutz und baut sich einen Schutzschild auf. Man spricht auch von »zu dick aufgetragen«.

Fazit: Suchen Sie nach Ursachen und analysieren Sie Ihre Erkrankungen!

Test: Wie sind Sie?

Können Sie sich richtig einschätzen? Durch diesen Test werden Sie es können! Selbsterkenntnis ist sehr wichtig für jeden, der mit sich im Einklang leben will. So erkennt man viele Krankheitsursachen viel leichter. Authentische Menschen haben immer mehr Erfolg und mehr Gesundheit als andere! Schauen Sie, wo es bei Ihnen zwickt. Beantworten Sie die folgenden Fragen. Kreuzen Sie einfach die Antworten an, die auf Sie Ihrer Meinung nach zutreffen. Seien Sie dabei ehrlich zu sich selbst. Wählen Sie zwischen A-, B- oder C-Antworten.

Sie werden 60 und wollen das Jubiläum feiern. Wer soll Sie an diesem Tag besuchen?
- ☐ A Freunde
- ☐ B Familienmitglieder
- ☐ C Kollegen

Wenn Sie sich mit Freunden treffen, haben Sie
- ☐ A einen netten Abend
- ☐ B eine fette Party
- ☐ C nichts Besonderes

Welche dieser Eigenschaften besitzen Sie?
- ☐ A locker
- ☐ B individuell
- ☐ C kontrolliert

Wie fühlen Sie sich gerade?
- ☐ A ausgelaugt
- ☐ B zurückgehalten
- ☐ C wie immer

Wenn Sie Lebensfragen beantworten müssen, dann
- ☐ A schieben Sie sie weg
- ☐ B stellen Sie sich die Frage: »Warum bin ich da?«
- ☐ C glaube ich an meine Stärke

Was bringt Sie aus dem Gleichgewicht?
- ☐ A dass ich versage
- ☐ B dass meine Freunde mich verleugnen
- ☐ C dass ich bei Fremden nicht gut ankomme

Wenn Sie nach der Arbeit feiern gehen, dann
- ☐ A machen Sie sich frisch
- ☐ B gehen Sie einfach so hin, wie Sie sind
- ☐ C fahren Sie zuerst nach Hause, um sich umzuziehen

Welcher Gedanke könnte von Ihnen stammen?
- ☐ A Ich habe keine Probleme, Menschen anzusprechen.
- ☐ B Das Leben ist ein interessantes Spiel.
- ☐ C Ich bin der König der Situation.

Wenn Sie ein übersinnliches Phänomen erleben, dann
- ☐ A würde ich zweifeln
- ☐ B würde ich staunen
- ☐ C würde ich etwas anderes denken

Haben Sie ab und zu Probleme mit Ihren Mitmenschen?
- ☐ A oft
- ☐ B gelegentlich
- ☐ C nie

Welche Aussage nach dem Wochenende kommt Ihnen am nächsten?
- ☐ A Es war himmlisch.
- ☐ B Ich habe mich erholen können.
- ☐ C Ich habe gearbeitet.

Was schätzen Sie an Ihrem Partner oder Wunschpartner?
- ☐ A Empathie
- ☐ B Bereitschaft zu helfen
- ☐ C Charme

Stellen Sie sich vor, Sie sind in der Partnerschaft fremdgegangen. Was fühlen Sie?
- ☐ A ist mir egal
- ☐ B ich habe ein schlechtes Gewissen
- ☐ C er weiß es ja nicht

Klassentreffen ist
- ☐ A o.k.
- ☐ B eine super Sache
- ☐ C nichts für mich

Wenn Sie Bergwandern gehen, was denken Sie?
- ☐ A es schreckt mich ab
- ☐ B ich finde es entspannend
- ☐ C ich will nach Hause

Sie verspäten sich zu einem Treffen. Was tun Sie?
- ☐ A Ich rufe an und sage, ich werde später kommen.
- ☐ B Ich versuche mich zu beeilen.
- ☐ C Ich werde mich nicht hetzen.

Wie weit spielen die folgenden Begriffe in Ihrem Leben eine Rolle?
Suchen Sie den wichtigsten aus:
☐ A locker bleiben, egal was passiert
☐ B gelobt werden ist eine Motivation
☐ C ich bin bei mir

Wie sehr spielen die folgenden Aussagen in Ihrem Leben eine
Rolle? Suchen Sie eine aus:
☐ A Familie ist alles.
☐ B Familie ist nur ein Teil meines Lebens.
☐ C Ich bin der Mittelpunkt meines Lebens.

Was spielt für Sie im Leben die größte Rolle?
☐ A Finanzen
☐ B Liebe
☐ C ich selbst

Sie werden gestalkt. Was tun Sie?
☐ A Ich ignoriere diese Person.
☐ B Ich werde Klartext reden.
☐ C Ich drohe der Person.

Wie fühlen Sie sich im Moment?
☐ A gut
☐ B geht so
☐ C sehr gut

Auswertung:
Geben Sie sich für jede A-Antwort 0 Punkte, für jede B-Antwort
4 Punkte und jede C-Antwort 2 Punkte, und rechnen Sie die
Punkte zusammen.

Sie haben 0–38 Punkte:
Sie können individuell handeln und sind offen gegenüber Ihren
Mitmenschen. Sie akzeptieren andere und leben Ihr Leben voll
aus. Sie sind lustig, herzlich und können Menschen helfen. Ihr Problem ist jedoch, dass Sie sich oft opfern. Dies kostet Energie. Lernen Sie, sich etwas zu gönnen und sich zurückzuziehen.

Sie haben 38–64 Punkte:
Sie sind ein Diplomat und wissen, was Sie wollen und wer Sie sind.
Was Ihnen fehlt, ist menschliche Liebe. Sie sind nicht immer in der
Lage, sich zu öffnen. Daher kann sich Ihre Seele nicht entfalten.
Also, lassen Sie sich nicht ausnutzen und ziehen Sie öfter Gren-
zen. Bauen Sie jedoch Ihre Dominanz ein wenig ab.

Sie haben 65–72 Punkte:
Sie sind ein hervorragender Mensch. Sie sind einfühlsam und sensibel für jedes Problem der Menschen. Aber auch das kann Energie kosten. Was Ihnen helfen kann, ist Abgrenzung. Gehen Sie
öfter in den Wald! Dort können Sie neue Kräfte am besten tanken. Fremde Probleme kosten Energie. Diese können Sie von
Mutter Natur leihen.

An dieser Stelle möchte ich Ihnen eine nützliche Übung vorstel-
len, die eine gezielte Reinigung der Ursachen ermöglicht. Es ist
eine Flammen-Übung. Sie kommt aus der Heilung der russischen
Schamanen und geht so: Setzen Sie sich auf einen Stuhl. Stellen
Sie sich vor, dass eine gewöhnliche Flamme vor Ihnen erscheint.
Diese Energie wird auf Sie übertragen. Lassen Sie die Flamme
arbeiten. Sie verbrennt alles Negative. Machen Sie Ihre Augen zu.
Stellen Sie sich vor, dass auf Ihrem Kopf eine Pyramide steht.
Durch die Spitze der Pyramide wird nun ein Lichtstrahl aus dem
Universum ankommen. Sie sehen einen weißen Strahl. Die Ener-
gie fließt schnell und will in die Pyramide eindringen. Öffnen Sie

visuell die Spitze der Pyramide. Nun fließt die Energie in Ihren Körper. In vier Minuten werden Sie mit dieser Energie vereint sein und komplett leuchten.

Der Impuls Ihres Namens

Sie können zusätzlich eine sogenannte *Farb-Karte Ihres Vor- und Nachnamens* ausrechnen. Auch diese Arbeit reinigt die Ursachen. Jedem Buchstaben in Ihrem Namen wird eine Farbe zugeordnet. Anhand der folgenden Ausrechnung werden Sie erfahren, welche Farben bei Ihnen dominieren und welche fehlen.

A J S   1 Weiß – Weisheit

B K T   2 Schwarz – Karma

C L U   3 Rot – Liebe

D M V   4 Orange – Energie

E N W   5 Gelb – Gefühle

F O X   6 Grün – Heilung

G P Y   7 Blau – Kommunikation

H Q Z   8 Violett – Lehren

I R   9 Gold – Kosmos

Beispiel: V a d i m   T s c h e n z e
                 4 1 4 9 4   2 1 3 8 5 5 8 5

Welche Farbe überwiegt? Schauen Sie, welche Zahlen ich in meinem Namen habe:

11

2

3

444

555

Keine 6

Keine 7

88

9

Sehen Sie zuerst nach, welche Zahlen am häufigsten vorkommen.
In diesem Beispiel überwiegen die 4 und die 5. Die Farbe meines
Namens ist dadurch Orange-Gelb. Hier sind Energie und Gefühle
stark ausgeprägt.

Es fehlen mir dagegen die 6 und die 7. Diese Zahlen bedeuten Lebensziele, die man finden muss. Das sind in meinem Fall das Heilen und die Kommunikation. Daran arbeite ich mein Leben lang.

Wenn eine Zahl nur ein Mal vorhanden ist (in meinem Beispiel
sind das 2, 3, 9), offenbart dies einen Bereich, in dem man neue
Erfahrung sammeln sollte. In meinem Beispiel sammele ich neue
Erfahrungen im Karma-, Liebes-, Kosmos-Bereich.

Wenn Zahlen zwei Mal vorhanden sind (in meinem Geburtsdatum sind das die 1 und die 8), offenbart mir diese Zahl meine Qualitäten, die ich aneignen und ausleben sollte. Hier ist die Qualität
»Lehren« gegeben, was ich auch mittlerweile tue.

Ab drei Zahlen (in meinem Geburtsdatum sind das die 4 und die 5) offenbaren mir die Zahlen, was ich weitergeben kann. Hier sind es die Energie und die Gefühle, die weitergegeben werden können.

Haben Sie Ihren Namen analysiert? Nun wissen Sie, welche Farben bei Ihnen dominieren und welche fehlen. Nehmen Sie nun ein Blatt Papier und bemalen es mit den fehlenden Farben. Sollten keine Farben fehlen, bemalen Sie das Blatt mit violetter Farbe. Legen Sie diese Karte nun unter Ihr Bett für eine unbestimmte Zeit, damit sie wirken kann. Diese Karte unterstützt das Verstehen der Ursachen durch die Farbfrequenzen.

Reinigung

Nun komme ich zur Reinigung aller Ebenen: Körper, Geist und Seele. Man sagt dazu Clearing und unterscheidet drei Bereiche: energetische, psychologische und esoterische Reinigung. Im energetischen Bereich bedeutet Clearing das Entfernen fremder Energieeinflüsse und Energieblockaden. Hier wird Ihr Körper gereinigt. Im psychologischen Bereich ist Clearing das Auflösen alter Prägungen, Denkmuster und Verhaltensweisen. Hier wird also Ihre Psyche gereinigt. Im esoterischen Bereich werden Besetzungen und Fremdenergien entfernt.

Außerdem dient Clearing der Auflösung unbefriedigender Gefühlsverbindungen (z. B. zum Ex-Partner oder zu den Eltern). Im esoterischen Bereich versteht man unter Clearing u. a. auch Befreiung von fremden Seelenanteilen und das Auflösen von Besessenheit. Die Aura eines Menschen ist oft besetzt durch Energien anderer Wesen. Manchmal sind es Schwingungen von Verstorbenen, die er nicht loslassen konnte. Es gibt auch Besetzungen von astralen Wesensanteilen und vieles mehr. Bei einer Besetzung vermischt sich die eigene Energie mit den Fremdener-

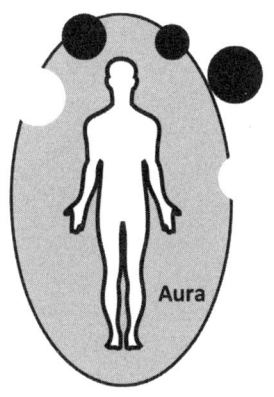

Aura

gien. Der Mensch fühlt sich dadurch verstrickt und übernimmt die Züge (z. B. Ängste, Charakter, Gewohnheiten) des anderen Wesens oder Menschen und bemerkt das nicht einmal. Clearings dienen dazu, Fremdenergien aus der Energiehülle zu lösen.

Nun stelle ich Ihnen einige Reinigungsmethoden vor, die Sie gleich anwenden können. Beginnen Sie bitte mit der Körperreinigung.

Die Reinigung des physischen Körpers

Clearing durch die Kraft des Wortes

Warum bekommen Menschen überhaupt Probleme? Diese kommen durch Gedanken und Worte. Mit Worten kann man jedoch nicht nur belasten oder verletzen, sondern auch reinigen und heilen.

Es gibt einige Ursachen für Probleme. Ohne Probleme würde das Leben langweilig sein. Einige Probleme erziehen den Menschen zu einem besseren Wesen, andere lassen ihn sein Verhalten ändern oder regen zum Nachdenken an, die nächsten trainieren den Geist. Menschen leben schließlich in einer Projektionswelt, in der Spiegelgesetze herrschen. Es wird Ihnen auch immer etwas dadurch gezeigt, oft durch andere Menschen, die Probleme in Ihr Leben bringen. Man sollte nur verstehen lernen, warum Sie diese Probleme bekommen haben und was genau projiziert wurde. Ein Beispiel: Ich habe eine Kundin am Telefon gehabt, die sehr aggressiv war. Mit Aggressionen konnte ich früher nicht umgehen und habe sie vermieden. Ich konnte auch schwer »Nein« sagen. Ich berate aus dem Herzen und versuche jedem Kunden zu helfen. Diese Kundin wurde von Gespräch zu Gespräch frecher, und irgendwann merkte ich, dass sie meine Energie saugt. Als das für mich klar wurde, bekam sie mein »Nein« zu hören und musste akzeptieren, dass ich sie nicht mehr beraten werde. Sie versuchte, mich zu überreden, und versprach, artig und ruhig zu sein. Im nächsten Gespräch zeigte sie jedoch wieder ihre Aggression und Verbitterung. So lernte ich, dass man bei seinem »Nein« bleiben sollte. Durch sie lernte ich, den Menschen zu helfen, die meine Hilfe würdigen, und die loszulassen, die es nicht können.

Worte bringen neue Energien in Ihren Alltag. Menschen leben im Bereich von Raum und Zeit. Das sind zwei Einheiten der dreidimensionalen Welt. Alles, was in der Welt passiert, ist zyklisch. Man sagt dazu Rhythmus. Worte sind also Rhythmen, anders gesagt, sie sind Schwingungen. Diese Schwingungen stellen die dritte Einheit der dreidimensionalen Welt dar. Schon meine Oma Walja brachte mir das Wissen über das sogenannte Besprechen mit schamanischen Gebeten und Kurzformeln bei. Dieses Wissen benutze ich auch heute noch.

Jeder Mensch sehnt sich nach Frieden und sucht seinen Weg. Jeder will nicht nur lange leben, sondern auch glücklich sein. Alle wollen also lange und glücklich leben. Was Menschen auf dem Lebensweg immer wieder stört, sind Probleme des Alltags, kleine und große Probleme. Diese tauchen immer wieder auf. Manchmal machen sich Menschen diese Probleme selbst, ohne es zu wissen. Starke Persönlichkeiten haben große Probleme und schwache Persönlichkeiten kleinere. Doch für jeden Menschen ist sein Problem das größte der Welt. Probleme kommen durch Gedanken und Worte, und genau damit können sie auch geheilt werden.

Die Wort- oder besser gesagt die Rhythmuslehre basiert auf der Kombination der Worte, der Affirmationen und Gedichte. Sie ist eine Lehre von Energie. Bestimmte Worte aktivieren gewisse Gehirnstellen und lassen sie arbeiten. Das menschliche Gehirn reift zwar durch Probleme, der Körper wird dadurch jedoch älter und kränker.

Wenn Sie mit Worten arbeiten, sehen Sie die Menschen um sich herum auf einmal anders. Ihre Energie verändert sich, und Sie strahlen neue Energie aus. Rhythmen sind überall zu finden, sogar Ihr Herz hat einen Rhythmus. Das Herz ist wie ein Magnet, der durch Rhythmus z. B. Liebe anzieht, aber auch andere Menschen, Gewinne, Freude und Gleichgesinnte. Derjenige, der mit Worten arbeitet, wird freier und lockerer. Ich nenne Schamanen, die mit Worten arbeiten, Rhythmusmenschen. Ein Rhythmusmensch zieht Ereignisse in sein Leben und neue Menschen an. So verändert er seine Lebensschleife. Mit Worten kann jeder arbeiten, auch Sie, lieber Leser.

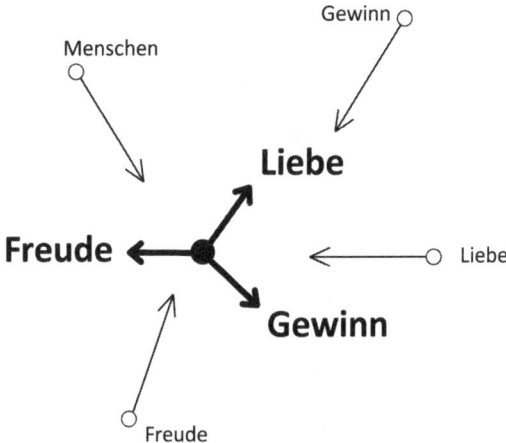

Wenn Sie damit beginnen, werden Sie merken, wie schnell Ihr Leben sich zum Positiven verändert. Ihr Gehirn arbeitet dann zu 90 Prozent anstatt nur zu zehn Prozent, wie es bei einem durchschnittlichen Menschen der Fall ist. Warum das funktionieren sollte? Ihr Gehirn ist eine Quantenmaschine. Da der Mensch durch die Zeit beherrscht wird bzw. die Zeit den Menschen regiert und der irdische Mensch in einem Raum lebt, befindet er sich im Begriff der Zeit und des Raumes. Energien, die auf der Erde herrschen, lenken das menschliche Gedächtnis, und die Information lenkt das Wissen. Worte geben dem Menschen einen neuen Impuls. Diese Energie ermöglicht, die Zeit und den Raum zu beherrschen. Um die Schwingung des Körpers und der Seele zu steigern und die Selbstheilungskräfte zu aktivieren, verwendet man alte Gebete, zum Beispiel das »Vaterunser«. Man sollte das Gebet vier Mal nacheinander lesen.

> Vater unser im Himmel,
> geheiligt werde dein Name.
> Dein Reich komme.
> Dein Wille geschehe wie im Himmel,
> so auf Erden.
> Unser tägliches Brot gib uns heute.
> Und vergib uns unsere Schuld,
> wie auch wir vergeben unseren Schuldigern.
> Und führe uns nicht in Versuchung,
> sondern erlöse uns von dem Bösen.
> Denn Dein ist das Reich und die Kraft
> und die Herrlichkeit in Ewigkeit. Amen.

Außerdem kann man neue Impulse mit Affirmationen anziehen:

Das Leben ist eine Chance, ich nutze sie täglich und lebe froh.
Das Leben ist Schönheit, ich bewundere sie und nehme sie an.
Das Leben ist eine Seele, ich genieße sie und würdige sie.
Das Leben ist ein Spiel, ich spiele es und bestimme es selbst.
Das Leben ist kostbar, ich gehe sorgfältig damit um.
Das Leben ist Liebe, ich erfreue mich an ihr.
Das Leben ist ein Abenteuer, ich wage es und liebe es.

Zur Reinigung der Körperebene können Sie auch das sogenannte *Besprechen* anwenden. Was ist eigentlich Besprechen? Sie besprechen tagtäglich etwas. Oft denken Sie nicht einmal daran. Besprechen ist eine alte Kunst der Heilung und der Magie, um negative Energien mit Worten zu vertreiben. Heute ist auch wissenschaftlich erwiesen, dass verschiedene Wellen (Wort, Radiowellen, Licht) den menschlichen Körper beeinflussen können.

Fazit: Besprechen ist eine alte Kunst, um negative Energien mit Worten zu vertreiben. Ich nenne sie Lauttherapie.

Die Lauttherapie ist eine der ältesten Therapien der Welt. Sie wird in drei Teile unterteilt:

- Musiktherapie – hier hört man ruhige Musikstücke
- Worttherapie – hier arbeitet man mit Gebeten und Formeln
- Naturlauttherapie – hier arbeitet man mit natürlichen Tönen, wie z. B. der Meeresbrise

Es ist auch nachvollziehbar, dass ausgesprochene Worte eine Schwingung aufweisen bzw. dass sie eine Schwingung darstellen. Worte tragen eine energetische Ladung in sich.

Einige Beispiele:
Sie wundern sich über etwas und sagen »O mein Gott!«
Sie ärgern sich über jemanden und sagen: »So ein A...!«
Sie freuen sich und sagen: »Na, Gott sei Dank!« usw.

Welche tagtäglichen Sprüche begleiten Sie? Schreiben Sie sie hier auf:

_____

_____

Man kann die Kraft des Wortes gezielt gegen Leiden einsetzen. Dies erkannten schon meine Vorfahren. In der russischen Energie-Heilung wird das Besprechen seit Tausenden von Jahren angewendet. Kopfschmerzen, Rückenschmerzen, Liebeskummer, Trauer, Untreue, Impotenz, der böse Blick – all diese und noch mehr Leiden könnte man durch Besprechen behandeln. Bloße Worte können eine magische Heilkraft besitzen, erinnern Sie sich nur an die Heilgebete. Ein geheimnisvoller Spruch oder ein richtig zusammengesetztes Gebet können den Kranken von hartnäckigen Leiden befreien, weshalb auch Gebete zur Heilung verwendet werden. Durch den eingesetzten Wort-Heilstrahl »bestrahlt« der Heiler die Erkrankung oder das beschädigte Gewebe. Heute weiß man, dass Worte eine Art Beschallung auslösen. Diese besitzt eine bestimmte Frequenz, die man in Hertz (Hz) messen kann. Ähnlich wie eine Klangschale oder ein Musikinstrument erzeugt das Wort einen Heilstrom. Nicht umsonst sagen Gläubige, dass Klänge Gottes Stimme sind. Der *universelle Heilstrom des Wortes* heilt auf geradezu mysteriöse Weise, und dieser Strom der Heilung gehorcht dem menschlichen Willen.

Bevor ich Ihnen das Besprechen erkläre, gebe ich noch eine interessante Information für alle Katzenbesitzer weiter: Wissen Sie, dass die Katzenstimme auch heilen kann? Ja, das *Katzenschnurren* kann Heilprozesse in Ihrem Körper unterstützen. Wissenschaftler bestätigen diese Aussage. Katzen schnurren nicht nur, wenn sie zufrieden sind, sondern auch, wenn Sie krank sind. Wissenschaftler aus den USA (Fauna Communications Research Institute) fanden heraus, dass die Frequenz des Schnurrens bei 27 bis 44 Hz liegt. Diese Frequenz unterstützt den Körper bei der Regeneration.

Ich komme nun zum Thema Besprechen. Besprechen hat mit Heilbeten einiges gemeinsam:

- man spricht
- man visualisiert
- man verbindet sich mit höheren Kräften

Es gibt jedoch zwischen dem Heilgebet und der Besprechungsformel einige Unterschiede, die man kennen muss:

- Man spricht beim Beten laut und deutlich – beim Besprechen spricht man undeutlich und leise.

- Gebete werden nach längeren Formeln zusammengestellt – beim Besprechen ist der Spruch sehr kurz.

- Beim Gebet verwendet man keine magischen Vorgänge – beim Besprechen verwendet man welche, zum Beispiel mit einem Finger kreisen oder in die Kerzenflamme pusten.

Durch Worte kann man einige energetische Vorgänge herbeiführen, die Heilung bewirken. Der Effekt ist durch die Gedankenkraft zu erklären, die der Heiler zu dem kranken Gewebe oder einem Organ herstellt. Durch Worte und Gedanken können auch schwere Erkrankungen behandelt werden. Für das Wort ist nichts zu viel. Diese Schwingung ist so alt wie das Universum selbst. Und das Wort ist eine der größten Schwingungen. Hier gebe ich Ihnen ein paar Beispiele, wie Sie sich mit Worten einstimmen können. Versuchen Sie, die Worte zu spüren. Lesen Sie nicht zu laut. Wiederholen Sie die Worte sieben Mal. Immer wenn Sie freie Zeit haben, können Sie sich mit dem Wort reinigen. Sie brauchen nur ein paar Minuten, um die Kraft des Wortes zu spüren.

Vor dem Besprechen können Sie folgende Sätze lesen. Sie stimmen Ihre Energie zur universellen Energie ein:

> Ich wünsche allen Menschen Glück.
> Alle Wesen sollen glücklich sein.
> Niemand soll Kummer haben.
> Niemand soll leiden.
> Alle werden gesund und kraftvoll.
> Alle tragen Licht in sich, das weitergeleitet wird.
> Ich wünsche allen Menschen Glück.

Nun meine Beispiele für Heilungen:

Besprechung gegen Erkrankung:
Ich habe zwölf Schutzgeister, mein Problem geht weg, so wie es gekommen ist. Amen.

Besprechung gegen Schmerz:
Rauch raucht, Holz verbrennt, Schmerz vergeht.

Besprechung für die Liebe:
Meine Liebe für dich, deine für mich, lebe die Liebe, Amen.

Besprechung gegen Hautleiden:
Grobe Haut vergeht, reine Haut folgt, meine Kraft wächst, das Leiden vergeht.

Besprechung gegen Gürtelrose:
Rose-Mimose, geh dahin, woher du kamst, ich beschwöre dich mit dem Wort Gottes. Amen.

Besprechung gegen böse Menschen:
Ich habe zwölf Schutzengel um mich herum, ihr habt nur fünf.
Bleibt weg. Wer mich anmacht, verliert Macht.

Besprechung fürs Geld:
Birke, Birke, deine Blätter wachsen, mein Geld auch.

Besprechung fürs Haus:
Meine Festung, meine Ruhe, meine Wärme, meine Liebe, alles
bleibt bei mir.

Besprechung fürs Kind:
Küken wächst und bleibt gesund, niemand rührt es an. Amen.

Besprechung für die Natur:
Mutter Natur, beschütze mich und meine Mitmenschen, mein
Wort ist Gesetz.

Besprechung gegen Magie:
Woher kam, dahin geht das Wort, das Schloss, Gebot. Amen.

Besprechung fürs Glück:
Ich bin geschützt und ziehe Glück an, es begleitet mich wie mein
Schutzengel. Amen.

Besprechung fürs Karma:
Der Sack ist leer, durch Liebe wird er neu gefüllt. Amen.

Besprechung gegen Warzen:
Bei zunehmendem Mond auf den Balkon setzen, die Warzen strei-
cheln, dabei den Mond anschauen und mehrmals besprechen: Was
ich sehe, nehme zu, was ich streichele, nehme ab.

Besprechung gegen Allergien und Venenleiden:
Feuer brennt überall, nun auch in diesem Stall, ich spreche dich an, ich jag dich fort, geh jetzt an einen anderen Ort.

Besprechung gegen Insektenstiche oder Verbrennung:
Brand, geh in die See, geh in den Sand und tu nimmer weh.

Besprechung gegen Rückenschmerzen:
Schmelz dahin wie Schnee, werde zu Schaum und vergehe.

Besprechung gegen Ödeme:
Der Mond nimmt zu, das Wasser nimmt ab. Wie in der Natur, so auch im Körper.

Besprechung gegen Tumore aller Art:
Fang die Sonne ein und schrumpfe ein, bleib stehen und lass dich nie mehr sehen!

Besprechung gegen schleichende Erkrankungen:
Erkrankung zittere wie ein Aal, das Leben ist keine Qual, ich spreche aus dem Mund – ich werde gesund!

Besprechung gegen Hühneraugen:
Was vom Himmel ist, bestehe, und was ich drücke, das vergehe!

Besprechung gegen Fieber:
Du sollst nicht spritzen, du sollst nicht schwitzen. Alle werden es sehen! Am nächsten Tag wirst du vergehen!

Besprechung gegen Schwellungen (z. B. Prellung):
Du sollst nicht schwellen, du sollst nicht quellen.

Besprechung gegen Koliken:
Kolik werde gut, ich beschwöre dich beim heiligen Blut.

Besprechung gegen Myome und Zysten:
Was ich sehe, das vergehe. Was ich streiche, das erweiche.

Besprechung gegen Rheuma und Gicht:
Gicht werde zur Geschichte, geh aus allen Gliedern, bring mir die Gesundheit wieder.

Besprechung gegen Entzündungen aller Art:
Schmerz, Entzündung, Jucken, geht ein und werdet nicht hart wie ein Stein.

Besprechung gegen Hauterkrankungen:
Die Asche und die Flechte, die flogen übers Meer. Die Asche, die kam wieder, die Flechte nimmermehr.

Solche Besprechungen können auch von Ihnen selbst spontan zusammengestellt werden. In einem Seminar überlegten sich die Schüler meiner Akademie selbständig solche Besprechungs-Formeln. Es gab auch einiges zum Grinsen. Eine Schülerin dachte sich folgende Besprechung aus: »Die Warze verginge wie der Furz in die Winde«. Gehen Sie einfach intuitiv vor, wenn Sie einen Spruch zusammenstellen, dann ist es der richtige.

Nach dem Besprechen können Sie Folgendes tun: Eine Hand wird auf die Magengegend gelegt, die andere auf die Rückenpartie gegenüber im Lendenbereich. Halten Sie beide Hände ca. drei Minuten in dieser Position. In dem Moment, wo Sie beide Hände einander gegenüberhalten, verspüren Sie oder Ihr Klient eine leichte Wärme oder ein Kribbeln, weil Ihre Energie übertragen wird. Konzentrieren Sie sich auf Ihre eigenen Hände. Versuchen

Sie, alle Gedanken, die Sie haben, auszuschalten. Halten Sie Ihre Hände ruhig. Nun machen Sie beide Augen zu und stellen sich vor, dass ein leichter, heller, bläulicher Energiestrahl aus beiden Händen in das Gewebe fließt und zu der betroffenen Stelle findet. Lassen Sie diese Energie hineinfließen. Im Grunde genommen stellen Sie einen Kreislauf der Energie im Körper her. Ihre Energie spielt gelegentlich die Rolle des Katalysators, der schlafende Energie weckt.

Alles, was wir kennen, hat eine Seele. Auch Ihre Organe haben eine! Alles lebt in der Natur, und alles hat eine eigene Struktur und eine eigene Energie. So haben nicht nur Sie, sondern auch Steine, Bäume und der Boden unter Ihren Füßen eine Energie in sich, ein Bewusstsein und eine Kraft. Jeder Mensch ist eine Art Energiesystem wie eine Galaxie, die Tausende Verknüpfungen aufweist. Aber auch Ihre einzelnen Organe stellen eine Art Galaxie dar, die nach ihren eigenen Gesetzen lebt. Alles ist eins, sagen Schamanen, und alles hat eine Projektion, sagen Kosmologen.

Da eine Verkoppelung zwischen allem besteht und alles eins ist und miteinander kommuniziert, gibt es die Möglichkeit, zu einzelnen Menschen, aber auch zu deren Organen, Kontakt herzustellen. So kann man Menschen instruieren oder auch manipulieren. Man kann programmieren, was sie zu tun haben (z. B. Erfolg im Beruf oder in der Liebe programmieren), aber auch mit den Organen sprechen.

Auch eine Erkrankung hat eine Energie oder, besser gesagt, eine Seele und eine Bewusstseinsebene. So kann man geistig mit diesen Materien sprechen und ihnen Korrekturen mitteilen. Z. B. hat eine Klientin von mir eine böse Erkrankung. Laut Diagnose sollte sie binnen kurzer Zeit sterben. Doch sie entdeckte, dass sie ihre Erkrankung kontaktieren kann, und stellte ihr ein Ultimatum: Sollte die Erkrankung nicht stehen bleiben und sie töten, würde sie mitsterben. In diesem Moment passierte ein Wunder – die Erkrankung ist zum Stillstand gekommen. So leben beide bis heute miteinander, zehn Jahre danach. Eine andere Klientin litt unter Zahnschmerzen. Auch sie hat ihre Zähne direkt angesprochen. Sie lobte sie dafür, dass sie ihr gedient haben, und auch wenn sie krank sind, dürften sie drinbleiben, wenn sie Ruhe geben würden. Auch hier geschah ein Wunder – die Zahnschmerzen vergingen.

Fazit: Man kann geistig und verbal mit jeder Materie sprechen und ihr Korrekturen mitteilen. Das Wort hat eine unglaubliche Kraft!

Warum funktionieren geistige Methoden überhaupt? Der Mensch kann sich selbst heilen, weil er einen starken Geist besitzt. Der Geist ist Erzeuger der Energie. Vieles geschieht in ihm, im Herzen und im Darm. Der Körper selbst ist eine Art kleiner Fabrik. Dabei spielt das Gehirn die Rolle der Computerzentrale, das Herz ist ein Generator und der Darm ein Verbrennungsreaktor. Das Herz gibt an den gesamten Körper elektrische und magnetische Impulse. Elektrizität erzeugt Magnetismus, und wenn elektrische Felder sich bewegen, entsteht ein Magnetfeld, das Gehirnwellen synchronisiert. Durch Worte, Visionen, Handauflegen und andere Heiltechniken wird Lichtpotenzial ins Gewebe abgegeben. Das lässt Energien fließen. Somit wird das elektromagnetische Feld harmonisiert. Die Ströme des Herzens werden im Körper verteilt. Anders gesagt werden Elektronen in Bewegung gesetzt. Damit sie schneller in Bewegung geraten, könnte man z. B. etwas Steinsalz vor dem Heilvorgang zu sich nehmen. Dies verstärkt die Leitfähigkeit des Energiestroms. Alles, was im Körper geschieht, kann also nachvollzogen werden, denn alles ist Schwingung.

Die Schwingung hat viele Gesichter:
Namen, Bezeichnungen, Sprache, Worte sind Schwingungen. Man nennt sie Rhythmen. Mit Rhythmen kann man viele Geschehnisse korrigieren und auch heilen. Rhythmen sind verbale Strahlen, die gezielt in das Gewebe abgegeben werden können. So

funktionieren das Heilbeten und das Besprechen mit verschiedenen Formeln. Auch ein Rhythmus ist eine Art Formel, die aus Lauten besteht. Wir lesen Rhythmen sehr oft in der Gruppe bei Seminaren, um die Energie im Raum zu verändern. Man liest einen Rhythmus 20 Minuten am Stück. Hier einige Beispiele:

Rhythmus 1, um die eigene Energiehülle (Aura) und die Aura von Räumen zu reparieren:

Ala – Bala – Man – Om
Ala – Bu – Schri – Lom
Ala – Na – Go – Su

Rhythmus 2, um den eigenen Geist anzuregen:

»Wir senden Licht und Wärme und sind eins.
Wir sind die Menschen und nicht allein.
Zusammen sind wir stark.
Zusammen haben wir Mut.
Wir senden Energie in den Raum.
Und somit wird unser Geist gut.«

Los- und Zulassen

Um körperlich zu genesen, sollte ein Mensch beides lernen: sowohl das Los- als auch das Zulassen. Denn so werden neue, freie Räume für Ihre Heilung erschaffen. Alte Sachen ziehen Sie runter und lassen Sie nicht vorwärtskommen. Sie kosten Sie eine Menge Energie. Deshalb ist es nötig, das Alte, was man nicht mehr benötigt (z. B. Ex-Freunde, alte Klamotten, seit Jahren nicht benutzte Sachen), loszulassen und die neuen Elemente (Liebe,

Freude, Anerkennung) im Leben zuzulassen. Machen Sie sich an dieser Stelle eine Liste von Dingen, die Sie loslassen würden. Das können Menschen, negative Gefühle, schlechte Erinnerungen oder auch Gewohnheiten sein, z. B. Hass, Unzufriedenheit, Egoismus etc.:

_____

_____

Schreiben Sie nun neben die Begriffe das Wort »LOSLASSEN«. Sie werden merken, dass das, was Sie loslassen wollen, am Anfang sehr intensiv erscheinen wird, aber so ist der Lösungsprozess. Was abfällt, kann schmerzen. Meine Schüler kennen meinen Vergleich dazu: Wenn Sie sich ein Jahr lang nicht gewaschen hätten und die Verschmutzungen dann abziehen, tut es der Haut weh. So ist es auch mit dem Loslassen. Anschließend suchen Sie ungebrauchte Sachen in Ihrer Wohnung, die Sie seit mindestens zwei Jahren nicht mehr benutzt haben. Werfen Sie diese Dinge weg oder verschenken Sie sie. Sie werden sofort merken, wie gut Ihnen das tut. In meinem Leben bin ich oft umgezogen, und immer wieder habe ich auf diese Weisheit zurückgegriffen. Ich verschenkte alles, was ich nicht mehr brauchte, an Menschen, die es brauchten. So kam die Energie immer wieder zu einem gesunden Austausch. Etwas von Herzen zu geben, ist die beste Medizin und die beste Reinigung. Denn auch materielle Dinge sind Energie. Zudem macht es Spaß, Menschen zu beschenken.

Machen Sie sich an dieser Stelle eine zweite Liste von Sachen, die Sie zulassen würden. Das können ebenso Menschen, Gefühle oder auch Gewohnheiten sein, z. B. Frieden, Zufriedenheit, eine neue Liebe:

Schreiben Sie nun neben die Begriffe das Wort »ZULASSEN«. Auch hier werden Sie merken, dass das, was Sie zulassen wollen, sehr intensiv erscheint. Genießen Sie diesen Prozess.

Fazit: Sowohl Los- als auch Zulassen muss gelernt werden!

Wollen Sie noch mehr über sich erfahren? Sie verfügen über Erfahrungen, Wünsche und Träume und Dinge, die nur Ihnen gehören. Gewisse Gegenstände geben Ihnen Energie. Das sind Metalle, Steine, Bücher, Pflanzen etc. Schreiben Sie hier auf, welche Steine, Metalle und Kristalle Sie bereits besitzen, und lesen Sie nach, was sie Ihnen bringen:

Metalle bringen folgende Eigenschaften mit:

- *Platin* zieht Energie an und transformiert Sie. Durch Platin entwickelt sich Ihr Geist schneller.
- *Gold* transformiert Ihre Gedanken. Es konzentriert Ihren Kopf und sortiert unnötige Gedanken aus.
- *Silber* verbessert die Kommunikation. Es lässt Realitäten leichter erkennen und öffnet Ihre Augen für gewisse Dinge.

- *Aluminium* löst Ihre Blockaden. Dieses Metall stärkt auch den materiellen Körper durch seine Schwingung.
- *Kupfer* gibt neue Kraft und zieht Energie an. Es wird von Schamanen seit Tausenden von Jahren als Heilmetall angesehen.
- *Messing* und *Bronze* verleihen Mut und Stärke. So empfiehlt es sich, eins von beiden Metallen auch am Körper zu tragen.
- *Stahl* verstärkt die Selbstliebe. Stahlamulette sind daher für alle zu empfehlen, die sich nicht annehmen können.
- Versilberte oder vergoldete Gegenstände gleichen Ihre Seele aus.

Edelsteine haben nach ihren Farben verschiedene Eigenschaften:

Rote Steine aktivieren Ihren Energiefluss. Sie stärken Ihre Basis und verleihen Sicherheit.

Gelbe und orange Steine bringen Freude in Ihr Leben. Sie stärken Ihre innere Kraft.

Grüne Steine bringen Harmonie und unterstützen Ihre Gesundheit. Sie pflegen das Herzchakra.

Blaue Steine stellen neue Verbindungen her und unterstützen die Kommunikation zwischen Ihnen und Ihren Mitmenschen.

Türkise Steine verbessern die Kommunikation mit der Umwelt und stellen Kontakt zur Natur her.

Violette Steine verbinden Sie nach oben. Sie helfen beim Sortieren der Gedanken und unterstützen beim Channeln (Kontakt zur geistigen Welt).

Weiße Steine bringen mehr Weisheit und reinigen Ihre Energie-hülle.

Braune und schwarze Steine »erden« Sie und geben Ihnen Stärke und Mut.

Sie können täglich mit diesen Gegenständen arbeiten. Sie ver-leihen Ihnen gewisse Eigenschaften und Qualitäten.

Die Baba-Heilung

Die Baba-Heilung ist eine alte russische Heilmethode. Dabei wird mit Kräutern, Wasser, Ölen und anderen Flüssigkeiten gearbeitet. Aus der Baba-Heilung kommen einige nützliche Tipps für die Körperreinigung. Der Körper wird nach und nach entgiftet. An-fangen sollte man dabei mit dem Darm.

Die Darmreinigung:
Diese Reinigung dauert am längsten. Hier werden Sie drei Wo-chen brauchen. Es werden Einläufe mit eigenem Urin gemacht. Warum verwendet man den eigenen Urin? Der Urin ist hormon-haltig (beinhaltet Cortison) und hilft Ihrem Körper, Entzün-dungen zu beseitigen, zudem enthält er Vitamin D und wirkt antibakteriell. Diese Methode ist sehr alt und wird heute von Wis-senschaftlern und Schulmedizinern bestätigt.

1. Woche: Sammeln Sie drei Mal am Tag den eigenen Urin und machen hiermit abends einen Einlauf. Der erste Strahl soll wegge-lassen werden.

2. Woche: Sammeln Sie drei Mal am Tag den eigenen Urin und kochen ihn kurz auf, sodass 1/3 der Flüssigkeit verdampft. Lassen Sie den Urin kalt werden und machen hiermit abends einen Einlauf.

3. Woche: Wiederholen Sie den Vorgang der ersten Woche.

Nach drei Wochen fängt die Leber an zu entgiften. Die Niere folgt als Nächstes. Auch hier sammeln sich Schlacken und Salze an.

Die Reinigung der Leber:
Wenn Sie eine Leberreinigung vornehmen, sollten Sie in dieser Zeit keinen Alkohol zu sich nehmen. Die Reinigung dauert nur einen Tag. Empfohlen wird dazu Hagebuttentee. Nehmen Sie drei Esslöffel getrocknete Hagebutten und gießen sie mit 500 ml heißem Wasser auf. Geben Sie nach zehn Minuten zwei Esslöffel Traubenzucker in den Tee und trinken Sie ihn. Wiederholen Sie 30 Minuten später den Vorgang. An diesem Tag können Sie so viele Früchte zu sich nehmen, wie Sie wollen. Außer Früchten wird nichts anderes gegessen. Am Mittag wird die Prozedur wiederholt. Dazu brauchen Sie wieder die o. g. Menge an Hagebuttentee. Am Abend wird erneut ein halber Liter Tee getrunken.

Nun sind die Gelenke dran. Auch hier sammeln sich Gifte und Schlacken.

Die Reinigung der Gelenke:
Dazu empfiehlt sich frisch gepresster Saft aus Rettich. In dieser Zeit sollte man Fleisch, Kartoffeln und Eier vermeiden. Nehmen Sie drei Mal täglich je 30 ml Rettich-Saft ein. Die Therapie dauert zwei Wochen.

Danach empfiehlt sich drei Tage lang Tee aus Lorbeerblättern. Nehmen Sie dazu fünf Gramm (ca. 3 Stück) Lorbeerblätter und gießen Sie diese mit 250 ml heißem Wasser auf. Fünf Minuten ziehen lassen und diese Menge in zwei Einheiten zu sich nehmen.

Für große Gelenke werden außerdem Umschläge mit Salzwasser empfohlen. Nehmen Sie 500 ml lauwarmes Wasser und fünf Esslöffel Steinsalz. In diesem Wasser Küchentücher nass machen und eine Stunde lang auf die Gelenke legen.

Sind Darm, Leber und Gelenke gereinigt, beginnt man mit der Nierenreinigung. Man hat hier verschiedene Möglichkeiten.

Die Reinigung der Niere:
Eine Nierenreinigung kann mit einem Tee aus Melissen-, Petersilien- und Birkenblättern gemacht werden. Nehmen Sie dazu einen Teelöffel von jedem Kraut und begießen diese Mischung mit 500 ml heißem Wasser. Lassen Sie den Tee fünfzehn Minuten ziehen. Danach abseihen. Die Menge wird schluckweise über den Tag verteilt getrunken. Die Nierenreinigung mit diesem Tee dauert drei Tage.

Stattdessen kann man die Nieren auch mit Wassermelonen entgiften. Dazu isst man ein paar Tage lang ausschließlich Wassermelonen, und zwar so viel man will.

Die letzte Möglichkeit stellt der Hafer-Auszug dar. Nehmen Sie eine Handvoll Haferkörner und geben Sie sie in eine Thermoskanne. Schütten Sie einen Liter heißes Wasser dazu. Nach zwölf Stunden geben Sie alles in eine Schüssel, zerreiben die Masse und seihen Sie sie ab. Die Flüssigkeit wird mehrmals täglich zu je 100 ml getrunken. Diese Nierenreinigung dauert ebenso drei Tage.

Wenn die Niere gereinigt ist, ist das Lymphsystem dran. Hier verwendet man Einläufe oder Rote-Bete-Saft.

Die Reinigung der Lymphe:
Auch die Lymphe wird durch spezielle Einläufe gereinigt. Diese Einläufe werden ein Mal am Tag gemacht. Nehmen Sie zwei Liter lauwarmes Wasser und zwei Esslöffel fünfprozentigen Apfelessig. Mischen Sie sie zusammen, lassen die Flüssigkeit bis zur Zimmertemperatur abkühlen und machen hiermit einen Einlauf. Solche Einläufe werden ein Mal täglich, am besten in der Früh, drei Tage lang durchgeführt.

Alternativ können Sie 300 ml Rote-Bete-Saft, gemischt mit zwei Esslöffeln Zitronensaft ein Mal täglich zu sich nehmen.

Was in dieser Zeit auch guttut, ist Honigmelone. In ihr finden sich acht von dreizehn bekannten Vitaminen! Essen Sie sie! Vitamine machen fit und ermöglichen normale chemische Abläufe im Körper.

Nun kommen die Arterien an die Reihe. Am besten können Sie Ihre Arterien und Venen mit Knoblauch reinigen. Russische Heiler empfehlen folgende Rezeptur:

Die Reinigung der Arterien:
Nehmen Sie zwei Knoblauchknollen, hacken Sie sie klein und geben 500 ml heißes Wasser dazu. Machen Sie das Glas zu und lassen es zwei Tage stehen. Danach abseihen und kühlen. Davon wird täglich drei Mal ein Teelöffel eingenommen.

Sind die Arterien gereinigt, können Sie mit der letzten Baustelle beginnen. Nun ist Ihre Haut an der Reihe.

Die Reinigung der Haut:
Pfarrer Kneipp schlug folgende Therapie vor, die auch in Russland angewendet wird: Nehmen Sie ein Bettlaken. Machen Sie es mit lauwarmem Wasser nass und geben Sie ein paar Tropfen Fichtenöl dazu. Wickeln Sie sich darin ein. Legen Sie sich dann sofort ins Bett und decken sich zu. Nach zwei Stunden sollte man sich von diesem Laken befreien.

Eine etwas unkompliziertere Möglichkeit bieten Birkenzweige. Ebenso wie in der finnischen Sauna ist es auch in der russischen Banja üblich, sich selbst oder gegenseitig mit Bündeln von in heißem Wasser eingeweichten Birkenzweigen (Venik) den Körper abzuschlagen. Das erfrischt die Haut und regt Ihre Blutzirkulation an. Dabei entsteht ein angenehmer Geruch nach Birke. Für den häuslichen Gebrauch kann man so ein Venik auch in das Badewannenwasser geben und zehn Minuten ziehen lassen. Die darin gelösten Birkenstoffe machen Ihre Haut sanft und reinigen die Körperenergie nach einem stressigen Tag. Die in den Birkenblättern enthaltenen Stoffe wirken antiseptisch. Die Haut wird weich und elastisch. Das Aroma verbessert zudem die Stimmung und beruhigt das Nervensystem. Die heilenden Zweige können bis zu sechs Mal verwendet werden. Auch bei schlechtem Schlaf dient die Birke zur Entstörung der negativen Energien. Dazu legen Sie so ein Venik für höchstens sechs Wochen unter Ihr Bett, denn genau so lang kann die Birke negative Energie entziehen.

Als Alternative kann eine Massage mit abgekochtem Urin gemacht werden. Dazu nimmt man 250 ml eigenen Urin und kocht ihn fünfzehn Minuten ab. Nach dem Abkühlen kann die Flüssigkeit zur Massage genommen werden.

Wenn der Körper gereinigt ist, achten Sie bitte auch auf Ihre Essgewohnheiten. Hier einige Tipps:

Energetisches Essen sollte roh sein. Aufgewärmtes Essen verliert 70 Prozent der Fermente. Kombinieren Sie daher immer rohes und gekochtes Essen.

Essen Sie keine Früchte nach den Mahlzeiten als Dessert! Erst zwei Stunden später oder zwei davor können sie richtig verdaut werden.

Trinken Sie frisch gepresste Säfte! Die molekulare Struktur der Säfte ähnelt Ihrem Körperwasser.

Nach dem Essen sollte man auch lieber nicht trinken, erst 30 Minuten danach.

Speisen brauchen 25 Stunden, um im Darm verarbeitet zu werden. Wenn man Fleisch dazu nimmt, sind es fast 60 Stunden! Essen Sie daher weniger Fleisch, es vergammelt im Darm.

Zum menschlichen Darm passen am besten folgende Produkte: Früchte, Obst, Nüsse, Kräuter, Kartoffeln, Honig. Sie bringen Energie.

Alle Reinigungsvorgänge, die Sie gerade kennengelernt haben, kommen aus der Natur. Ich habe gerade die Reinigung der Körperebene besprochen. Der Körper hängt jedoch mit der Seele zusammen. Krankheiten entstehen nicht einfach nur körperlich, sondern in erster Linie durch seelische Ursachen.

Auch die Schulmedizin kommt immer mehr zu der Erkenntnis, dass der Körper und die Seele miteinander kommunizieren und eine Einheit bilden. So können die meisten Erkrankungen auch einen seelischen Hintergrund haben. Wenn die Seele nicht mehr spricht, fängt der Körper an zu schreien, wie eine alte russische

Weisheit sagt. Hat sich erst einmal eine Erkrankung aufgrund Ihrer kranken Seele manifestiert, wird sie sofort durch schulmedizinische Praktiken behandelt. Krankenhäuser alleine machen den Menschen jedoch nicht gesund. Übrigens, warum sich die Medizin mit Krankheit und nicht mit der Gesundheit beschäftigt, ist eine gute philosophische Frage. Das sicherste Mittel, um eine Erkrankung zu heilen, ist eine Therapie von Körper und Seele in einem.

Der Mensch ist »ein Gewohnheitstier«. Er ist immer bereit, eine Tablette zu schlucken, um gesund zu werden. Er wartet, bis ihm ein Arzt diese Tablette verschreibt. Bloß, ist das tatsächlich das, was Menschen hilft? Nein, jeder sollte selbst für seine Gesundheit etwas tun, um Selbstheilungskräfte zu aktivieren. Denn z. B. bei der Grippe werden Sie mit oder ohne Tabletten sieben bis zehn Tage brauchen, um gesund zu werden. Ihre eigene Selbstheilungskraft des Körpers und der Seele ist dafür verantwortlich, ob Sie gesund werden oder nicht, und nicht die Tablette an sich. Wecken Sie Ihr Bewusstsein und fangen Sie an mit sich selbst zu arbeiten! So funktioniert die Heilung. Lernen Sie, negative Gedankenmuster durch positive zu ersetzen. Lernen Sie, Ihrem Körper etwas Gutes zu tun. Lieben Sie ihn und lieben Sie Ihre Seele. Ihre Macht liegt immer im Jetzt. Jetzt, in diesem Moment. Vertrauen Sie auf oben!

Fazit: Finden Sie das Vertrauen auf oben und zu sich selbst. Das Universum ist Ihre Mutter, die Sie nicht verhungern lässt.

Um gesund zu bleiben, brauchen Sie eine Reinigung. Die Toxine müssen ausgeschieden werden. Dazu kann man nur eine natürliche Heilung verwenden. Vergessen Sie nicht, egal welche Erkrankung Sie haben, sie ist ein Zeichen der Disharmonie und ein Zeichen der Missachtung der Naturgesetze. Nur ein naiver Mensch denkt, dass die heutige Schulmedizin alles kann und dass der Körper so gut erforscht ist, dass es für alles eine Pille gibt. Es gibt noch Tausende Elemente und Vorgänge, Hormone und Vitamine, die die Schulmedizin nicht kennt. Ihr Körper kennt sie.

Ich empfehle, den Körper einmal jährlich zu reinigen. An diese Weisheit halte ich mich selbst seit Jahren. Eine Erkrankung bezieht sich nicht nur auf die Organe, sondern auf den kompletten Körper. Die beste Reinigung beinhaltet deshalb folgende Punkte:

- Einläufe und salzarmes Essen
- körperliche Betätigung
- Massage der Extremitäten
- Ernährung
- psychische Stabilität herstellen

Mit meiner eigenen Reinigung begann ich vor Jahren durch eine Begegnung. Ein Bekannter erzählte mir seine Geschichte. Er arbeitete in einem Kohlenwerk. Nach 20 Jahren harter Arbeit bekam er eine schreckliche Diagnose. Die Lunge war voll mit Kohlepartikeln und das Blut hatte sehr schlechte Werte. Die Schulmedizin konnte ihm nicht mehr helfen, und er begann mit der Reinigung in eigener Regie. Er fastete, trank zudem frisch gepresste Säfte, Powerschungit®-Wasser und meditierte.

Heute lebt er unbeschwert, wobei all seine Kollegen längst unter der Erde liegen. Er verdankt der Reinigung sein Leben.

Auch Öle aus der Natur helfen Ihrem Körper, sich zu regenerieren. Diese Öle können z. B. als Dressing im Salat verwendet werden. Hier eine kurze Tabelle von Ölen für Ihren Körper und Ihre Seele:

Wassermelonenkernöl reinigt Ihren Körper auf allen Ebenen. Schon ein Teelöffel am Tag bewirkt oft Wunder.

Senfkernöl reduziert Ihren Appetit und reinigt den Darm von Schlacken. Ich kenne einige Menschen, die damit erfolgreich abgenommen haben.

Walnussöl verbessert Ihr Gedächtnis und die Konzentration. Es schmeckt sehr nach Nuss und kann bei allen Gerichten verwendet werden.

Erdnussöl hat einige Vitamine in sich und kann täglich verwendet werden.

Zedernnussöl ist reich an Vitamin K und gut fürs Herz. Auch im Salat schmeckt es köstlich.

Nachtkerzenöl ist für das Abnehmen und den Stoffwechsel ideal. Aber auch für Ihre Haut!

Leinöl gibt Ihnen Kraft und Energie und ist gut für die Augen sowie für Ihren Stoffwechsel.

Kürbiskernöl hat Antioxidantien und regt den Stoffwechsel an. Es ist gut für Männer und Frauen, aber besonders für den Mann! Es enthält Vitamin A, B_1, B_2, C, Biotin, Zink, Phosphor und Natrium – alles, was ein Mann für seine Potenz braucht!

Schwarzkümmelöl ist bei Allergien zum Einnehmen mehr als gut. Es reinigt Ihre Haut und ist als Einreibung gut gegen graue Haare.

Weizenkeimöl enthält Karotin und Vitamin E. Es ist gut für Ihre Nerven, die Haut und lässt Sie leichter abnehmen. In Russland sagt man, dass Weizenkeimöl den Körper verjüngt.

Rizinusöl ist als Einreibung gut für Ihre Haare und zum Einnehmen für die Verdauung.

Teebaumöl ist gut für Ihre Haut. Es wirkt wundheilend. Auch zum Einatmen ist das Öl sehr zu empfehlen.

Olivenöl belebt Ihre Zellen und macht Sie jung. In Russland macht man mit Olivenöl sogar Massagen!

Fichtenöl ist gut für Ihre Lunge und wird daher als Aufguss in der Sauna oft verwendet. Man kann es auch als Massageöl benutzen oder damit inhalieren. Bei einer Erkältung kann man zwei bis drei Tropfen Öl in den Tee geben.

Sanddornöl ist gut zum Abnehmen und für Ihren Magen. Es beinhaltet viele Vitamine und Spurenelemente. In Russland wird das Öl innerlich sogar bei Magengeschwüren verwendet.

Schmerzen beseitigen

Noch ein körperliches Thema: Schmerzen sind jedem bekannt. Auch sie haben oft mit der Seele zu tun. Sie können jedoch alle Schmerzen durch Ihren Geist behandeln. Hier habe ich eine Übung für Sie, die Sie sofort ausprobieren sollten:

Setzen Sie sich zuerst bequem auf einen Sessel oder Stuhl. Beide Füße sollen am Boden ruhen. Die Hände liegen auf dem Schoß. Schließen Sie nun Ihre Augen. Konzentrieren Sie sich auf Ihre Schmerzen. Denken Sie nach: Wie groß ist der Schmerz? Welche Farbe könnte er haben? Riecht er nach etwas? Wenn ja, nach was riecht er? Lassen Sie den Schmerz nun im Geiste schrumpfen. Er wird immer kleiner. Platzieren Sie nun den Schmerz geistig in ein kleines Einwegglas und schließen es. Machen Sie die Augen auf, und sehen Sie nach, ob der Schmerz noch da ist. Wenn ja, wiederholen Sie den Vorgang noch einmal. Versuchen Sie nun, eine eigene Übung zusammenzustellen. Sie können dabei den Schmerz durch Ausrollen, Ausfließen, Verbrennen etc. aus dem Körper entfernen.

Die Arbeit mit Wasser

Das menschliche Gehirn besteht aus Wasser-Gel. Daher ist Wasser zur Reinigung Ihres Körpers und Ihrer Seele das beste Mittel überhaupt. Wasser speichert Informationen der Erde und des Kosmos gleichzeitig. Vor Jahren machten Wissenschaftler ein Experiment. Sie versuchten, den gleichen Stoff in dem gleichen Wasser zur gleichen Zeit auf verschiedenen Kontinenten zu lösen. Die Geschwindigkeit der Lösung dieses Stoffes ist allerdings unterschiedlich ausgefallen. Mehrere Jahre lang wurde das Experiment wiederholt. Die gleiche Lösungszeit kam nur bei einer bestimmten Sonnenaktivität zustande. Wenn die Sonnenflecken aktiv waren, ist die Lösungsdauer gleich gewesen. Das bestätigt, dass Wasser ein Gedächtnis besitzt und alle Gewässer der Welt miteinander kommunizieren. Wasser erinnert sich an die Vergangenheit, die Gegenwart und die Zukunft. Es hat ein Gehirn! Über Wasser kann man Enzyklopädien schreiben. Auf der Erde gibt es mehr als 35 verschiedene Wasserqualitäten, die sich voneinander chemisch unterscheiden. Nicht jedes Wasser ist für den Menschen gut. Nur Wasser mit einer geordneten Wasserstruktur.

Wasser hat zwei energetische Qualitäten: totes und lebendiges Wasser. Wenn Sie mehr totes Wasser in sich haben, sind Sie sauer (pH-Wert ist zu niedrig), und wenn Sie mehr lebendiges Wasser besitzen, dann eher basisch (pH-Wert ist höher). Je nach Ihrer seelischen Entwicklung haben Menschen also verschiedenes Wasser in sich.

Wasser (H_2O) ist überall enthalten, sogar in Steinen. H_2O besteht aus zwei basischen Teilen und einem sauren Teil. Es enthält zum Teil sogenanntes *schweres Wasser* (leichte Wasserstoffatome sind durch schwere Wasserstoffatome ersetzt).

Die Welt verändert sich, und auch das Wasser bleibt nicht gleich Wasser. Menschen bestehen aus Wasser und verändern sich mit ihm. Sauberes Wasser sehen Sie selten, meistens ist es eine Mischung aus Salzen und Stoffen.

Sie nehmen ein Glas Wasser und trinken es. Dadurch kommen Stoffe in Ihren Körper und rufen verschiedene Reaktionen hervor. Das Wasser auf der Erde verändert sich zu schwerem Wasser. Wasser der Formel H_2O gibt es noch. Aber es gibt auch ein anderes. Ein Wasserstoffmolekül wird immer schwerer, was auch Wissenschaftler bestätigen. Dieses wird langsam durch das sogenannte *Deuterium* (verändertes Wasserstoffmolekül) ersetzt. Deuterium ist ein natürliches Isotop des Wasserstoffs. Sein Atomkern besteht aus einem Proton und einem Neutron. Deuterium wird aufgrund seiner Masse auch als »schwerer Wasserstoff« bezeichnet. Es wurde 1931 von dem amerikanischen Chemiker Harold C. Urey entdeckt. Deuterium gelangt aus dem Kosmos in die Erdgewässer. Die Menge des Wassers aus dem Kosmos, aus den sogenannten Silberwolken, wird immer größer. Das Meereswasser verändert dadurch gerade seine Struktur. Deuterium-Wasser ist in allen Pflanzen sowie im menschlichen Blut bereits enthalten, deshalb sollte man sich an neues Wasser gewöhnen. Essen Sie mehr Obst und Früchte, so nehmen Sie das lebendige Wasser zu sich!

Deuterium ist übrigens bereits die Nahrung der Pflanzen und die zukünftige Nahrung des Menschen. Das spezifische und geheimnisvolle Wasser, das Element der Erde, das sehr kompliziert ist, interessiert auch die Wissenschaft. Es gibt nichts, das komplizierter als Wasser ist. Menschen bestehen aus Wasser, trinken es und baden darin. Lebendiges Wasser hat einen Winkel zwischen den Molekülen, der kleiner ist als 104 Grad. Bei totem Wasser ist der Winkel 104 Grad. Deuterium-Wasser gehört zum lebendigen Wasser und besitzt einen ähnlichen Winkel zwischen den Molekülen.

Ich persönlich trinke seit geraumer Zeit täglich 100 ml Powerschungit®-Wasser. Der Powerschungit® ist ein besonderer Stein aus Russland. Er passt durch den selben Kohlenstoffgehalt, wie ihn der Mensch hat, am besten zu ihm. Der Stein wird daher zur Energiearbeit, Kosmetik- und Nahrungsergänzungsmittel-Herstellung sowie für die Wasseraufbereitung eingesetzt. Das Powerschungit®-Wasser ist ein geordnetes Wasser. Dieses wird aus einem levitierten (belebten) Wasser mit Zugabe des fein gemahlenen Powerschungit®-Pulvers hergestellt und dient der sofortigen Erfrischung und Entgiftung. Der Powerschungit® ist ein Antioxidans. Er weist nützliche Eigenschaften auf, die bisher wenig erforscht waren, und enthält fast alle Elemente des chemischen Periodensystems. Alle seine im Wasser gelösten, positiven Mineralien werden vom menschlichen Körper dankbar aufgenommen. Die Powerschungit®-Erscheinungsform ist kohlenstoffhaltig. Das sind kleine Häufchen oder Kügelchen, sogenannte Globuli (Fullerene). Geraten diese Globuli aus Kohlenstoff ins Wasser, wandeln sie die Wassermoleküle um, strukturieren sie und verleihen ihnen heilende Kräfte. Das Powerschungit®-Wasser entzieht dem menschlichen Organismus Stoffe, die diesem nicht nützlich sind, und füllt gleichzeitig die dem Menschen nützlichen Elemente auf. Aus den angebotenen Elementen des Gesteins nimmt der Organismus nur so viele auf, wie er zu diesem Zeitpunkt benötigt. Also ist dieses Wasser gut zu trinken, aber auch gut für Ihre Haut.

Jede Materie konzentriert Wasser in und auf sich. Was ist nun Wasser tatsächlich? H_2O – Wasserstoff und Sauerstoff. Wasserstoff ist die Mutter des Lebens, und Sauerstoff ist der Vater des Lebens. Durch den Wasserstoff begann das Leben in der Galaxis. Der Sauerstoff ist ein sehr schlaues Element der Natur. Er steht zwischen Leben und Tod. Wasser ist ein Phänomen auf der Erde und auch in unserem Universum. Es hat ein Gedächtnis. Deshalb kann man Wasser aufladen mit: ·

- Musik
- Gebeten
- Gedanken
- Edelsteinkräften

Machen Sie ein Experiment. Versuchen Sie Folgendes: Nehmen Sie ein Glas Wasser in die Hände und laden es mit Gedanken wie Liebe, Freude und mit guter Laune, und geben Sie das Wasser jemandem zu trinken, der Kummer hat. Oder Sie laden das Wasser durch die Vorstellungskraft mit Aspirin-Energie und geben es jemandem, der Kopfschmerzen hat, zu trinken. Schauen Sie, was passiert. Sie werden staunen! Der menschliche Körper reagiert sofort auf die im Wasser enthaltene Information!

Untersucht man Wasser unter einem Mikroskop, sieht man, dass die Form der Eiskristalle zeigt, ob es sich um Wasser eines »sauberen« oder eines verschmutzten Flusses handelt. Ebenso erlaubt diese Methode zu sehen, dass das Wasser mit klassischer Musik oder mit Heavy Metal beschallt wurde. Heutzutage werden in Russland, aber auch in Europa verschiedene Geräte angeboten, welche ohne Zusatz von Chemikalien imstande sind, Wasser von Bakterien und Schadstoffen zu befreien. Eines davon arbeitet mit Powerschungit®. Andere Studien beweisen, dass durch eine spezielle Bestrahlung aus dem Wasser sogar Benzin gewonnen werden kann.

Man kennt heute:

■ *Gedankenwasser:* Dieses mit Gedanken aufgeladene Wasser nutzen viele Heiler.

■ *Homöopathie:* Auch bei dieser Methode wird Wasser verwendet, das Eigenschaften der enthaltenen Mittel potenziert speichert. Homöopathische Arzneien sind so stark verdünnt, dass in einer Einzeldosis statistisch gesehen kein einziges Wirkstoffmolekül vorhanden sein kann. Der heilende Effekt des Wirkstoffes scheint dennoch erhalten zu bleiben, weil sich das Wasser offenbar daran »erinnert«. Allein in Deutschland therapieren und heilen rund tausend Ärzte und Heilpraktiker mit Medikamenten, die auf Basis dieses Erinnerungseffekts hergestellt wurden, den es laut Physik nicht geben dürfte.

■ *Pyramidenwasser:* Das Wasser wird durch Pyramidenkraft aufgeladen. Es schmeckt angenehmer und weicher.

■ *Ionisiertes Wasser:* Durch Geräte behandeltes Wasser wird unter Strom in zwei Teile zersetzt. Die beiden Teile haben verschiedene pH-Werte. Dieses Wasser wird in der Medizin verwendet.

■ *Weihwasser:* Durch Gebete aufgeladenes Wasser kennen viele. Das Wasser nimmt die Kraft und Schwingung des Wortes an. Deshalb kann man es besprechen. Die Kirche verwendet Weihwasser seit Tausenden von Jahren. Es enthält das Gedächtnis von Silber und speichert die Kraft des Wortes (Gebet, Segnung).

■ *Tauwasser:* Wasser ist ein Wunder. Nicht umsonst heilt man mit Tauwasser und entgiftet damit den Körper. Das gefrorene und danach aufgetaute Wasser verändert seine Struktur und ist somit von menschlichem Zellwasser kaum mehr zu unterscheiden. Es wirkt alkalisch/basisch und entgiftet den Körper. Außerdem nimmt man so auch ab. Durch Tauwasser oder auch besprochenes Wasser kann man sogar eingegangene Pflanzen beleben. Das Tauwasser habe ich in Litauen vor Jahren kennengelernt. Eine meiner Bekannten litt jahrelang an Arthritis und Arthrose. Ihre Hände sahen wie die Hörner eines Elchs aus. Sie nahm täglich ein bis zwei Liter getautes Wasser zu sich und das ein halbes Jahr lang. Als wir uns nach dieser Zeit wieder trafen, traute ich meinen Augen nicht: Ihre Finger waren gerade, und sie konnte wieder Klavier spielen. Wenn man bedenkt, dass ihr davor jede Fingerbewegung wehtat und sie nicht einmal einen Löffel halten konnte, war hier ein Wunder geschehen!

- *Kolloidales Silberwasser:* Mit Silberionen eingereichtes Wasser war schon vor knapp 100 Jahren als »natürliches Antibiotikum« bekannt und von großer Bedeutung. Damals war es sehr teuer und qualitativ mit heutigen Produkten nicht zu vergleichen. Heute scheint das Interesse an kolloidalem Silber wieder größer zu werden. Kolloidales Silber sind kleinste Teilchen reinen Silbers, verteilt in destilliertem Wasser. Man kann mit Silber Lebensmittel länger frisch halten. Bereits die alten Griechen belegten ihre Trinkgefäße mit Silber. Und meine Urgroßmutter legte eine Silbermünze in die Milch, um diese länger haltbar zu machen. Doch bei innerer Einnahme ist Vorsicht geboten! Da Silber ein Schwermetall ist, lagert es sich unter der Haut ab und kann eine graue Hautfarbe hervorrufen. Auch hier geht es um die Dosierung! Äußerlich dagegen kann nicht viel passieren. Schließlich wirkt Silber sogar gegen Pilze.

Menschen glauben es zu kennen – das Wasser, das unseren Planeten beherrscht. Sieht man jedoch genauer hin, steckt es immer
noch voller Geheimnisse. Erinnern sich die Moleküle an Geschehnisse, mit denen sie konfrontiert wurden, und sind dabei
vielleicht auch kosmische Kräfte am Werk? Fakt ist, dass Wasser
Informationen speichern kann. Die verblüffendste Untersuchung
stammt von dem Japaner Masaru Emoto. Er behauptet, einwand-
frei bewiesen zu haben, dass Wasser in der Lage ist, Informationen
zu speichern. Mithilfe von Fotografien hat er das sichtbar gemacht. Schlechte Bedingungen ließen dabei nur hässliche Kristalle zu. Kanadisches Gletscherwasser oder reines Gebirgswasser
aus den Alpen hingegen erzeuge harmonische Formen von großer
Schönheit. Der Japaner beschallte Wasser auch mit Musik. Wasser
könne sich an die Musik erinnern, und die Eiskristalle würden
demnach den Charakter der Musik widerspiegeln. Er stellte fest,
dass Beethoven, Chopin und Bach das Wasser zur Bildung wun-
derschöner, gleichmäßig geformter Kristalle veranlasste, während
es nach »moderner Musik« hässliche Gebilde produzierte.

Dass das Wasser Informationen speichert, ist eine Hypothese,
mit der man sich besonders in Russland ernsthaft auseinander-
setzt. Nicht umsonst praktizieren Schamanen seit Jahrtausenden
Regenrituale. Sie besprechen das Wasser durch Gebete und machen Heilwaschungen. Ein Moskauer Forschungsinstitut startete
einen weiteren Versuch, Wasser zu veranlassen, den Gesetzen der
Physik nicht ganz zu entsprechen. Es geht darum, ölverschmutztes
Wasser mit einem kurzwelligen Lichtstrahl zu beschießen und
mithilfe der so eingebrachten Energie das Öl vom Wasser quasi
im Handumdrehen zu trennen. Es funktioniert! Auch mit Magneten wird gearbeitet. Der Magnet zieht die Energie an und gibt sie
weiter ans Wasser. Wenn man mit solchem Wasser z. B. Brötchen
backt, bleiben sie lange Zeit frisch.

Lebendige und nicht lebendige Materie wird durch Äther un-
terschieden. Lebendige Materie hat einen Äther (Lebewesen,

Kristalle, Pflanzen, Tiere). Wasser hat eine kristalline Struktur, wenn es lebendig ist. Durch Belastungen verliert das Wasser diese Struktur. Man kann das Wasser jedoch heilen. Wasser aus der Leitung hat nur 20 Prozent des Lebens in sich. Menschliche Zellen brauchen mindestens 50 Prozent gesundes, lebendiges Wasser. Das Beleben des Wassers erreicht man durch Edelsteine. Stellen Sie ein Glas Wasser auf den Tisch. Legen Sie in einer Spiralform verschiedene Edelsteine um das Wasserglas. Nach zehn Minuten können Sie das Wasser zu sich nehmen. Es enthält mehr Leben in sich. Sie können auch verschiedene Edelsteine (z. B. Calcit, Chalcedon, Bergkristall, Rosenquarz) direkt in das Wasser geben.

Wasser ist ein Energieträger und -speicher in einem. Wenn Sie ein Glas Wasser berührt haben, geht ein Teil Ihrer Energie in das Wasser hinein und wird darin gespeichert. Machen Sie eine Übung: Halten Sie ein Glas mit Wasser fünf Minuten in Ihren Händen und geben Sie es jemandem in die Hand. Fragen Sie die Person, ob sie etwas Besonderes fühlt. Nehmen Sie nach ein paar Minuten das Glas zurück und vergleichen Sie es mit der Energie zuvor.

Hier möchte ich Ihnen noch einige Tipps geben, denn mit Wasser kann man bei vielen Erkrankungen die Heilung unterstützen.

Heilung mit Wasser bei Lungenerkrankungen:

– Genug Wasser trinken ist ein Muss!
– Eine Kompresse mit dem lauwarmen Wasser auf die Brustgegend ist sehr empfehlenswert.
– Eine Massage mit lauwarmem Wasser bewirkt den Energieaustausch.
– Ein Fußbad mit warmem Wasser am Abend entgiftet den Körper durch die Fußsohlen.

Heilung mit Wasser bei Magen-Darm-Erkrankungen:

- Eine Kompresse mit Wasser und einem Teelöffel fünfprozentigem Apfelessig auf die Bauchgegend und auf die Füße bewirkt oft Wunder.
- Eine Massage der Fußsohlen mit Weinessig und Wasser aktiviert die Verdauung.

Heilung mit Wasser bei Kreislauferkrankungen:

- Wassertreten in kaltem Wasser nach Kneipp ist sehr empfehlenswert.
- Eine Massage mit Salzwasser verteilt die Energie im Körper.

Heilung mit Wasser bei Schmerzen:

- Eine warme Kompresse lindert Schmerzen.
- Ein warmes Fußbad lässt die Energie im Körper fließen.
- Warme Wickel unterstützen die Energie um die Schmerzstelle herum.

Heilung mit Wasser bei Schlafproblemen und Stress:

- Einreibungen mit kaltem Wasser in der Nackengegend lassen Sie leicht einschlafen.
- Warme Kompressen auf die Wirbelsäule entspannen den Geist.
- Warme Fußbäder erleichtern den Übergang in die Schlafphase.

Beherzigen Sie diese Tipps, und Sie werden merken, dass Wasser ein Wunderwerkzeug ist.

Fazit: Wasser gleicht einem Wunder und ist Teil Ihres Lebens.

Die Reinigung der Seele

Kosmische Karma-Namen und deren Wirkung

Ich habe bereits beschrieben, wie die Kraft des Wortes für die körperliche Reinigung eingesetzt werden kann. Die Schwingung des Wortes kann ebenso für die Reinigung Ihrer Seele verwendet werden. Dafür gibt es die sogenannten kosmischen Karma-Namen. Das sind geheime Mantras. Schon seit alten Zeiten werden Buchstaben zu Heilzwecken und bei Ritualen benutzt. Ein Buchstabe ist einem heiligen Ton zuzuordnen, und eine Kombination von Buchstaben gleicht einem Mantra. Auch Ihr Name und Wohnort sind so energetisch gesehen ein Mantra.

Buchstaben haben ihre eigene Kraft. Mantras sind ein gutes Hilfsmittel, sich zu konzentrieren und zu schützen. Liest man sie zehn Minuten am Stück laut, reinigen sie Ihre Seele, entstören negative Gedanken und geben Schutz. Sie kennen bestimmt das Mantra *Om* und *aum mani padme hum*? Das sind buddhistische Mantras. Jeder Mensch besitzt jedoch auch seine vier persönlichen Mantras, die kosmischen Karma-Namen. Wenn diese laut gelesen werden, bringen sie Sie in einen leichten Trance-Zustand.

Jeder Name wird so lange wiederholt, bis eine völlige Gedankenleere im Kopf eintritt. Setzen Sie sich einmal täglich hin, richten Sie Ihre Augen auf etwas Angenehmes und wiederholen nacheinander alle vier Namen langsam und rhythmisch. Denken Sie immer daran: Ein Laut hat immer eine Wirkung. Somit ist dieser ein Impuls. Dieser Impuls hat eine Auswirkung auf Ihr Leben. Ein Impuls ist eine Schwingung, die nach der Physik als Energie bezeichnet werden kann. Jeder Buchstabe hat also eine Schwingung und eine eigene Energiequalität. So sind Buchstaben aus dem kosmischen Namen wirksam.

Kosmische Namen kann man wie ein Gebet verwenden. Jedes Geschöpf Gottes hat einen oder mehrere kosmische oder heilige Namen. Mit diesem Namen wurde dieses Geschöpf geboren. Einen kosmischen Namen hat jeder Stein, jede Pflanze, jedes Tier, jeder Mensch, jedes Wesen, das es im Universum gibt.

Fazit: Alles, was da ist, ist einzigartig und besitzt Kraft.

Der Name ist zugleich ein Klang, also einzigartiger Ton. Er hat auch eine Farbe bzw. einen einzigartigen Farbton. Der Name ist aber zugleich auch ein Duft, ein Symbol, ein Schutz, ein geometrisches Zeichen und ein einzigartiges Schicksal. Mit jedem Namen sind Aufgaben und damit eine Bestimmung verbunden. Die Bestimmung kommt zum Ausdruck durch die Energie/Frequenz, also den Wert und Sinn der einzelnen Buchstaben des Namens.

Fazit: Ihr Name ist eine Mission!

Fast alle Menschen leiden oft schwer auf ihrem Lebensweg. Damit muss endlich einmal Schluss sein! Den kosmischen Karma-Namen erfährt jeder Mensch genau zu dem Zeitpunkt, an dem er reif dafür ist. Man kann diesen ausrechnen und verwenden. Es ist also kein Zufall, dass Sie genau jetzt das Thema erfahren. Es ist möglich, dass Sie entweder Ihre Seele um einen Namen bitten oder ihn selbst ausrechnen. Sie können bis zu vier Namen ausrechnen.

Kosmos und Karma sind zwei Begriffe, die miteinander zusammenhängen. Die Kraft Ihres kosmischen Namens ist enorm und kann zur Selbstheilung als Mantra (Gebet) verwendet werden. Gott hat mehrere Namen, auch der Mensch und die Schöpfung Gottes haben mehrere.

Die Verwendung Ihrer kosmischen Karma-Namen als Mantra hilft:

- bei Reinigungsprozessen
- bei der Genesung
- zum energetischen Ausgleich

Wichtig:

Wurde der bürgerliche Name durch Heirat, Adoption etc. geändert, so ergibt sich eine neue Namenszahl, und der Mensch verfolgt neue Ziele. Deswegen werden die kosmischen Namen immer aus dem aktuellen Vor- und Nachnamen ausgerechnet. Weil nichts »einfach so« geschieht, wird vom Schicksal dieser Person ein neuer Weg vorgegeben, um etwas Neues zu erreichen. Somit können die Geburtswerte durch die neuen Werte ersetzt oder zumindest ergänzt werden. Bei Personen, deren Namen sich durch die Schreibweise in dem Land, in dem sie derzeit leben, geändert haben, gilt der neue Name, dessen Werte dann die Werte des Ursprungsnamens ersetzen. Ein Beispiel dafür bin ich selbst. Als wir nach Deutschland kamen, wurde der Name verändert. So wurde aus Tschense Tschenze. In dieser Zeit bemerkte meine ganze Familie eine große Veränderung des Schicksals. Alles ist eins, und alles hat einen Sinn.

Der erste kosmische Name – der Schicksalsname

Der erste kosmische Name wird »Lebenszahl-Name« oder SCHICKSALSZAHL-NAME genannt. Dieses Mantra reinigt die tiefsten Ecken Ihrer Seele. Dieser Name wird aus dem Geburtsdatum ausgerechnet. Gerechnet wird wie folgt: Addieren Sie alle Zahlen Ihres Geburtsdatums ohne Jahrhundert. So finden Sie Ihre Lebenszahl.

Zum Beispiel:

Ich bin am 10.08.1973 geboren. Schreiben Sie
10.08.73

Addieren Sie alle Zahlen: $1 + 0 + 0 + 8 + 7 + 3 = 19$

Addieren Sie weiter, bis eine einzige Zahl übrig bleibt:
$1 + 9 = 10$
$1 + 0 = 1$

Meine Lebenszahl ist also die 1.

Mein Schicksalszahl-Name ist unter der 1 zu finden. In meinem Beispiel ist das Asarus/Asaria. Der erste Name ist für Männer und der zweite für Frauen gedacht. Jedem ersten kosmischen Namen ist auch ein Lebensziel zugeordnet. Bei Asarus ist es, das Urvertrauen im Leben zu erfahren. Auch ein Schutzengel, der seit Geburt auf Sie aufpasst, ist erwähnt: In meinem Beispiel ist das der Erzengel Uriel.

Ein anderes Beispiel:

Ein Freund von mir ist am 12.03.1977 geboren. Schreiben Sie
12.03.77

Addieren Sie alle Zahlen: $1 + 2 + 0 + 3 + 7 + 7 = 20$

Addieren Sie weiter, bis eine einzige Zahl übrig bleibt:

$2 + 0 = 2$

Seine Lebenszahl ist also die 2. Das ist Bustarus. Die Lebensaufgabe dieser Person ist die Zusammenarbeit mit anderen Menschen, und der entsprechende Schutzengel heißt Chamuel. Lesen Sie nun nach, welcher Name Ihrer Zahl zugeordnet ist:

Lebenszahl 1 – Erzengel Uriel
Asarus/Asaria
Das Lebensthema ist, das Urvertrauen in das Leben zu erfahren.

Lebenszahl 2 – Erzengel Chamuel
Bustarus/Bustara
Die Lebensaufgabe beinhaltet die Zusammenarbeit mit anderen Menschen.

Lebenszahl 3 – Erzengel Jophiel
Cedanus/Cedina
Die wichtigste Lebensaufgabe ist es, sich seiner Kraft und Macht bewusst zu sein.

Lebenszahl 4 – Erzengel Raphael
Darius/Dora
Das größte Lebensthema ist, Mitgefühl zu zeigen.

Lebenszahl 5 – Erzengel Gabriel
Emanuel/Emanuela
Das wichtigste Lebensziel ist es, sich selbst treu zu sein.

Lebenszahl 6 – Erzengel Michael
Frenius/Frena
Das größte Lebensziel ist es, im Einklang mit sich selbst zu sein.

Lebenszahl 7 – Erzengel Zadkiel
Grazus/Grazina
Das Lebensziel ist es zu handeln.

Lebenszahl 8 – Engel Grace
Lotus/Lota
Das Lebensthema ist, einen starken Gerechtigkeitssinn zu entwickeln.

Lebenszahl 9 – Erzengel Metatron
Moris/Mara
Das Lebensziel ist, die eigene Spiritualität zu finden. Sie ist stark ausgeprägt. Leben Sie sie.

Der zweite kosmische Name –
Heilmantra für die tiefen Seelenschichten

Der zweite kosmische Name wird aus Ihrem vollen Vor- und Nachnamen errechnet. Dieser reinigt die tief sitzenden Muster in Ihrer Seele.

Schreiben Sie Ihren vollen Namen auf, z. B. VADIM TSCHENZE.
   Nehmen Sie nun die zwei ersten Buchstaben des Vornamens und schreiben Sie diese auf:

VADIM **TS**CHENZE
VA

Danach werden die nächsten zwei Buchstaben weggelassen.

Die nächsten zwei werden wieder aufgeschrieben. Da ich in meinem Namen jedoch nur einen Buchstaben übrig habe, schreibe ich nur ihn auf. Also den Buchstaben M
VAM

Der 2. Teil des Namens ergibt sich aus Ihrem Nachnamen. In meinem Beispiel
TSCHENZE

Schreiben Sie wieder die ersten zwei Buchstaben auf:
TS

Lassen Sie die folgenden zwei Buchstaben weg und nehmen Sie dann die nächsten zwei und so weiter:

TSEN

Mein 2. kosmischer Karma-Name ist also **VAM TSEN**

Klingt etwas asiatisch, nicht wahr? Dieses Mantra ist mein zweiter kosmischer Name. Welcher hat sich aus Ihrem Namen ergeben? Damit Sie die Ausrechnung besser nachvollziehen können, hier weitere Beispiele:

Mark Koehler ergibt
MA KOLE

Rosalinde Beckenbauer ergibt
ROLIE BEENUE

Claudia Schiffer ergibt
CLDI SCFF

Dieser Name ist nicht immer leicht auszusprechen. Aber das ist kein Problem. Man spricht den Namen so, wie man ihn lesen kann. Bei Claudia Schiffer wäre es »Kldischf«.

Der dritte kosmische Name –
Heilmantra, um die Seele zu stärken

Der dritte kosmische Karma-Name gibt Ihrer Seele neue Kraft
und verschließt ihre Wunden. Er kann in Kombination zu anderen
kosmischen Namen verwendet werden. Jeder Buchstabe wird
wieder einer Zahl zugeordnet. Der Name ist also nicht einfach nur
eine Bezeichnung für eine Person. Buchstaben und Zahlen stehen
in einer sehr engen Verbindung zueinander. So können Sie auch
Ihren oder andere Namen in Zahlen umwandeln und die Namenszahl errechnen. Umlaute gelten als zwei Buchstaben, zum Beispiel
ä ist ae und ö ist oe.

Buchstaben			Zahl
A	J	S	1
B	K	T	2
C	L	U	3
D	M	V	4
E	N	W	5
F	O	X	6
G	P	Y	7
H	Q	Z	8
I	R		9

Rechnen Sie wie folgt: Schreiben Sie Ihren Vor- und Nachnamen
auf, wie es in Ihrem Pass steht, zum Beispiel Anna Maria Winter.
Verwenden Sie alle eingetragenen Namen. Schreiben Sie unter
die Buchstaben die dazugehörigen Zahlen. Entnehmen Sie diese
Zahlen der oben stehenden Tabelle. So sieht es dann beispielsweise aus:

Anna
1551

Maria
41991

Winter
595259

Sie addieren alle Zahlen aus dem kompletten Namen Anna Maria Winter und errechnen aus der Endsumme die Quersumme:

$1 + 5 + 5 + 1 + 4 + 1 + 9 + 9 + 1 + 5 + 9 + 5 + 2 + 5 + 9 = 71$
$7 + 1 = 8$

Die Quersumme ergibt die 8, das ist die sogenannte *kosmische Namenszahl* dieses Beispiels. Sehen Sie unten nach, welcher Name der 8 zugeordnet ist. Das ist *Elera*. Dieser kosmische Karma-Name gilt sowohl für Frauen als auch für Männer. Die Bedeutung des Namens entnehmen Sie bitte der Beschreibung unten. Welche Zahl haben Sie für Ihren Namen ausgerechnet?

Bedeutung der kosmischen Namenszahl:
1 bedeutet, einen individuellen Charakter zu haben, mit dem man sich nur schwer anpassen kann. Mit dieser kosmischen Namenszahl sind Sie ein autoritärer und oft schwieriger Mensch. Der Name ist *Dobira*. Er hilft Ihnen, den Ausgleich zu finden.

2 bedeutet Energie und Diplomatie. Wenn Sie die kosmische Namenszahl 2 haben, sind Sie ein energischer Mensch, der meist unsicher ist, was er mit seiner Energie tun soll. Sie haben viel Verständnis und Geduld. Sie sind einfühlsam, ehrlich und taktvoll, offen und hilfsbereit. Der Name ist *Holissia*. Dieser hilft Ihnen, mehr Sicherheit zu finden.

3 bedeutet Kreativität und Freundlichkeit. Wenn Sie die kosmische Namenszahl 3 haben, sind Sie ein dynamischer Mensch. Der Name ist *Opius*. Er gleicht Ihre Kraft aus.

4 bedeutet Gesundheit und Fleiß. Mit der kosmischen Namenszahl 4 sind Sie ein gesunder, organisierter, pünktlicher und geduldiger Mensch. Der Name ist *Ragganna*. Er gleicht Ihre Selbstliebe aus.

5 bedeutet Logik und auch organisatorische Fähigkeiten. Oft herrscht jedoch bei Ihnen das Kopfkarussell, und Sie wissen nicht, wohin mit den ganzen Gedanken. Der kosmische Karma-Name ist *Frenus*. Er bringt Sie wieder auf die Füße und sortiert Ihre Gedanken.

6 bedeutet Handwerk und Verantwortung. Mit der kosmischen Namenszahl 6 sind Sie ein verantwortungsbewusster und gerechter Mensch. Der Name ist *Rafanna*. Er beruhigt Ihre Seele.

7 bedeutet Glück, Fantasie, Melancholie. Mit der kosmischen Namenszahl 7 sind Sie ein tiefsinniger und kluger Mensch. Der Name ist *Aira*. Er macht Sie leichter im Bereich des Fühlens.

8 bedeutet Wille, Sie sind ein Sieger! Mit der kosmischen Namenszahl 8 sind Sie ein temperamentvoller und toleranter Mensch. Der Name ist *Elera*. Er regelt Ihr Temperament.

9 bedeutet Großzügigkeit, spirituelle Talente und Intuition. Mit der kosmischen Namenszahl 9 sind Sie ein spirituelles Naturtalent. Der Name ist *Grasa*. Er unterstützt Ihre Seele bei Reifungsprozessen.

Der vierte kosmische Name – der wichtigste Name

Der vierte kosmische Karma-Name ist der wichtigste Name überhaupt. Dieses Mantra reinigt Ihre Seele bis in ihren hintersten Winkel. Seine Schwingung beseitigt sogar alte Muster aus den Vorleben. Errechnen Sie nun Ihren wichtigsten kosmischen Karma-Namen! Um diesen Namen zu erfahren, brauchen Sie:

- Ihren Vornamen
- Ihren Nachnamen
- Ihr Geburtsdatum
- Postleitzahl des Orts, in dem Sie derzeit leben

Tabelle 1

Buchstaben			Zahl
A	J	S	1
B	K	T	2
C	L	U	3
D	M	V	4
E	N	W	5
F	O	X	6
G	P	Y	7
H	Q	Z	8
I	R		9

Der erste Buchstabe des geheimen Namens wird wie folgt ausgerechnet: Schreiben Sie Ihren Vornamen auf und darunter die den Buchstaben zugeordneten Zahlen. Addieren Sie die Zahlen, bis sich eine einzige Zahl ergibt. Benutzen Sie Tabelle 1.

Beispiel:

VADIM
4 1 4 9 4

Addition: $4 + 1 + 4 + 9 + 4 = 22$
$2 + 2 = 4$

Sehen Sie nun in der unten stehenden Tabelle nach, welcher erste Buchstabe dieser Zahl zugeordnet wird:

Tabelle 2

Buchstaben			Zahl
A			1
B			2
C			3
D			4
E			5
F			6
G			7
H			8
I			9

In meinem Beispiel ist es der Buchstabe *D*.

Der zweite Buchstabe wird immer zugeordnet. Bei einem Mann ein *E*, bei einer Frau ein *I*.

Bei Vadim (männlich) ist das also ein *E*.

Jetzt haben Sie insgesamt zwei Buchstaben: *DE*.

Der dritte Buchstabe ergibt sich aus der Addition der Zahlen des Nachnamens. Benutzen Sie wieder Tabelle 1.

Tschenze
21385585

$2 + 1 + 3 + 8 + 5 + 5 + 8 + 5 = 37$
$3 + 7 = 10$
$1 + 0 = 1$

Sehen Sie wieder die Tabelle 2 an. Nehmen Sie den Buchstaben, der der Zahl zugeordnet ist.

In meinem Beispiel ist das ein *A*.

Zusammen haben Sie nun *DEA*.

Der vierte Buchstabe errechnet sich direkt aus dem Geburtsdatum. Hier addieren Sie bitte alle Zahlen inklusive des Jahrhunderts:
10.08.1973
$1 + 0 + 0 + 8 + 1 + 9 + 7 + 3 = 29$

Addieren Sie wieder alles, bis eine einzige Zahl übrig bleibt:
$2 + 9 = 11$
$1 + 1 = 2$

Mein Datum 10.08.1973 ergibt also eine 2.

Sehen Sie in der Tabelle 2 nach dem Buchstaben. Das ist ein *B*.

Also schreiben Sie *B* dazu.

Insgesamt haben Sie nun *DEAB*.

Der fünfte Buchstabe ergibt sich aus der Postleitzahl des Orts, wo Sie heute leben. Der 4. kosmische Name verändert sich dementsprechend nach jedem Umzug.

In meinem Beispiel:
Postleitzahl 8280

Addieren Sie alle Zahlen, bis sich nur eine Zahl ergibt:
$8 + 2 + 8 + 0 = 18$
$1 + 8 = 9$

Suchen Sie nun in der Tabelle 2 den zugeordneten Buchstaben. In meinem Beispiel ist das ein *I*. Schreiben Sie diesen Buchstaben zu den bis jetzt errechneten Buchstaben.

Zusammen haben Sie nun *DEABI*.

Die letzten zwei Buchstaben werden immer zugeordnet: Bei einem Mann *OR*, bei einer Frau *RA*.

Da ich ein Mann bin, nehme ich OR.

Zusammen ergibt das in meinem Beispiel

DEABIOR.

Das ist mein 4. kosmischer Karma-Name.

Hier ein weiteres Beispiel mit dem weiblichen Namen Anna Ruskin. Versuchen Sie, ihren 4. kosmischen Namen zu errechnen.

Anna Ruskin, geb. 20.5.1980, lebt in 87600.

Der erste Buchstabe des geheimen Namens wird durch Addition der Zahlen aus dem Vornamen errechnet (Tabelle 1):

Anna:
1 + 5 + 5 + 1 = 12
1 + 2 = 3

Sehen Sie in der Tabelle 2 nach dem zugeordneten Buchstaben, finden Sie den Buchstaben *C.*

Der zweite Buchstabe wird wieder zugeordnet. Bei einer Frau – ein *I.*

Jetzt haben Sie die zwei Buchstaben: *CI.*

Der dritte Buchstabe ergibt sich aus der Addition aus dem Nachnamen
Ruskin (Tabelle 1):

Ruskin
931295

9 + 3 + 1 + 2 + 9 + 5 = 29
2 + 9 = 11
1 + 1 = 2

Nehmen Sie den Buchstaben, der der Zahl in der Tabelle 2 zugeordnet ist.

In diesem Beispiel ist das ein *B*.

Zusammen haben Sie nun *CIB*.

Der vierte Buchstabe errechnet sich aus dem Geburtsdatum. Frau Ruskin ist am 20.05.1980 geboren.

Rechnen Sie zusammen:
20.05.1980
$2 + 0 + 0 + 5 + 1 + 9 + 8 + 0 = 25$
$2 + 5 = 7$

Sehen Sie in Tabelle 2 nach, welcher Buchstabe dieser Zahl zugeordnet wird. Das ist ein *G*.

Zusammen haben Sie nun *CIBG*.

Der fünfte Buchstabe ergibt sich aus Frau Ruskins Postleitzahl, wo sie heute lebt. Rechnen Sie auch diesen Buchstaben aus:

87600
$8 + 7 + 6 + 0 + 0 = 21$
$2 + 1 = 3$

Der zugeordnete Buchstabe aus der Tabelle 2 ist ein *C*.

Insgesamt haben Sie nun *CIBGC*.

Die letzten zwei Buchstaben werden wieder zugeordnet: Bei einer Frau ist das *RA*.

Zusammen ergibt das in meinem Beispiel

CIBGCRA.

Die kosmischen Namen sind oft schwer auszusprechen, schließlich sind sie in der kosmischen Sprache verfasst. Zum Namen im Beispiel sagt man ZIBKRA.

Jeder Buchstabe bringt eine gewisse Frequenz mit, besser gesagt eine Schwingung. Jede Schwingung hat eine tiefe Bedeutung. Was bedeuten die Buchstaben Ihrer kosmischen Karma-Namen? Schreiben Sie einfach alle vier von Ihnen ausgerechneten kosmischen Karma-Namen auf und sehen Sie nach, welche Buchstaben darin zu finden sind.

Die Bedeutung der Buchstaben in den kosmischen Karma-Namen:

A	Ausstrahlen der bedingungslosen Liebe, Öffnung, Stabilität finden
B	Handeln, Tun, Ursprung erkennen
C	Einheit, Klarheit schätzen lernen
D	Vollendung in der Materie kennenlernen
E	körperliche und materielle Ebene schätzen lernen
F	seelische und geistige Ebenen leben, Kraft finden
G	Pläne schmieden, Einheit, Durchblick, Klugheit zeigen
H	göttliche Kraft erkennen
I und *J*	zur Wahrheit stehen
K	Gefühlsebene erkennen, Durchblick behalten
L	universelle Kräfte entdecken
M	Geborgenheit, Einheit mit dem Seelenpartner finden
N	Verbindung mit dem Göttlichen erkennen

O	Vollendung erreichen, Offenheit zeigen
P	seelische Ebene zeigen und Liebe finden
Q	karmische Verbindungen erkennen
R	Ursprung und Familie schätzen
S	den eigenen Energiestrom erkennen
T	Spiritualität leben
U und *V*	Wahrheit finden, Zweck erkennen
W	Weisheit, Wunder, Wissen und Wärme in sich erkennen
X	Hilfe von oben annehmen und selbst Hilfe geben
Y	ein Kanal sein, Botschaften weitergeben
Z	den richtigen Weg finden und die Liebesenergie erkennen

In jedem Buchstaben liegt also eine eigene Bedeutung. Ich hoffe, es macht Ihnen Spaß zu erkennen, welche Kräfte Ihre kosmischen Karma-Namen in sich tragen.

Fazit: Jeder Buchstabe ist Schwingung, und jede Schwingung hat eine tiefe Bedeutung.

Ich komme nun zu Ihren irdischen Namen. Auch sie bedeuten vieles. Ihr *Familienname* war bei der Geburt bereits vorhanden. Er stellt den sozialen Bestimmungsrahmen. Ihr *Vorname* und der *Rufname* verraten Ihnen oft viel mehr von Ihnen selbst, als Sie bisher ahnten. Diese Namen sind nicht nur der Klang, sondern auch die Macht, die darin verborgen ist. Durch das tägliche und lebenslange Rufen dieser Namen wird eine Resonanz mit Schwingungen ausgeübt.

Ich fange mit Ihrem Vornamen an, denn auch hier gibt es eine tiefe Bedeutung der Buchstaben. Es gibt nämlich männliche und weibliche Buchstaben. Ist Ihr irdischer Vorname weiblich oder männlich? Was bedeuten die Buchstaben Ihres Vornamens? Auch das sind Impulse.

Wie heißen Sie? Ist das ein seltener Vorname? Ihr Vorname hat zwei Energien in sich, sowohl eine männliche als auch eine weibliche. Auch der Mensch selbst besitzt beide Energien. Welche Buchstaben überwiegen in Ihrem Vornamen? Haben Sie mehr männliche oder weibliche Anteile? Schauen Sie nun, welche Buchstaben Ihres Vornamens welche Energie besitzen. Schon seit alten Zeiten werden Buchstaben zu Heilzwecken und bei Ritualen benutzt. Ein Buchstabe ist gleichzusetzen mit einem heiligen Ton, und eine Kombination von Buchstaben gleicht einem Mantra. Auch Ihr Vorname ist energetisch gesehen ein Mantra.

Ist es ein Zufall, dass Sie so heißen, wie Sie heißen? Oder ist es ein Zufall, dass Sie in einem Ort leben, der so heißt, wie er heißt? Nein! Alles kommuniziert miteinander. Es gibt keine Zufälle! Alles, was da ist, hat einen tiefen Sinn. Buchstaben besitzen Kraft und kommunizieren miteinander, sie sind kosmische Antennen für den Energieempfang der Planetenstrahlen und der karmischen Aufgaben. Schamanen sind der Meinung, die Sprache konzentriert Energie des Feuers und des Wassers in einem.

Buchstaben sind sehr alte Energieträger. Jeder Buchstabe besitzt eine bestimmte Energieart aus der Vergangenheit, Gegenwart und der Zukunft. Somit arbeiten Ihr Name und der Name des Orts, in dem Sie leben, wie Magnete. Ihr Name ist ein Energieträger bestimmter Frequenzen, die Ihre Seele auf diese Welt mitgebracht hat. Wenn Ihr Name erwähnt wird, kommen positive oder negative Energien zu Ihnen, je nachdem, wie man den Namen ausspricht, fühlen Sie sich verschieden. Die Namensverniedlichungen haben eine ganz andere Energie als der richtige Name. Machen Sie ein Experiment: Nennen Sie jemanden mit seinem vollen Namen. Schauen Sie den Menschen an, wie er reagiert. Danach machen Sie aus seinem Namen eine Verniedlichung. Beobachten Sie die Person, wie sie jetzt reagiert. Nun nennen Sie die Person mit einem komplett anderen Namen oder Spitznamen. Schauen Sie, was passiert, z.B. Anna – Ännchen – Lucia oder Schatzi. Am wohlsten fühlen Sie sich, wenn Sie Ihren vollen Namen hören, weil dieser reine Frequenzen besitzt, die zu Ihnen passen. Bei Verniedlichung verändern sich die Energien sofort, und bei Spitznamen passen sie überhaupt nicht mehr zu Ihrer eigentlichen Energie. Sie zucken sofort zusammen. Auch Menschen, die Sie umgeben, bringen Energien in Ihr Leben. Da Sie ständig in einem Energieaustausch leben, bekommen Sie durch die Namen der Mitmenschen auch bestimmte Energien.

Sie wissen, dass bekannte oder auch spirituelle Menschen sehr oft einen anderen Namen verwenden. Madonna, Madam Rosa, Nena, DJ Vadim. Das ist nicht nur deshalb so, weil sie den richtigen Namen verheimlichen wollen, sondern weil durch den Künstlernamen neue Energien gesammelt werden können. Dadurch gelangen diese Menschen an neue Vibrationen. Frauen bekommen neue Energien durch die Veränderung des Namens durch Heirat, Männer haben dieses Privileg selten. Durch eine Namensänderung verändert sich der Energiehaushalt der Seele, die den Ätherkörper auf eine neue Ebene bringen, denn jeder Buchstabe ist ein neuer Strahl. Buchstaben besitzen Frequenzen, und Frequenzen haben Farben, Wellenlängen und einen Duft.

Der erste Buchstabe Ihres Vornamens hat die größte Bedeutung. Initialen prägen Sie stark auf dem karmischen Weg. Initialen = karmische Wege. *Der Anfangsbuchstabe* dominiert mit seiner Energie. So ergibt sich ein Abbild der eigenen Lebensaufgabe und der Verhaltensmuster.

Der zweite Buchstabe Ihres Vornamens stellt die persönliche Energie dar. Dieser Impuls ist angeboren.

Der dritte Buchstabe Ihres Vornamens und weitere sind Ihre Charakter-Qualitäten.

Mehrmals auftauchende Buchstaben stellen Talente dar.

Der Vorname stellt also Ihre Persönlichkeit dar, die Sie leben sollten. Das ist Ihr Wesen.

Auch der Nachname hat eine Bedeutung. Er stellt Ihr Auftreten dar, er bestimmt also, wie Sie sich verhalten, und beinhaltet Frequenzen des Familienkarmas. Dazu aber später mehr. Sehen Sie zuerst nach, was für eine Bedeutung die Buchstaben Ihres Vornamens haben und ob die männliche oder weibliche Energie überwiegt.

Die Bedeutung der Buchstaben im Vornamen:

A ist männlich
Menschen, die ein A in ihrem Vornamen haben, sind kraftvoll und oft erfolgreich. Männer powern und können sich nicht bremsen. A ist ein sehr stabiler Schöpfungsbuchstabe. Er steht für **A**nsehen und das Durchboxen. **A**nderen helfen, **a**nders sein und **a**llumfassende Liebe auszustrahlen – das sind die Eigenschaften des Buchstaben.
    M**a**gdalena
    Alla

B ist weiblich
Menschen, die ein B in ihrem Vornamen haben, sind hilfsbereit, fantasievoll, herzlich, was die weibliche Energie widerspiegelt. B hat zwei Rundungen wie eine Frau und gilt als Buchstabe der Hilfe. **B**reit denken, **B**estand der Gesellschaft sein und **b**estreben – das sind die Eigenschaften des Buchstaben.

Boris
Al**b**erto

C ist weiblich

Menschen, die ein C in ihrem Vornamen haben, sind humorvoll.
Sie sind kreativ und begabt, neugierig und wach in einem. Das C
sieht wie ein Neumond aus und spiegelt die weibliche Energie wider. Das C bringt jedoch oft Sorgen, die mit der weiblichen Intuition zu tun haben. Die **C**hance – das ist die Eigenschaft des Buchstabens.

Claudia
Mari**c**a

D ist weiblich

Menschen, die ein D in ihrem Vornamen haben, sind medial veranlagt. Das D dient der Abrundung des Geschehens. So wollen
sie alles **d**rum herum ausgleichen und harmonisieren. **D**amenhaft,
Daheim, **D**auer und **D**enken – das sind die Eigenschaften des
Buchstabens.

Daniel
Theo**d**or

E ist weiblich

Menschen, die ein E in ihrem Vornamen haben, sind begeisterungsfähig und offen für neue Wege im Leben. Der Mut der
Frau ist in diesem Buchstaben verankert. Dieser Buchstabe gehört zur Mutter **E**rde, daher kann er auch materielle Sorgen darstellen. **E**infach, **E**hre, **E**he – das sind die Eigenschaften des Buchstabens.

Emanuel
Susann**e**

F ist männlich

Menschen, die ein F in ihrem Vornamen haben, sind distanziert, aber trotzdem sehr liebevoll. Man entfaltet sich schwer und langsam. **F**rieden, **f**rei und **f**achlich – das sind die Eigenschaften des Buchstaben.

Elf**r**iede

Fernanda

G ist weiblich

Menschen, die ein G in ihrem Vornamen haben, sind harmoniebedürftig und nachdenklich. Ein G steht für das Empfangen. Es **g**ebärt neues Leben, das neue Leben in Ihrer Vorstellung. **G**eburt, **g**erecht sein, **g**rübeln – das sind die Eigenschaften des Buchstaben.

Gustav

A**g**atha

H ist männlich

Menschen, die ein H in ihrem Vornamen haben, sind grüblerisch und nachdenklich. Das H ist ein sehr stabiler Buchstabe, er sieht wie eine Leiter aus und ermöglicht die Steigerung im Wissenserwerb. Menschen mit einem H im Namen sind daher zielbewusst und aufmerksam zu anderen. **H**äuslich, **h**autnah, **h**armlos – das sind die Eigenschaften des Buchstaben.

Hans

Sasc**h**a

I ist männlich

Menschen, die ein I in ihrem Vornamen haben, sind kraftvoll und energiegeladen. Sie powern sehr viel im Job. **I**chbewusst, **i**deal, **i**ntellektuell – das sind die Eigenschaften des Buchstaben.

Isolde

Mart**i**na

J ist männlich

Menschen, die ein J in ihrem Vornamen haben, sind taktvoll. Das J macht jedoch auch starr im Denken. Menschen verbinden das J meistens mit Jesus und der Jesusenergie. **J**agen, **j**ammern, **j**ubeln und **j**ung bleiben – das sind die Eigenschaften des Buchstaben.

Jasmin

Juri**j**

K ist männlich

Menschen mit einem K im Vornamen sind immer etwas Besonderes. Sie suchen eine Beschäftigung und lieben Menschen. **K**raftvoll, **K**larheit und **K**arriere – das sind die Eigenschaften des Buchstaben.

Konstantin

Angeli**k**a

L ist männlich

Menschen, die ein L in ihrem Vornamen haben, sind wendig und intellektuell, aber oft auch arrogant. Das L ist ein typisch männlicher Buchstabe. **L**eben, **L**iebe, **L**angeweile – das sind die Eigenschaften des Buchstaben.

Lydia

A**l**bert

M ist männlich

Menschen, die ein M in ihrem Vornamen haben, sind mit dem Kar**m**a der Familie verbunden. Sie sind stabil, denkend, sprachbegabt und opfern sich leicht für andere auf. **M**acht, **m**ühsam und **m**agisch – das sind die Eigenschaften des Buchstaben.

Martina

Tho**m**as

N ist männlich

Menschen, die ein N in ihrem Vornamen haben, sind gute Psychologen, die einen scharfen Verstand besitzen. **N**atur, **N**eugier und **N**ähe – das sind die Eigenschaften des Buchstaben.

Natascha

A**n**tonia

O ist weiblich

Menschen, die ein O in ihrem Vornamen haben, sind beständig, aber oft dominant. Sie besitzen ein gutes Urteilsvermögen. **O**ft, **o**ffensiv, **o**ffen und **o**rdentlich – das sind die Eigenschaften des Buchstaben.

Otto

Th**o**mas

P ist weiblich

Menschen, die ein P in ihrem Vornamen haben, sind hilfsbereit. Ein P macht jedoch manchmal auch eigensinnig. **P**ädagogisch, **p**elzig und **p**erfekt – das sind die Eigenschaften des Buchstaben.

Petra

Leo**p**old

Q ist weiblich

Menschen, die ein Q in ihrem Vornamen haben, sind charmant und harmonisch, erfolgreich und zugänglich. **Q**uatschen, **q**uittieren, **Q**ualität – das sind die Eigenschaften des Buchstaben.

Quella

Quirin

R ist weiblich

Menschen, die ein R in ihrem Vornamen haben, besitzen viel Feuer in sich. Da das Feuer bekanntlich Materie verändert, kann dieser Buchstabe sie manchmal launisch machen. **R**eichtum, **R**echt und **r**adikal – das sind die Eigenschaften des Buchstaben.

Ramona

Martin

S ist weiblich

Menschen, die ein S in ihrem Vornamen haben, sind künstlerisch veranlagt und gefühlsbetont. **S**achlich, **s**agenhaft und **s**charfsinnig – das sind die Eigenschaften des Buchstaben.

Sabine

Han**s**

T ist männlich

Menschen, die ein T in ihrem Vornamen haben, sind sehr mobil, denken scharf und finden Lösungen. **T**oll, **t**alentiert und **t**iefsinnig – das sind die Eigenschaften des Buchstaben.

Theodor

Anne**t**te

U ist weiblich

Menschen, die ein U in ihrem Vornamen haben, sind Empfänger der kosmischen Energie. Daher können sie neue Ideen vermarkten und anderen Menschen Glück bringen. **U**mgänglich und **ü**berall dabei sein – das sind die Eigenschaften des Buchstaben.

Ulrich

J**u**tta

V ist männlich

Menschen, die ein V in ihrem Vornamen haben, sind spirituell veranlagt. **V**ielseitig, **v**olldenkend, **v**ernünftig – das sind die Eigenschaften des Buchstaben.

Vadim

Vladimir

W ist weiblich

Menschen, die ein W in ihrem Vornamen haben, sind Pioniere der Welt. Sie verändern sich und alles drum herum. **W**eltoffen, **w**ählerisch und **w**eitdenkend – das sind die Eigenschaften des Buchstaben.

Waltraud
Walter

X ist weiblich

Menschen, die ein X in ihrem Vornamen haben, sind kontaktfreudig. Sie haben eine große Neigung zu Problemen und Schwierigkeiten. X steht auch für das Schicksal und die weibliche Energie (das Chromosom der Frau hat eine **X**-Form). Extravagant und **x**-beliebig – das sind die Eigenschaften des Buchstaben.

Xaver
Ale**x**

Y ist männlich

Menschen, die ein Y in ihrem Vornamen haben, sind zufrieden mit sich und dem sozialen Umfeld. Sie besitzen sehr viel Kraft. Y steht auch für das Schicksal und die männliche Energie (das Chromosom des Mannes hat eine **Y**-Form). Zentriert wie ein **Y** – das ist die Eigenschaft des Buchstaben.

Evel**y**n
Yoshua

Z ist weiblich

Menschen, die ein Z in ihrem Vornamen haben, sind zielstrebig und zufrieden. Sie lieben ihre Familie und Freunde. **Z**ielstrebig, **z**entriert und **z**auberhaft – das sind die Eigenschaften des Buchstaben.

Loren**z**
Zoe

Haben Sie schon herausgefunden, ob Sie mehr männliche oder mehr weibliche Buchstaben in Ihrem Vornamen besitzen? Machen Sie nun Folgendes: Schreiben Sie die Vornamen Ihrer Eltern auf und finden Sie heraus, wie sie sind oder waren. Denn wenn Ihre Mutter in ihrem Vornamen mehr männliche Buchstaben als Ihr Vater in seinem besitzt, ist sie eventuell die dominierende Person in der Familie.

Schreiben Sie nun den Namen Ihres Wohnorts auf. Sehen Sie, welche Energien dieser Ort hat. Auch Buchtitel können nach männlich-weiblichem Prinzip ausgewertet werden. Sehen Sie einen Buchtitel an und rechnen Sie aus, welche Energie dieses Buch Ihnen bringt.

Interessant zu wissen:
Je nachdem, mit welchem Buchstaben Ihr eigener Vorname beginnt, ziehen Sie in Ihrem Leben bestimmte Menschen an. Deren Vornamen beginnen auch mit einem besonderen Buchstaben, z.B. Geborene mit einem irdischen Vornamen, der mit V (wie Vadim) beginnt, ziehen Karmapartner an, deren Namen mit den Buchstaben T, R, A, D, V und M beginnen. Hier ist eine Tabelle:

1. Buchstabe des eigenen Vornamens			1. Buchstabe der Vornamen, die man anzieht
A	J	S	B, U, M, S, L, X
B	K	T	T, R, O, D, V, J
C	L	U	C, E, F, G, W, K
D	M	V	T, R, A, D, V, M
E	N	W	H, I, T, W, X, N
F	O	X	Y, Z, K, P, O, Q
G	P	Y	P, R, I, A, M, D
H	Q	Z	U, D, E, L, A, X
I	R		T, R, K, F, V, A

Den Buchstaben werden nicht nur Zahlen und Geschlecht, sondern auch Farben zugeordnet. So haben sowohl Ihr Vor- als auch Ihr Nachname eine Farbe. Rechnen Sie diese Farben aus.

Zuordnung der Buchstaben zu den Grundfarben im Vornamen:

Rot: C, J, K, N, Q, S, X, V
Orange: D, K, R, Y
Gelb: E, L, S, O, Z
Grün: F, G, I, L, M, T
Blau: A, D, G, M, N, U
Indigo: A, H, O, V
Violett: B, E, I, P, W
Magenta: B
Silber: H
Schwarz: J, Q, U
Gold: R
Braun: T
Weiß: X

Beispiel für Vadim:
Rot – Blau – Blau – Violett – Grün
V A D I M

Mein Name enthält all diese Farbfrequenzen.

In den Farben des Namens erkennen Sie Ihre Fähigkeiten und Potenziale. Jede Person hat mehrere Lebensaufgaben. Daher hat auch jeder Name mehrere Farben, Zahlen und Themen. Über die eigenen Namensfarben bringen Sie diese Lebensaufgaben zum Ausdruck. Wenn Sie Menschen begegnen, begegnen Sie immer zuerst der Schwingung der Farbe und der Zahl. Sehen Sie selbst, welche Farben und Zahlen Ihre Namen mit sich bringen und welche Aufgaben hiermit verbunden sind. Dazu nehmen Sie Ihren Vornamen.

Buchstabe	Farbfrequenz	Zahl	Thema
A	Blau, Indigo	1	leichter werden
B	Violett, Magenta	2	sich bewegen
C	Rot	3	Bestimmen lernen
D	Blau, Orange	4	sich sicher fühlen
E	Violett, Gelb	5	Annehmen lernen
F	Grün	6	Lieben lernen
G	Grün, Blau	7	Sicherheit finden
H	Silber, Indigo	8	Umbrüche überstehen
I	Hellgrün, Violett	9	zu Mutter Natur finden
J	Schwarz, Rot	1	Energie nutzen
K	Blau, Rot	2	stabil werden
L	Dunkelgrün, Gelb	3	sich durchkämpfen
M	Hellblau, Grün	4	Zulassen lernen
N	Dunkelrot, Blau	5	Anpacken lernen
O	Gelb, Indigo	6	sich trauen lernen
P	Violett	7	Kanal nutzen
Q	Schwarz, Rot	8	seelische Themen sehen
R	Gold, Orange	9	andere führen
S	Rot, Gelb	1	Ausgleich bringen
T	Braun, Grün	2	kosmisches Wissen erlangen
U	Schwarz, Blau	3	Wissen ansammeln
V	Rot, Indigo	4	Welt verändern
W	Violett	5	sich selbst finden
X	Weiß, Rot	6	Wissen erlangen
Y	Orange	7	eigene Wege finden
Z	Gelb	8	Kommunizieren lernen

So viel zu Ihrem Vornamen. Aber Sie haben auch einen Nachnamen. Auch dieser bringt Frequenzen mit sich, Frequenzen aus
dem Familienkarma-Bereich. Was bedeuten die Buchstaben Ihres
irdischen Nachnamens?

A

Menschen, die ein A in ihrem Nachnamen haben, sind kreativ. Das
A steht für Bewusstsein, Stabilität und den Anfang. Wenn Sie das
A ansehen, ähnelt es einem Haus, einem Gerüst, einer Pyramide
oder einer Leiter. Man kann also nach oben aufsteigen und die
Welt erkennen. Das A steht auch für Weisheit und die Vorsehung.
Dieser Buchstabe ist die Verbindung zur materiellen Welt. In die-
sem Leben hat der Mensch eine Aufgabe, etwas auszusagen, etwas
zu entwickeln oder etwas Schöpferisches zu entdecken.

B

Menschen, die ein B in ihrem Nachnamen haben, sind meistens
entschlossen, aber oft auch ängstlich. Wenn man das B anschaut,
sieht man ein Herz, das weibliche Energie widerspiegelt. Das B
sieht wie eine liegende Acht aus, und daher kann der Buchstabe
auch die Unendlichkeit bedeuten. Die Aufgabe dieser Menschen
ist, die Welt zu entdecken, ihre heiligen Kräfte zu finden, mehr
Schutz für sich und andere zu erlangen. Menschen, die ein B in
ihrem Nachnamen haben, wurden in mehreren Zivilisationen inkarniert. Durch die angesammelte Erfahrung sind sie diejenigen,
die sich in diesem Leben bestätigen müssen. Das hängt oft mit
dem Kämpfen zusammen.

C

Menschen, die ein C in ihrem Nachnamen haben, können wendig
durch ihr Leben gehen. Von Natur aus sind sie ein sehr aktiver
Mensch, lernen die Welt kennen und versuchen, sich selbst zu verstehen. Das C sieht wie ein Neumond aus und ist ein Schlüssel

zum Erfolg durch neue Dinge, die sie anpacken sollen. Andererseits bringt dieser Buchstabe auch Wankelmütigkeit mit sich.

D

Menschen, die ein D in ihrem Nachnamen haben, können sehr aufgeschlossen sein. Sie sind meistens konzentriert, aber nicht immer konsequent in ihren Handlungen. Als medial veranlagter Mensch kann so ein Mensch esoterische Interessen haben und durch das Leben powern. Ein D sieht wie ein Schiffchen bzw. ein Segel aus und bedeutet daher Bewegung. Die Aufgabe der D-Menschen ist, das eigene Karma zu bewältigen, die Kraft der Welt zu erkennen und das Familienkarma abzutragen. Das D gibt ihnen Stabilität und Erdung, damit können sie leichter entscheiden.

E

Menschen, die ein E in ihrem Nachnamen haben, sind intuitiv. Sie besitzen einen hellwachen Verstand, sind begeisterungsfähig und offen für neue Dinge im Leben. Es kommen jedoch immer wieder Zeiten, wo sie zerstreut oder unentschlossen sind. Ein E sieht wie eine Gabel aus. Daher geht es beim E darum anzupacken, zu handeln und sich zu trauen. Dieser Buchstabe gehört zur Erde, daher können Menschen mit einem E materiell eingestellt sein. Beim E geht es aber auch um kosmische Energien. Die linke Seite des Buchstaben ist das Universum, die drei Ableitungen symbolisieren drei Sphären des Daseins: die irdische, seelische und geistige Ebene. Das E symbolisiert auch das Feuerelement. Das E ist wie eine Fackel, die brennt. Menschen, die ein E in ihrem Nachnamen haben, müssen stets vorsichtig sein. Sie haben oft Prüfungen auf ihrem Lebensweg. Die Lernaufgabe ist, sich kennenzulernen, die Gier abzustellen und mehr Seelisches als Materielles auf dieser Welt zu erkennen. Ein Mensch, der mehrere Es in seinem Namen hat, kann leicht reich oder selbständig werden, er ist oft der Liebling der Menschen.

F

Menschen, die ein F in ihrem Nachnamen haben, sind erwartungsvoll. Manchmal können sie nörglerisch und intolerant wirken. Die Aufgabe dieser Menschen ist, die Unsicherheit abzulegen und sich weiterzubilden. Dieser Buchstabe vereinigt das Gute und das Böse in sich. Die Aufgabe dieser Menschen ist zu erkennen, dass es keine guten oder bösen Menschen gibt und jeder in sich beide Elemente trägt. Ein Mensch mit einem F im Nachnamen will lernen, entdecken und powern.

G

Menschen, die ein G in ihrem Nachnamen haben, sind sicher in den Reaktionen und sehr selbstbewusst. Sie sind sogar oft frech zu anderen, trotzdem weich im Herzen und sehr harmoniebedürftig und nachdenklich. Menschen mit einem G im Nachnamen empfangen viele Strahlen aus dem Universum und können sich mit Channeln befassen.

H

Menschen, die ein H in ihrem Nachnamen haben, sind manchmal sehr grüblerisch. Das H sieht wie eine Leiter aus und ermöglicht die Steigerung. Diese Menschen sind daher engagiert und zielbewusst. Sie können andere Menschen faszinieren, haben goldene Ideen. Die Lernaufgabe dieser Menschen ist zu lernen, in der Gegenwart zu denken und zu handeln.

I

Menschen, die ein I in ihrem Nachnamen haben, sind geerdet. Das I bringt Wackeleien mit sich und macht teilweise unbeständig oder gar zerfahren. Der Buchstabe I symbolisiert Eigensinn, Alleinsein und auch den Planeten Erde. Das I gibt Kraft und bringt Licht ins Leben.

J

Menschen, die ein J in ihrem Nachnamen haben, sind sensibel, fühlend und einfühlsam. Das J macht liebenswert, manchmal jedoch dickköpfig. Menschen verbinden das J meistens mit Jesus und der Jesusenergie, und er bzw. sie haftet tatsächlich an diesem Buchstaben. Das J steht für Liebe, das Zulassen, Annehmen und das Wir-Bewusstsein.

K

Menschen mit einem K sind Originale. Sie sind aufgeschlossen für alles Neue und reisen gern. Sie lieben Menschen und erledigen leicht berufliche Aufgaben in einem Team. Ab und zu sind sie jedoch depressiv veranlagt oder schwerfällig. Das K besteht aus drei Strichen. Die Zahl 3 ist heilig. So bringt dieser Buchstabe auch heilige Energie in ihr Leben. Die Aufgabe dieser Menschen ist, loslassen und Prioritäten setzen zu lernen.

L

Das L ist ein göttlicher Buchstabe. Menschen, die ein L in ihrem Namen haben, sind lebendig. Das sind Menschen, die intellektuell durch das Leben gehen und ohne Arroganz viele Aufgaben erledigen. Das L sieht wie eine Sense aus, somit sind Energien der Ernte und des Verletzens in diesem Buchstaben integriert. So kann diese Frequenz manchmal untreu oder fordernd machen. Auf jeden Fall lernt das L, die Seele in Ordnung zu halten.

M

Menschen, die ein M in ihrem Nachnamen haben, sind stabil, nachdenklich, sprachbegabt und einfühlsam. Ab und zu macht diese Frequenz sentimental und abenteuerlustig. Ein M gehört zu den heiligen Buchstaben und Lauten. Es verleiht seinem Träger Zielstrebigkeit und menschliches Verständnis. Wenn man mehrere Ms im Namen hat, ist man unerschrocken. Wenn Sie diesen

Buchstaben ansehen, assoziieren Sie ihn mit den Bergen, der Höhe, einem Hut. Alles dient einem Schutz, dem karmischen Schutz. Auch das Wort Mensch beginnt mit einem M. Viele verbinden die M-Frequenz mit dem Namen des Erzengels Michael und mit Heilung. Sein Strahl ist sehr stark. Das M gibt Hoffnung und Schutz. Ein Baby sagt nicht umsonst immer wieder: »Mamaaaaaaaaaaaaaa«.

N

Menschen, die ein N in ihrem Nachnamen haben, sind gute Zuhörer und Therapeuten. Sie können Ruhe vermitteln und lieben Menschen. Die andere Seite der Medaille ist das Bedürfnis, immer wieder in die Offensive zu gehen. Durch diese Frequenz kann man sehr taktlos sein. Man will sich selbst behaupten und handelt wie ein Blitz. Übrigens, das N sieht auch wie ein Blitz oder ein Herzdiagramm aus und steht daher für das Leben. Das N ist sehr stabil und bringt Sicherheit durch Kampf.

O

Menschen, die ein O in ihrem Nachnamen haben, sind erfolgreich. O ist die göttliche Form. Alles Göttliche hat eine runde oder ovale Form: Planeten, das Universum, Galaxien. Ein O steht auch für Spiritualität, das Materielle, aber auch für Ungeduld.

P

Menschen, die ein P in ihrem Nachnamen haben, sind zugänglich. Ein P macht jedoch auch oft egoistisch, dann wieder verantwortungsvoll. P ist der Buchstabe der Macht. Man will die erste Geige spielen. Menschen mit einem P im Namen interessieren sich für Musik, Steine, starke Energien. Sie sind offen fürs Lernen. Das P bringt eine Extraenergie aus dem Kosmos, die das Wissen der Galaxie vermittelt.

Q

Menschen, die ein Q in ihrem Nachnamen haben, sind erfolgreich und offen für das Neue. In manchen Situationen können sie von starrem Denken beherrscht werden und gehen daher kaum Kompromisse ein. Das Q hat die Kraft der Transformation und wird als Energietransformator angesehen. Das Gelernte muss weitergegeben werden.

R

Menschen, die ein R in ihrem Nachnamen haben, besitzen eine gute bildliche Vorstellungskraft und große Fähigkeiten im Nachempfinden. Das R steht für das Verteilen und den Geist. Außerdem stellt ein R das Feuerelement dar. Da das Feuer bekanntlich Materie verändert, kann dieser Buchstabe manchmal launisch machen. Er bringt eine Extraenergie auf die Erde und in den Ätherkörper.

S

Menschen, die ein S in ihrem Nachnamen haben, sind motiviert. So ein Mensch stellt einen hohen künstlerischen Anspruch an sich selbst. Er versucht, sich selbst darzustellen, und wird immer gefühlsbetonter. Manche, die ein S in ihrem Namen haben, gehen bis an die Grenze des Selbstmitleids und schaffen dann immer wieder einen Umbruch. Wenn Sie das S ansehen, sehen Sie die Hälfte einer Acht. Dieser Buchstabe verhilft seinem Träger auf eine neue Ebene der Energie und bringt Licht für den Ätherkörper. Er aktiviert das Unterbewusste in der Seele und lässt einen handeln.

T

Menschen, die ein T in ihrem Nachnamen haben, haben einen scharfen Verstand, sind spirituell veranlagt und haben eine Lebensaufgabe: zu lernen und zu lehren. Sie sind entdeckungsfreudig, wenig sesshaft, manchmal jedoch zynisch und unausstehlich. Ein T sieht wie ein Hammer aus, daher lässt er den Menschen analysieren. Das T warnt vor Fehlern und stellt ein Fundament des Wissens dar. Es ist auch der Anfangsbuchstabe des Wortes Terra (Erde) und erdet daher sehr gut das Empfinden.

U

Menschen, die ein U in ihrem Nachnamen haben, sind sehr energievoll. Das U ist ein Transformator des Wissens aus der Vergangenheit und aus der Gegenwart. Das U ist ein Energiekonzentrat. Daher können Menschen mit einem U in ihrem Nachnamen neue Ideen gut vermarkten und andere hinter sich lassen. Oft macht das U allerdings verführbar. Man kann von augenblicklichen Erfolgen geblendet werden. Andererseits bringt der Buchstabe Leichtigkeitsfrequenzen, die geschickt Katastrophen abwenden.

V

Menschen, die ein V in ihrem Nachnamen haben, sind meistens mystisch. Hier sieht man oft einen Hang zur Esoterik und Magie. Solche Menschen bringen Ideen zur Geltung, sie erreichen Menschenherzen, weil sie aus dem Herzen handeln. Sie sind erfolgreich im Geschäftsleben, oft jedoch leichtgläubig. Daher können immer wieder Verluste auftreten. Die Lernaufgabe dieser Menschen ist es, alles zu prüfen und sich auf ihre Intuition zu konzentrieren. Durch V (Victory) können solche Menschen kosmische Energie tanken. Das V ist Erfolg, Sieg und Botschaft in einem. Es ist ein Himmelsbuchstabe.

W

Menschen, die ein W in ihrem Nachnamen haben, sind in der Transformation gefangen. Sie verändern sich und alles um sich herum. Das W steht für die Gleichheit und Unendlichkeit, für die

Transformation des Bewusstseins und Prüfungen. Das W ist das doppelte V und besitzt daher eine ähnliche Frequenz. Menschen mit einem W im Nachnamen sind zu großer Selbstkritik fähig. Sie sind mutig und logisch. Oft denken sie zu viel, so plagen sie Selbstvorwürfe, und sie können sehr nachtragend sein.

X

Menschen, die ein X in ihrem Nachnamen haben, sind gute Therapeuten. Das X sieht wie ein Kreuz aus und vereinigt alle Himmelsrichtungen. Ein Kreuz steht auch für die Transformation des Geistes. Manchmal distanzieren sich Menschen mit einem X von anderen. Sie neigen zu Problemen und Schwierigkeiten. Das X steht auch für das Schicksal und die weibliche Energie (das weibliche Chromosom hat auch eine X-Form).

Y

Menschen, die ein Y in ihrem Nachnamen haben, besitzen sehr viel Gedankenkraft. Da der Buchstabe jedoch sehr instabil wirkt, kann diese Frequenz den Menschen oft schwerfällig, aber hellhörig machen. Das Y steht auch für Karma und für das Schicksal und die männliche Energie des Feuers (das Chromosom des Mannes hat auch eine Y-Form).

Z

Menschen, die ein Z in ihrem Nachnamen haben, sind zielstrebig. Sie lieben ihre Umgebung und sind treu. Das Z ist ein Kanal für den Familiensinn und verbindet Himmel und Erde.

Fanden Sie das interessant? Mit den Buchstaben des Namens kann man auch Energien ausgleichen. Hier stelle ich Ihnen eine Übung aus dem russischen Raum vor:

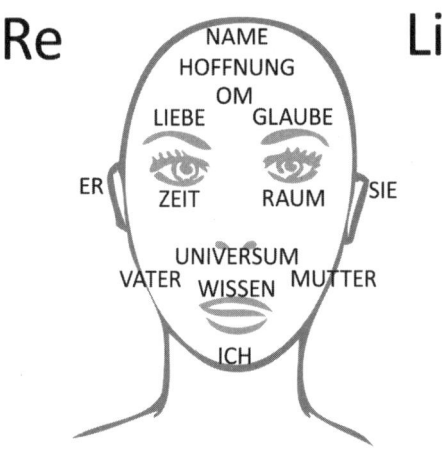

Halten Sie Ihre rechte Hand an die *Stirn* und danach an die drei Hauptchakren (Kopf, Wurzel, Herz) und wiederholen Sie jedes Mal sieben Mal nacheinander Ihren Vornamen.

Danach halten Sie die Hand an Ihre Stirn in der Mitte und sagen: »Hoffnung«, danach berühren Sie die Stirn links und sagen »Glaube«, anschließend rechts und sagen »Liebe«.

Dann wiederholen Sie sieben Mal nacheinander das Mantra »Om« und halten währenddessen Ihre rechte Hand ans dritte Auge (die Stirnmitte).

Nun halten Sie Ihre beiden Ohren nacheinander mit den Händen zu. Zuerst die rechte Seite. Sagen Sie dabei »Er«. Dann halten Sie das linke Ohr zu und sagen einmal »Sie«.

Schließen Sie nun nacheinander Ihre Augen. Beim rechten Auge wiederholen Sie das Wort »Zeit« und beim linken das Wort »Raum« jeweils sieben Mal.

Nun halten Sie Ihre Nase zu und wiederholen sieben Mal das Wort »Universum«.

Bedecken Sie Ihre Lippen mit der rechten Hand und wiederholen Sie sieben Mal das Wort »Wissen«.

Da Ihr Kinn für das Ich steht, berühren Sie es mit der rechten Hand und sagen »Ich«.

Nehmen Sie nun Ihre rechte Backe in Ihre rechte Hand und sagen Sie »Vater«, danach die linke und sagen »Mutter«.

Eine andere Übung mit Ihrem Namen ist folgende:
Wenn Sie Schmerzen empfinden, machen Sie diese Übung. Setzen Sie sich zuerst bequem auf einen Stuhl. Schließen Sie nun Ihre Augen und richten Sie sie leicht nach oben auf zu den Augenbrauen. Halten Sie Ihre rechte Hand an die Stirn und danach an die drei Hauptchakren (Kopf, Wurzel, Herz) und wiederholen Sie jedes Mal sieben Mal nacheinander Ihren Vornamen.

Altrussische Reinigung der Seele durch ein heiliges Bild

In Russland arbeiten fast alle Heiler und Schamanen mit Ikonen. Ikonen sind heilige Bilder und werden seit Jahrhunderten zur Reinigung der Seele eingesetzt. Aber nicht nur in Russland, sondern auch im karibischen Raum arbeiten Voodoo- sowie Hoodoo-Priester mit Ikonen. Folgenden Vorgang übernahm ich aus den Erkenntnissen meiner Oma. Sie hat diese Arbeit bei Leidenden angewandt, um ihnen Kraft zu geben.

Nehmen Sie zwölf kleine Kerzen. Ideal wäre, wenn Sie geweihte Kerzen verwenden. Sollten Sie keine geweihten Kerzen zur Hand haben, nehmen Sie gewöhnliche Teelichter. Zünden Sie sie an. Stellen Sie eine Ikone dazu, sodass diese hinter den Kerzen steht. Setzen Sie sich nun vor die Kerzen. Schauen Sie die Flammen an, eine nach der anderen. Wenn Sie alle zwölf Flammen angesehen haben, sehen Sie die Ikone an. Sehen Sie genau in die Augen der heiligen Person (Jesus, Maria, Apostel, Engel). Konzentrieren Sie sich auf die Augen der Person so lange, bis Sie das Gefühl bekom-

men, Sie gehen mental in die Augen hinein. Wenn Sie das ge-
schafft haben, erscheint hinter dem Eingang (Augen) eine grüne
Wiese oder ein Strand voller Energie. Gehen Sie hin. Atmen Sie
die Luft tief ein und aus. Bei jedem Einatmen tanken Sie neue
Energien und bei jedem Ausatmen verlieren Sie die Belastungen.
Meditieren Sie drei bis fünf Minuten und kehren Sie dann zurück.
Lassen Sie die Kerzen herunterbrennen und beenden Sie so diese
Meditation.

Die Reinigung des Geistes

Im nächsten Schritt können Sie nun auch Ihren Geist reinigen.
Seine Reinigung geschieht durch die sogenannte Flammenener-
gie. Sie wissen bereits, dass eine Reinigung stattfinden muss, bevor
etwas geheilt werden kann, vor allem die Reinigung des Geistes. Diese können Sie durch eine Selbst-Einweihung in die drei
Flammenenergien durchführen. Flammen sind spezifische neue
Energien.

Die Gold-, Silber- und Violett-Flammen sind eine hochfrequente
spirituelle Energie, die von russischen spirituellen Meistern in der
Heilung zur Reinigung verschiedener energetischer Muster eingesetzt wird. Diese Energien stellen den fünften, sechsten und
siebten Strahl des göttlichen und auch universalen Bewusstseins
dar. Die Flammen sind für jeden geeignet, der sich spirituell weiterentwickeln möchte. Sie haben die Macht, die negative Energie,
die sich auf der physischen, mentalen, emotionalen und spirituellen Ebene zeigen kann, umzuwandeln. Nach der Selbsteinwei-
hung können Sie sich und andere mit dieser Energie behandeln
sowie andere Menschen mit diesem Prinzip vertraut machen und
sie in die Energie einweihen.

Die Gold-Flamme, die Silber-Flamme und die violette Flamme

Einweihung:

Setzen Sie sich auf einen Stuhl. Machen Sie Ihre Augen zu. Stellen Sie sich vor, dass auf Ihrem Kopf eine Pyramide steht. Durch die Spitze der Pyramide wird nun ein Lichtstrahl aus dem Universum ankommen. Sie sehen einen goldenen Strahl mit violettem Touch. Die Energie fließt schnell und will in die Pyramide eindringen. Öffnen Sie visuell die Spitze der Pyramide. Nun fließt die Energie in Ihren Körper. In vier Minuten werden Sie mit dieser Energie vereint sein und komplett leuchten. Danach ist die Einweihung erfolgt. Diese Flamme wird nun alle Ihre Blockaden lösen, Trauer verarbeiten und Ängste beseitigen.

Nehmen Sie sich noch ein paar Minuten Zeit. Lassen Sie Ihre Augen zu. Durch die Spitze der Pyramide wird nun ein weiterer Lichtstrahl aus dem Universum ankommen. Sie sehen einen silbernen Strahl mit violettem Touch. Die Energie fließt schnell und will in die Pyramide eindringen. Nun fließt die Energie in Ihren Körper. Lassen Sie dies vier Minuten lang geschehen. Diese Flamme löst alle Stauungen im Geiste auf. Sie verbrennt Kummer und Sorgen. Sie fühlen sich gelassen und geborgen.

Bleiben Sie sitzen. Schließen Sie die Augen noch einmal. Freuen Sie sich auf die dritte Flamme. Durch die Spitze der Pyramide wird nun ein dritter Lichtstrahl aus dem Universum ankommen. Sie sehen klar und deutlich einen violetten Strahl. Die Energie fließt schnell in die Pyramide ein und vermischt sich mit den anderen zwei Flammen. Nun fließt die Energie in Ihren Körper. Die Reinigung ist komplett vollzogen. Sie sind im Besitz der drei göttlichen Flammen. Nun können Sie die Augen öffnen und sich umsehen.

Was können Sie mit allen drei Energien tun?

Sie können diese Energien weiterleiten oder mit ihrer Hilfe negative Energien beseitigen und in positive umwandeln. Verwenden Sie dazu in einer Sitzung alle drei Energien nacheinander. Ebenso wie das Ausschwemmen von energetischen »Giftstoffen« können die Flammen auch Karma-Ursachen erkennen und behandeln. Ängste und depressive Phasen werden übrigens sehr oft durch negative Energien hervorgerufen. Haben Sie Ihre positive Energie verloren, nehmen Sie anstatt dieser negative auf. Diese kann durch die Flammen verbrannt werden.

Diese Methode ermöglicht es, Ihren Äther-, Mental-, Emotional- und grobstofflichen Körper auszugleichen. Die Flammen klären die Einträge vergangener Leben, hierdurch steigt Ihre Selbstachtung, und es hilft Ihnen, die Selbstliebe zu entdecken. So können Sie glücklich mit sich selbst sein. Wenn man in diese Energie-Flammen eingeweiht wird und man sie in Verbindung mit Meditation und Visualisieren verwendet, wird sich der Transformationsprozess deutlich beschleunigen. Ihre spirituelle Kraft entfaltet sich viel schneller. So entdecken Sie neue Talente, die Ihnen bis jetzt verborgen blieben. Diese Energien stehen in keinem Zusammenhang mit anderen Methoden.

Beispiel einer Behandlung:
Stellen Sie sich Folgendes vor: Ein Klient leidet zum Beispiel unter Ängsten. Nach einer Analyse (Anamnese) sehen Sie meistens mehrere Ursachen, die diese Ängste auslösten. Stellen Sie sich hinter den sitzenden Klienten. Legen Sie beide Hände auf seine Schulten. Der Klient kann dabei seine Augen schließen. Stellen Sie sich nun vor, Sie sehen mehrere Ursachen als kleine schwarze Kügelchen an seinem Kopf kleben. Lassen Sie die goldene Flamme durch ihn fließen (durch die Pyramidenspitze, wie oben schon be-

schrieben). Die Goldflamme fließt in den Klienten durch Ihre Hände ein. Diese Energie haftet direkt an diesen schwarzen Kügelchen und verwandelt sie in helle Kügelchen aus Quecksilber. Hiermit werden die Ursachen beseitigt. Nun beginnen Sie mit der Auswirkung zu arbeiten. Nach einer kurzen Pause stellen Sie sich vor den Klienten. Er kann dabei sitzen oder stehen. Sie schauen auf sein drittes Auge. Nun machen Sie Ihre Augen zu und empfangen alle drei Flammen gleichzeitig durch die Pyramidenöffnung. So sind Sie wieder der Kanal. Sie können die Flammen nicht speichern, da Ihre Seele nur einen Teil von ihr aufnehmen kann. Die Seele ist ja schließlich kleiner als diese Energie. Deshalb sollen Sie sich immer wieder an den Kanal anschließen. Sie schauen zwei Minuten lang auf das dritte Auge des Klienten und visualisieren seine Ängste oder seine Depression als schwebende Quecksilber-Kügelchen, die sich zusammenziehen. Sie fließen dann ineinander. Stellen Sie sich vor, dass diese Kügelchen zu einer großen Kugel werden. Diese Kugel schwingt und bewegt sich. Lassen Sie nun die Flammen auf diese Kugel wirken. Der Strahl der Flammen fließt direkt in die Quecksilber-Kugel ein. Hierdurch verändert sich vor Ihrem dritten Auge die Farbe der Kugel und wird violett oder gold. Beenden Sie die Sitzung erst dann, wenn Sie die Kugel komplett in violett oder gold sehen. Sollten die Kugeln immer noch Quecksilber-Anteile aufweisen, wiederholen Sie den Vorgang noch einmal.

Beispiel einer Selbstbehandlung:
Der Einsatz aller Flammen geschieht durch Ihre Vision. Wenn Sie ein Thema haben, das Sie bearbeiten möchten, bitten Sie eine oder mehrere Flammen, Ihnen zu helfen. Setzen Sie sich auf einen Stuhl und machen Sie Ihre Augen zu. Versuchen Sie sich von der Seite zu sehen. Stellen Sie sich vor, dass eine oder mehrere Flammen direkt in Ihren siebten Halswirbel oder in den Kopf durch eine Pyramidenspitze eintreten und Sie mit dem Licht der Strah-

lung unterstützen. Atmen Sie diese Strahlung tief ein. Stellen Sie sich vor, dass das Licht in Ihr Inneres eindringt. Atmen Sie aus und stellen Sie sich dabei vor, dass etwas Schwarzes, z. B. Rauch, ausgeatmet wird. Der gesamte Vorgang dauert etwa fünf Minuten. Sollten Sie mehrere Themen bearbeiten wollen, können Sie bis zu drei Flammen gleichzeitig an einem Tag nutzen.

Beispiel einer Fernbehandlung:
Man kann die Flammen auch in einer Fernbehandlung einsetzen. Das heißt, der Klient muss nicht bei Ihnen sein. Setzen Sie sich hin und strecken Sie eine Hand vor sich. Stellen Sie sich vor, dass darin Ihr Klient liegt. Der Strahl der Flammen dringt in Ihre Wirbelsäule ein (siebter Halswirbel = Buckel) und fließt durch Ihre Hand an den Klienten weiter. Halten Sie Ihre Hand zwei Minuten lang vor sich ausgestreckt und stellen sich immer wieder bildlich den Klienten vor. Er liegt in Ihrer Hand wie ein kleines Püppchen. Lassen Sie das Licht fließen. Nach weiteren zwei Minuten ist die Übertragung, und damit die Reinigung, abgeschlossen.

Der Gedanke ist Energie. Er wird vom Menschen ausgestrahlt und besitzt eine Schwingung, die seinem feinstofflichen Körper entspricht. Wie alle Schwingungen kann auch der Gedanke empfangen werden und damit verschiedene Gegenstände oder Personen positiv beeinflussen. Bei Telepathie ist es möglich, die Gedanken als Ursprungsgedanke zu empfangen. Man muss bei diesem Empfang den Gedanken als solchen nicht verstehen oder direkt deuten können. Meistens kommt er als Energie an.

Fazit: Sie können mit drei Flammen sowohl sich selbst als auch andere Menschen reinigen.

Damit dieser Einfluss optimal erfolgt, muss der Gedanke zwei Eigenschaften besitzen:

– Kraft des Geistes
– Klarheit

Meistens sind die menschlichen Gedanken nicht klar genug und bestehen aus einer Mischung verschiedener Schwingungen, also nicht aus einem reinen Gedanken, sondern aus verschiedenen Tönen. Der Mensch produziert Gedanken und kann damit mehrere Energien so programmieren, wie er will. Ist der Gedanke intensiv, wird er auch stabil, d. h., er kann einige Zeit existieren. Deshalb wird beim Heilen und Wünschen empfohlen, die gleichen Gedanken mehrmals zu wiederholen. Der Gedanke wird damit aktiv. Wenn er mehrmals durch den Kopf gegangen ist und eventuell auch noch laut ausgesprochen wird, fängt er an zu arbeiten. So ist er in der Lage, sich vom Kopf abzutrennen.

Bei dieser Konzentrationsarbeit kann man sich auf einige Hilfsmittel stützen, z. B. auf Symbole. Es handelt sich um Zeichen und Gesten. In der Selbstheilung weiß man, dass der Gedanke ein unabhängiges Eigenleben erlangen kann und sich zum Objekt bewegt. Wenn der Gedanke mit Energie vermischt wird, hat diese Mischung eine gewaltige Kraft und kann heilen. So schafft z. B. der Kranke, der sehr intensiv an die Gesundheit oder an das Genesen denkt, eine Art Wolke, die seine Selbstheilung aktiviert und das Unterbewusste erreicht und umhüllt.

Die Genesung könnte für eine Person dargestellt sein in

- der Gestalt der Genesung
- einem Herz, das schlägt
- der Szene der Kraft
- der Energieaufnahme aus dem Universum

Mit dieser Darstellung kann man in der Konzentration oder Meditation arbeiten. Man kann sie abrufen, wann immer man möchte. Nicht nur die positiven und vom Menschen bewusst organisierten Gedanken können eine Gestalt annehmen. Auch Ängste, Sorgen, Wut, Hass und alle anderen negativen Gefühle können es. Darum ist es wichtig, positiv zu denken und die negativen Gedanken zu bekämpfen. Gaben verpflichten. Das ist nicht nur ein Spruch, sondern eine Tatsache. Um mit den Gaben sorgfältig umzugehen, braucht man immer Erfahrung und einen gewissen Schutz.

Hier noch einige Tipps für Ihren Alltag:
Tragen Sie gelegentlich rote Kleidung, sie schützt vor negativen Einflüssen und gibt Kraft. Um sich nach einem anstrengenden Tag schneller zu reinigen, sollten Sie etwas Weißes anziehen. Das Herzchakra soll immer intakt bleiben. Um das zu erreichen, legen Sie Ihre beiden Hände immer wieder auf Ihr Herz und halten es fest. Versuchen Sie die Wärme zu spüren und stellen Sie sich vor, dass das Licht der drei Flammen in das Herz fließt. Lassen Sie das Licht einfließen.

Die Einweihung in den gehobenen Siebener-Farbkanal:
Diese Einweihung geschieht durch morphologische Felder. Setzen Sie sich hin und machen Ihre Augen zu. Stellen Sie sich eine Pyramide, die auf ihrem Kopf steht, vor und öffnen Sie die Spitze der Pyramide. Sieben Farben des Regenbogens durchlaufen nacheinander die Pyramide und bewegen sich anschließend zu Ihren Augen. Wenn alle Farben in den Augen angekommen sind, fahren die Farben der Augen zum Herzen nach unten wie ein Lift und laden die Farben dort ab. Danach fahren die Augen wieder hoch. Nun dürfen Sie Ihre Augen wieder aufmachen.

Die Reinigung der Energiehülle (Aura) und der Schaltstellen (Chakren)

Nachdem Sie mit Flammen gearbeitet und die Reinigung des Geistes durchgeführt haben, können Sie mit der Reinigung der Energiehülle und der Schaltstellen beginnen. Fangen Sie zuerst mit der Energiehülle an, denn sie ist die zweite Haut, die Sie haben. Ihre Energiehülle ist ein spirituelles und energetisches Schutzschild. Es fängt sozusagen den ersten Angriff ab. Es bleibt immer etwas im Aurabereich hängen, sei es negative Energie oder Ihr eigener Ärger. Daher gehört die Energiehüllen-Reinigung zum Alltag.

Die Reinigung der Energiehülle

Die Reinigung der Aura gelingt am leichtesten durch folgende Übung, die Übung mit der Säule aus Licht:

Begeben Sie sich an einen ruhigen Ort, an dem Sie nicht gestört werden können. Setzen oder legen Sie sich bequem hin, und schließen Sie die Augen. Atmen Sie langsam und regelmäßig ein und aus. Versuchen Sie den Kopf freizubekommen. Denken Sie an nichts. Stellen Sie sich einfach vor, Sie sind an einem Strand und hören die Wellen des Meeres. Gehen Sie ins Meer hinein. Spüren Sie, wie wohl Sie sich darin fühlen. Empfinden Sie die Luft, fühlen Sie den Boden unter sich, riechen Sie die Luft! Stellen Sie sich vor, dass sich in der Mitte des Strandes oder des Meeres eine Säule befindet. Sehen Sie sich diese Säule genau an. Sie ist aus Licht. Treten Sie in diese Lichtsäule hinein. Öffnen Sie den Mund, breiten Sie die Arme aus und lassen Sie das Licht in sich hinein. Fühlen Sie, wie Ihre Aura sich ausdehnt. Kämmen Sie nun Ihre Aura mit gespreizten Fingern. Stellen Sie sich vor, dass Sie aus Energiefäden besteht, aus einem Gewebe reinen Lichts. Stellen Sie sich vor, dass Sie ganz langsam in Ihrer Lichtsäule schweben. Erleben Sie, wie Sie mit diesem Licht verschmelzen. Treten Sie aus Ihrer Lichtsäule nun heraus. Öffnen Sie die Augen.

Diese Übung sollte möglichst ein Mal in der Woche gemacht werden.

Das 4. Auge

Denken Sie an ein Kind. Es ist klein, aber intelligent. Es stellt oft Fragen, die Erwachsene nicht immer beantworten können. Kleinkinder, aber auch Tiere, sind oft menschlicher als Erwachsene, weil sie keine Vorurteile haben. Ein Kind sieht mehr als ein Erwachsener – auch die Aura nehmen Kinder klarer wahr. Bis zum siebten Lebensjahr sehen Kinder die Energien der Räume. Tiere behalten diese Gabe ihr Leben lang. Aber auch Erwachsene können ihre Gaben wieder aktivieren und nutzen. Man sollte es nur wollen. An dieser Stelle möchte ich Ihnen eine Übung vorstellen, die früher sehr geheim gehalten wurde. Die Übung dient der Aktivierung des 4. Auges. Ja, Sie haben richtig gelesen, des vierten, des inneren Auges im Gehirn, das stärker Informationen wahrnimmt als das dritte Auge.

Machen Sie Ihre Augen zu und stellen sich vor, dass ein Stern auf der Stirnmitte erscheint. Dieser wird immer heller und wirft einen Strahl zum Hinterkopf. So entsteht ein Lichtfaden mittig durch den Kopf. Nun stellen Sie sich vor, dass ein zweiter Stern an einer der Schläfen erscheint. Auch dieser wird heller und wirft einen Strahl zur anderen Schläfe. Auch dieser durchkreuzt den Kopf mittig. Beide Strahlen bilden ein Kreuz im Kopfinneren. Konzentrieren Sie sich auf die Stelle, wo sich beide Strahlen kreuzen. Hier liegt das 4. Auge. Sehen Sie sich diese Stelle an, nach ein paar Sekunden erscheint hier ein Stern, der immer heller wird. Ihr

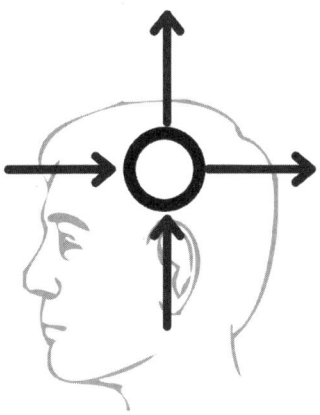

viertes Auge ist nun intakt und arbeitet. Machen Sie diese Übung öfter am Tag, so werden Sie merken, dass Sie neue Informationen erhalten. Ihr Geist wird gereinigt und zentriert. Machen Sie diese Übung am besten zehn Tage lang immer wieder. Sie reinigt Ihre Aura und erweitert sie schnell.

Synchronisieren

Alle großen Zivilisationen brachten die Schätze der Natur in Verbindung mit dem Universum. Sie arbeiteten mit Wasser, Feuer und Edelsteinen, Metallen und Harzen. Sie kombinierten diese miteinander, um Energien frei fließen zu lassen und diese zu lenken. All diese Naturschätze sind Energiereserven, die die Menschen auch heute nutzen können. Einige Gegenstände, die Sie mit dem Universum verbinden, besitzen Sie, ohne es zu wissen, auch bei sich zu Hause. Das können Edelsteine, Metalle, Schmuck oder auch Kristallvasen sein. Sie können diese Gegenstände bewusst verwenden.

Nehmen Sie zwei Gläser. Füllen Sie sie zur Hälfte mit Sand und legen Sie in ein Glas ein Goldstück und in das andere ein Silberstück. Bedecken Sie beide mit Sand und stellen beide Gläser an Ihr Bett. Lassen Sie sie 20 Tage und Nächte stehen, danach leeren Sie die Gläser. Den Inhalt können Sie behalten. Die Energie in den beiden Gläsern kennt keine Grenzen und keine Räume. Sie erzeugt eine enorme Schwingung für Ihre Energiehülle, und diese können Sie aufnehmen und verwenden. Man nennt diesen Vorgang Synchronisieren. Anders gesagt, Sie verbinden Energie des Universums und der Natur mit Ihrer eigenen Energie und kombinieren sie. Die Synchronisation zieht Ereignisse an, die Sie weiterbringen. Damit wird Ihr derzeitiger Energiezustand gehoben und auf ein neues energetisches Niveau gebracht. Die Synchronisation regt den Energiefluss und die Veränderung an. Anders gesagt, Blockaden werden gelöst und dadurch wichtige Lektionen gelernt.

Die Reinigungsvisualisierung

Auch dieser Vorgang ist sehr einfach und kann alternativ zur Reinigung der Energiehülle eingesetzt werden. Setzen Sie sich auf einen Stuhl und halten Ihre Wirbelsäule gerade. Ruhig ein- und ausatmen, dabei entspannen. Visualisieren Sie Ihr Kronenchakra als leuchtende weiße Lichtkugel über Ihrem Kopf. Die Kugel platzt und erzeugt einen Lichtregen. Lassen Sie sich nun von diesem silberhellen Lichtregen reinigen. Der Lichtregen endet von selbst, Ihr Geist weiß genau, wie lange es sein muss. Wenn Sie diesen Vorgang für einen Klienten machen, dann können Sie Ihre Hände auf den Kopf des Klienten auflegen und diese Energie übertragen. Lassen Sie sozusagen den »Lichtregen« in ihn fließen.

Alternative:
Stellen Sie sich aufrecht hin und reiben Sie die Handflächen aneinander, bis sie prickeln. So werden sie magnetisch, und es wer-

den unerwünschte Energien aus der Energiehülle gezogen. Man fährt dann in einer handbreiten Entfernung über den Körper des Klienten oder den eigenen Körper. Nach jedem Strich schütteln Sie die Hände mit einer ruckartigen Bewegung von sich. Machen Sie die Übung vor einem offenen Fenster, sodass die Verschmutzungen in alle Winde zerstreut werden.

Räucherreinigung:
Auch Räucherungen sind mehr als beliebt. In Russland räuchern alle Schamanen besonders gerne. Stellen Sie eine einfache Räucherung, bestehend aus Weihrauch, Salbei, Rosmarin und Lavendel im Verhältnis eins zu eins her, indem Sie alle Zutaten in einem Mörser zerstoßen und in ein luftdichtes Glas füllen. Ein bis zwei Messerspitzen reichen pro Räucherung völlig aus. Die Mischung gibt man auf heiße Kohle, die sich in einem feuerfesten Gefäß befindet, und stellt dieses zwischen die Füße. Man lässt den Rauch aufsteigen und fächelt ihn mit der Hand oder einer Feder in die Energiehülle. Auch Gegenstände können so gereinigt werden.

Erdung:
Diese Übung kann jederzeit bei Stress, Nervosität oder mangelnder Standfestigkeit durchgeführt werden. Sie sollten darauf achten, dass Sie sich gut erden. Erdung hat mit der Energiehülle zu tun. Stehen Sie aufrecht und gerade, die Knie leicht angewinkelt. Winkeln Sie Ihre Arme in Schulterhöhe an, sodass sich die Fingerspitzen vor der Brust begegnen. Atmen Sie nun tief ein und stellen sich vor, Sie würden einen Berg Schaumgummi, der vor Ihnen steht, mit der flachen Hand nach unten pressen. Atmen Sie dabei hörbar aus und lassen Sie gedanklich Ihre Energieüberschüsse durch die Hände und Fußsohlen in die Erde strömen. Sie können diesen Vorgang einige Male wiederholen.

Energielöcher in der Energiehülle schließen:

In der Energiehülle können auch sogenannte Löcher entstehen. Gründe dafür sind: sich selbst abwerten, negative Gedanken und das Gefühl, minderwertig zu sein. Der beste Heiler für sich selbst können Sie sein, indem Sie sich darauf besinnen, sich richtig von Herzen zu lieben. Immer wieder wird auch darüber berichtet, dass sich in einer defekten Aura Seelen Verstorbener aufhalten, die dort eine Art Zwischenleben bis zu ihrer Wiedergeburt oder bis zu ihrem Eintritt ins Jenseits führen. Ob man daran glaubt oder nicht, es kann in einer Energiehülle tatsächlich Fremdenergie haften. Gut geeignet zum Schließen der Löcher sind Bewegung, Meditation oder auch kreative Tätigkeiten. Aber es gibt auch eine spezielle Übung. Gehen Sie so vor: Verdunkeln Sie das Zimmer, stellen Sie eine Kerze auf und legen Sie sich auf den Rücken. Arme und Beine bitte nicht kreuzen. Visualisieren Sie nun, wie Ihr Körper auf dem Boden liegt. Sehen Sie sich von der Seite. Nun richten Sie den Blick auf Ihre Aura, die Sie umgibt. Stellen Sie sich vor, wie ein gleißender Strahl aus purem Licht auf die schwache Stelle Ihrer Aura trifft und Sie langsam stärkt und heilt. So können Löcher mit der Energie des Universums geschlossen werden.

An dieser Stelle möchte ich Ihnen sehr gerne eine Meditation zur Reinigung der Energiehülle vorstellen. Diese mache ich seit Jahren selbst als meine Morgenmeditation. Ziehen Sie sich einige Minuten an einen ruhigen Ort zurück. Machen Sie sich bewusst, dass Ihre Aura Sie schützend umgibt. Sie dürfen sich setzen, legen oder unter die Dusche stellen. Wenn Sie unter der Dusche stehen, brauchen Sie sich nicht viel vorzustellen. Sollten Sie nicht in der Dusche sein, stellen Sie sich vor, dass Sie unter einer Dusche sind. Das Wasser trifft oben auf Ihren Scheitel auf. Visualisieren Sie, dass es sich bei dem Wasser um leuchtendes Licht handelt, das nun Ihre Aura reinigt. Empfinden Sie, wie die Tropfen Ihre Aura reinigen. Das Licht dringt in die Tiefe und macht Ihre Aura heller.

Durch Ihre Füße tritt verunreinigtes Wasser aus, und Sie werden immer weiter mit hellem Licht gefüllt. Entdecken Sie noch irgendwo verschmutzte Stellen? Dann lassen Sie das Licht so lange fließen, bis sie verschwinden.

Die Reinigung der Schaltstellen

Ihre Energiehülle ist gereinigt. Nun können Sie Ihre Schaltstellen »ausmisten«. Schaltstellen (Chakren) sind Energiezentren, die Ihren Körper mit der Aura verbinden. Es gibt sieben Stellen im Körper und weitere außerhalb des Körpers. In überlieferten Schriften werden bis zu 88.000 Chakren zusätzlich erwähnt. Die meisten davon sind jedoch sehr klein und von untergeordneter Bedeutung. Die Bewegung der Energie in den Schaltstellen kann mit einem Pendel oder einer Einhandrute sichtbar gemacht werden. Das Pendel wird in den Schwingkreis eingebracht und zeigt deutlich die Drehrichtung oder auch Blockade an. Wenn eine Schaltstelle geöffnet (funktionsfähig) ist, dreht es sich im Uhrzeigersinn. Mit der Drehung im Uhrzeigersinn nimmt die Schaltstelle Energie aus dem universalen Energiefeld auf.

Aber auch ohne einen solchen Test kann man die Schaltstellen reinigen und harmonisieren. Machen Sie heute das, was Sie heute erledigen können. Heute ist doppelt so viel wert wie morgen. Reinigen Sie Ihre Schaltstellen, und Sie werden sehen, dass Ihre eigene Energie in Fluss kommt. Wenn man etwas beginnt, sollte man nicht zu viel Erwartung zeigen, nur so geht das Geplante in Erfüllung. Führen Sie die Schaltstellen-Reinigung ohne Erwartung durch: Sie verläuft immer von unten nach oben. Beginnen Sie mit der untersten Schaltstelle, also mit dem Wurzelchakra. Legen Sie sich hin. Stellen Sie sich das Wurzelchakra als rote Scheibe vor, die sich langsam zu drehen beginnt. Je schneller sie sich dreht, umso mehr beginnt sie zu leuchten, bis sie

in leuchtendem Rot strahlt. Gehen Sie jetzt zur zweiten Schaltstelle, zum Sexual-Chakra über. Leiten Sie die Energie von der
ersten Schaltstelle in die zweite und visualisieren Sie dabei eine
orange Scheibe, die sich immer schneller dreht und hellorange zu
leuchten beginnt. Nun gehen Sie zum Solarplexus über. Lassen
Sie die Energie vom Wurzelchakra in das Solarplexus-Chakra
hochsteigen. Visualisieren Sie es als gelbe Scheibe, die ebenfalls
mit zunehmender Drehbewegung zu leuchten beginnt. Das
nächste Chakra ist das Herz, in das Sie die Energie aus dem Wurzelchakra hochsteigen lassen. Es leuchtet in grüner Farbe. Gehen
Sie nun zum Halsbereich über, leiten ebenfalls aus dem Wurzelchakra die Energie und lassen es blau leuchten. Das sechste,
das Stirnchakra oder das dritte Auge, aktivieren Sie ebenfalls mit
der Kraft des Wurzelchakras, es beginnt violett zu leuchten. Das
letzte, das Kronenchakra, am Scheitelpunkt Ihres Kopfes, wird
genauso wie die anderen mit Energie aktiviert. Nachdem es in
weiß-goldenem Licht zu leuchten begonnen hat, fließt seine
Energie wie ein Mantel um Ihren Kopf und Körper und hüllt
Sie vollständig ein. Ihre Schaltstellen sind geöffnet. Helfer und
Heiler sind potenzielle Energie-Vampir-Opfer. Wenn Sie heilen
oder gerne helfen, sollten Sie sich durch die Reinigung der
Schaltstellen schützen. Dazu kann folgender Vorgang durchgeführt werden:

Begeben Sie sich an einen ruhigen Ort und legen Sie sich bequem hin. Stellen Sie sich vor, dass auf Ihrer Wirbelsäule sieben
Blumen in leuchtenden Farben blühen, deren Blüten aber noch
geschlossen sind. Sehen Sie sich die Blumen an. Stellen Sie sich
nun die Sonne vor. Die Sonnenstrahlen gleiten über jede Blüte.
Die Blütenblätter öffnen sich. Eine nach der anderen. Gemäch-
lich gleiten die Strahlenfinger der Sonne weiter. Empfinden Sie,
wie die Sonnenstrahlen die Wurzel erreichen. Bleiben Sie liegen.
Öffnen Sie nun langsam die Augen.

Stalking für die Schaltstellen

An dieser Stelle möchte ich Ihnen eine Methode zeigen, die Ihre Schaltstellen energetisch ausgleicht – die *Stalking-Methode*. Stalking gibt Ihnen eine Möglichkeit herauszufinden, wie Sie Ihre Energien verwenden und wie Sie diese lenken. Sie brauchen dazu einen Block, einen Stift und einen Wecker, den Sie so einstellen können, dass er alle fünfzehn Minuten klingelt.

An was habe ich gedacht?	Was habe ich gemacht?	Ist es das, was ich wollte?

Jedes Mal, wenn der Wecker geklingelt hat, tragen Sie die Antworten in die Tabelle ein. Versuchen Sie, nicht nachzudenken, sondern nur zu schreiben.

Am Abend, vor dem Schlafengehen lesen Sie alles durch und beantworten folgende Fragen:

Waren meine Gedanken immer dieselben oder verschiedene?

_____

_____

Welche Gedanken haben sich wiederholt?

_____

_____

Waren meine Umsetzungen gleich oder waren sie verschieden?

_____

_____

Welche Umsetzungen haben sich wiederholt?

_____

_____

Gibt es eine Verbindung zwischen meinen Gedanken und den Umsetzungen, und wenn ja, welche?

_____

_____

Wie viel Prozent der Gedanken stimmen mit den Umsetzungen überein?

_____

_____

Machen Sie das Stalking eventuell noch einen Tag weiter. Schreiben Sie alle Gedanken und Umsetzungen auf ein Blatt Papier in eine Tabelle:

Nötige Gedanken/Umsetzungen für das Leben, z. B. Schlaf, Essen, Atmen	Unnötige Dinge für das Leben, z. B. Wut, Kritik, Malen, Lesen

Teilen Sie nun den zweiten Teil der Tabelle in zwei Teile:

Das tut mir gut und gibt Sicherheit (z. B. Sport, Malen)	Das tut mir nicht gut (z. B. Rauchen, Krimi lesen, Nachrichten ansehen)

Teilen Sie den zweiten Teil der Tabelle noch einmal in zwei Teile:

Das kann ich ohne Probleme abstellen	Das kann ich evtl. abstellen

Suchen Sie sich aus dem rechten Teil der Tabelle drei Dinge aus, die Sie in den nächsten drei Wochen versuchen abzustellen. Schaffen Sie das, wird Ihnen die Energie, die für diese Dinge gebraucht wurde, zur Verfügung stehen. Diese wird Ihren Schaltstellen gespendet.

So, wenn Sie sich nun selbst gereinigt haben, sollten auch Ihre Umgebung und Ihre Lebensräume gereinigt werden. Jeder Mensch ist in der Lage, Seelenanteile (Energien) abzustoßen oder zu verlieren. Meistens geschieht dies durch Stress und Streit sowie durch Neid und Unzufriedenheit. Diese Anteile bleiben in den Räumen hängen. Somit ist in jedem Haus die Energie anders. Durch die Zusammensetzung der Energien entsteht die besondere Raum-Aura des Hauses. Sollten zu viele negative Energieanteile in dieser Aura sein, gruppieren sie sich zu einem sogenannten Dunkelwesen, das Ihr Leben negativ beeinflussen kann. Man wird müde, fühlt sich nicht wie zu Hause und oft ausgelaugt. Mit der Zeit können diese negativen Energien Ihnen viel Kraft rauben. Nach dem alten schamanischen Wissen kann man negative Raumanteile und negative Energien reinigen. Dabei ist es wichtig, dass der Raum mit natürlichen Stoffen bearbeitet wird. Bei stark belasteten Räumen reicht eine Räucherung nicht immer aus. Zudem sollte man aus dem Raum gehen, da der Rauch gesundheitsschädlich sein kann. Eine Alternative dazu ist folgendes Vorgehen: Nehmen Sie eine weiße Kerze in die Hand und zünden Sie sie an. Gehen Sie mit dieser Kerze in jeden Raum und bleiben dort jeweils eine Minute stehen. Wenn Sie alle Räume mit der Kerze in der Hand besucht haben, machen Sie die Flamme aus. Nun nehmen Sie mehrere Servietten (so viele, wie Sie Räume haben) und streuen Sie auf jede etwas Salz, pro Serviette reicht ein Teelöffel. Geben Sie zu diesem Salz einen Tropfen Olivenöl und einen Tropfen Wasser und legen Sie die Servietten irgendwo in den Räumen aus. Nach einer Stunde sammeln Sie alle Servietten in einen Müllsack und bringen sie aus dem Haus.

Heilung

Endlich ist die Reinigung komplett vollzogen. Nun kann geheilt werden. Die in Ihnen versteckten Heilkräfte können Sie jederzeit wecken. Dabei spielt es kaum eine Rolle, welche Heilmethode Sie bevorzugen. Hauptsache, sie gefällt Ihnen und macht Spaß. Sie muss Sie erfüllen und motivieren. Dies erleichtert die Steuerung der Heilenergie. Also, motivieren Sie sich! Ich beginne immer mit der Heilung des physischen Körpers.

Die Heilung des Körpers

Folgender Vorgang bietet Ihnen eine Möglichkeit, Heilenergien zu intensivieren: Legen Sie Ihre beiden Hände auf den Bauch. Führen Sie nun die rechte Hand zu Ihrem Kopf und legen Sie sie darauf. Die linke Hand bleibt am Bauch. Halten Sie Ihre rechte Hand eine Minute auf dem Kopf und wechseln Sie danach die Hände. Nach zwei Minuten legen Sie Ihre beiden Hände wieder auf Ihren Bauch. Spüren Sie die Ruhe. Halten Sie nun beide Hände zehn Zentimeter von der Haut entfernt über den Bauch, ohne ihn zu berühren. So wird die Energie direkt in die Körperstellen geschickt, wo sie gebraucht wird. Stellen Sie sich dabei vor, die Energie durchdringt Ihre Haut und fließt den Körper aufwärts zu den betroffenen Organen (oder dem Gewebe). Nehmen Sie sich so viel Zeit, wie Sie es für richtig halten. Sie können den Energiestrahl auch programmieren, indem Sie zum Beispiel sagen: »Die Energie findet jetzt alle Blockaden und löst sie auf!« Wenn Sie jedoch wissen, was Ihnen fehlt (wenn Sie zum Beispiel unter Rückenschmerzen leiden), schicken Sie den Energiestrahl direkt in diese Richtung.

Eine weitere Möglichkeit der Blockadenlösung liegt darin, dass der Heiler die Energie sich visuell nicht im gesamten Körper ausbreiten lässt, sondern sie direkt an eine Blockade schickt und wirken lässt. Die Energie ist so intelligent, dass sie im Körper weiterwirkt. Benutzen Sie immer Ihren Willen dazu. Befehlen Sie der Energie zum Beispiel »Du musst die Blockade finden und auflösen« oder »Ich will, dass du die Schmerzen beseitigst«. Die Benutzung des eigenen Willens ist das A und O der Behandlung.

Sie haben bestimmt auch schon von der Kundalini-Kraft gehört? Die Lebensenergie der Erde, die durch Ihre Wirbelsäule fließt? Mit dieser Energie kann man auch viele körperliche Blockaden lösen. Das Wurzelchakra fungiert als Eingang für die Kundalini-Energie. Zusätzlich wird diese durch die Energie aus dem Universum, auch *universelles Licht* genannt, verstärkt. Die Kundalini-Energie wird oft als »das Feuer« bezeichnet. Demnach steigt die Energie durch den »Hauptenergiekanal« durch den ganzen Körper auf und tritt aus dem Kronenchakra aus. Setzen Sie sich hin und konzentrieren Sie sich auf den Kontakt zwischen Ihren Pobacken und dem Stuhl. Stellen Sie sich vor, dass aus Ihren Pobacken eine Wurzel in den Stuhl hineinwächst. Atmen Sie tief ein. Durch diese Wurzel kann die Kundalini-Kraft nun eingeatmet werden. Bei jedem Einatmen steigt die Energie durch die Wurzel immer schneller zum Kopf. Atmen Sie weiter. Wenn Sie merken, dass diese Energie Ihren Körper komplett ausfüllt, ziehen Sie visuell Ihre Wurzel zurück.

Körperliche Blockaden können auch durch eine Fernbehandlung beseitigt werden. Wenn Ihr Klient in einer anderen Stadt lebt und nicht zu Ihnen kommen kann, können Sie ihm durch eine Fernübertragung die Heilenergie senden. Halten Sie dazu Ihre Hände offen vor sich. Visualisieren Sie Ihren Klienten oder seinen Namen in Ihren Handflächen. Dann legen Sie die Handflächen zusammen. Klären Sie Ihre Gedanken und sagen Sie innerlich »Ich sende Heilung!«, um den Energiefluss zu starten. Lassen Sie die Energie einfach fließen, ohne nachzudenken oder sich etwas vorzustellen. Die Energie ist intelligent und wird aus eigenem Antrieb frei fließen. Nach fünf bis sechs Minuten werden Sie spüren, dass die Energie aufhört zu fließen. Das bedeutet, die Heilung ist vollständig vollzogen. Dies ist dieselbe Methode, die auch für die Selbstheilung oder für eine Heilung von Häusern und Plätzen benutzt werden kann. Bei einer Hausreinigung wird das Objekt in der Handfläche visualisiert.

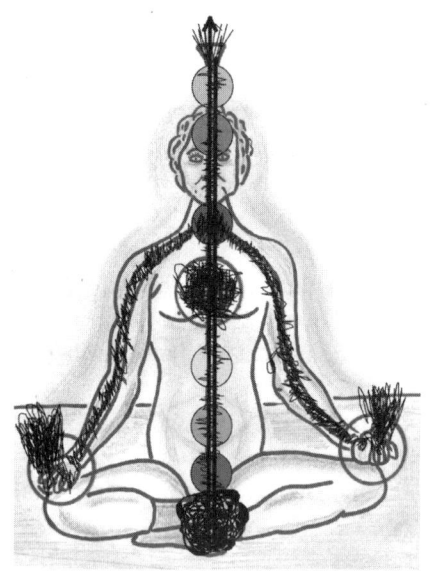

Die Heilung des physischen Körpers kann auch durch Massagen durchgeführt werden. Sie haben bestimmt schon einmal den Ausdruck »Lomi Lomi« gehört. Dieser kommt aus Hawaii und ist eine sehr sinnliche »Soft-Massage«, eine Art Massagetanz. Ein bis drei »Heiler« streichen ihren Intuitionen folgend über Rücken und Bauch der Klienten. Der Bauch ist dabei das Symbol für die Vergangenheit, und der Rücken steht für die Zukunft. Abschließend wird man an Schultern und Hüften hochgehoben und sanft geschaukelt. Lomi Lomi dauert zirka zwei bis drei Stunden – abhängig von den Bedürfnissen des Menschen, der die Massage erfährt. Die Massage gibt demjenigen, der sie empfängt, tiefste Entspannung.

Russische Heiler arbeiten auch mit verschiedenen Massagetechniken. Eine davon ist die Massage mit duftenden Ölen und einem Zauberstab. Dafür werden sieben verschiedene Duftöle (je nach Intuition) verwendet. Jeder Magier und jede Hexe besitzt einen Zauberstab. Dieser Stab wird aus Rosen- oder Zedernholz gefertigt und mit verschiedenen Edelsteinen besetzt. Als Spitze dient ein abgerundeter Bergkristall. Die weiteren Steine werden nach Gefühl ausgewählt. Der schönste Zauberstab nützt jedoch nichts, wenn er nicht nach allen Regeln der Kunst eingeweiht wird. Die richtige Weihe dauert sieben Tage und beginnt immer bei Neumond. Dazu führt ein Magier oder ein Schamane täglich ein Ritual mit Heilgebeten durch. Bei diesem Ritual konzentriert er sich völlig auf den Zauberstab. Der Stab wird »programmiert« für alle guten Taten und Wünsche. Sie können eine solche Einweihung selbst vornehmen. Besorgen Sie sich einen Stab oder machen Sie ihn selbst. Dazu brauchen Sie ein Holzstück und eine Bergkristallspitze, die am Ende des Stabes befestigt wird. Konzentrieren Sie sich täglich 15 Minuten auf den Stab und sagen ihm, was er erfüllen soll, z.B. Heilen, Reinigen oder Sie energetisch bei jeglicher Arbeit unterstützen. Der Besitzer des Stabes arbeitet mit den Kräften der Naturgeister. Auch Sie werden durch ihn mit Mutter Natur verbunden. Der Stab muss sorgfältig aufbewahrt werden und darf keinesfalls von anderen Personen als dem Eigentümer berührt oder verwendet werden, sonst verliert er seine Kräfte.

Nun zur Massage. Während der Massage liegt der Klient auf dem Bauch und entspannt sich. Der Heiler nimmt den Stab in die Hand und betet kurz. Danach nimmt er sieben verschiedene Duftöle und mischt sie in einem Schälchen zusammen. Die Spitze des Stabes wird nun mit dieser Ölmischung befeuchtet. Zuerst werden Kreuze auf der Haut nachgezogen: ein Kreuz auf der Wirbelsäule, jeweils eins an den Armen, den Handflächen, den Beinen und Füßen. Nun werden alle Bereiche der Chakren einzeln mit dem Stab »massiert«. Der Heiler beginnt mit dem Zauberstab das Steißbein im Uhrzeigersinn zu massieren, dann geht er den Rücken nach oben hoch. So bildet er mit dem Stab sechs Kreise entlang des Rückens. Der siebte Kreis wird oberhalb des Kopfes gemacht, sozusagen in die Luft gezeichnet. Als Nächstes werden zwei Kreise ohne Druck in der Höhe der Nieren gezeichnet. Schamanen sagen, hier lebt die Lebenskraft-Mutter. Nachdem der Rücken vollständig behandelt wurde, dreht sich der Klient um. Er liegt nun auf dem Rücken. Der Heiler massiert ihn vorne mit seinen Händen, also ohne Stab nur am Bauch. Dabei werden die Hände mit dem restlichen Öl eingerieben. Die Bewegung geht vom Nabel aus, im Uhrzeigersinn. Er kreist um den Nabel und bildet dabei immer größere Kreise. Der erste Kreis ist klein, der zweite größer und so weiter. Der Heiler bildet also eine Spirale um den Nabel.

Wenn Sie diese Massage durchführen möchten, gebe ich Ihnen noch einen Tipp bzw. eine Sieben-Öl-Rezeptur. Dieses Heilöl stammt aus den schamanischen Rezepturen meiner Familie. Nehmen Sie jeweils sieben Esslöffel verschiedener frisch gehackter Kräuter, und füllen Sie sie mit 300 ml Olivenöl in ein Gefäß. Man empfiehlt, mehrere Kräuter zu verwenden, jedoch nicht mehr als

sieben. Lavendel lindert Muskel- und Kopfschmerzen, Johannis-
kraut hilft bei Prellungen, Petersilie ist gut für die Haut, Dill belebt das Gewebe, Avocado hilft gegen Falten und gibt Energie,
Basilikum lässt die Energie im Körper fließen. Fichte oder Tanne
geben neue Kräfte. Die Mischung mindestens zwei Wochen an
einem sonnigen Ort durchziehen lassen, ohne das Glas zu ver-
schließen. Danach abfiltern und in einer dunklen Flasche kühl
aufbewahren. Mit diesem Öl können Sie regenerierende Massagen durchführen.

Heilung des Körpers durch innere Körperreisen:
Haben Sie den Ausdruck »Körperreise« schon einmal gehört?
Auch diese Methode kommt aus dem schamanischen Bereich und
ist eine Art Vision-Arbeit. Körperreisen eignen sich für jeden, ob
jung oder alt, krank oder gesund. Erfahren Sie, ob in Ihrem Körper alles in Ordnung ist oder was Ihr Körper mit der Krankheit
ausdrücken will. Ziel ist es, die Weisheit des Körpers zu nutzen.
Durch die Reise erhalten Sie Informationen, die Ihnen niemand
sonst geben kann. Ihr Körper hat alles gespeichert, was Sie jemals
erlebt haben, was Sie fühlen und denken. Dadurch kann er immer
Antworten geben. Bereiten Sie Ihre Reise visuell vor. Legen Sie
sich hin und reisen Sie gedanklich in Ihren Körper hinein. Lassen
Sie Bilder entstehen. Stellen Sie sich einfach eine Frage: Wo kommst
du her, Erkrankung? Schon nach ein paar Minuten bekommen
Sie eine Botschaft Ihres Körpers. Gehen Sie so vor: Beginnen Sie
die Reise von der Nase aus bis zu dem Organ, wo Beschwerden
oder eine Krankheit vorliegen. Fragen Sie Ihren Körper, wo die
Ursache für Ihre Beschwerden liegt und was Sie verändern sollen. Es werden einige Bilder auftauchen, mit denen Sie arbeiten
können.

Ihr Körper ist verdichtete Materie. Sie können ihn anfassen und
nachspüren. Doch die neuen Energien wirken dieser Verdichtung

entgegen. Alles ist verdichtet, und jeder »einfache Mensch« versteht, was Karma und Entwicklung sind. Jeder Sterbliche weiß auch, dass man energetisch heilen kann und dass es auch im Kosmos einiges gibt, das man nicht kennt. Sie müssen Ihr Potenzial nutzen, das Potenzial des Wissens, um mit dieser Materie umgehen zu können. Ohne Wissen kann niemand auf den Weg der Veränderung gelangen. Sie müssen lernen, mit den Gedanken zu arbeiten. Denn nur über neue Gedanken können Sie Ihren Körper mit Energie versorgen.

Der Übergang in die Neuzeit hat bereits begonnen. Diesen Übergang fühlen alle. Die Energiegewinnung hat eine neue Bedeutung für den Menschen. Früher gewannen Sie Energie durch den Körper, also durch Bewegung. Sie bewegten sich und speicherten dadurch die kinetische Energie, z. B. durch Sport. Man nennt diesen Vorgang *körperliche Transformation*. Diese Energieart ist jedoch heute weniger in Gebrauch und verschwindet langsam aus Ihrem Alltag. Nun findet die Transformation der Energie in der Seele statt. Dies ist die *seelische Transformation*.

Sie sammeln neue Energien an durch Ihre Gedanken und durch die Augen. Warum schauen heute so viele Menschen Sport, z. B. Fußballspiele an? Immer mehr Frauen und Männer sehen sich Mode- und Kochveranstaltungen im Fernsehen an. Was geschieht dabei? Wenn Sie selbst etwas machen, speichern Sie kinetische Energie aus dem Körper. Wenn Sie aber Veranstaltungen ansehen, speichern Sie die freigesetzte Energie der Sportler und der Köche durch Ihre Augen. Die Zuschauer nehmen diese Energie also wahr und speichern sie.

Das Leben ist immer ein Spiel, mit oder ohne Regeln. Schauen Sie sich um, und Sie sehen überall diese Spiele: im Privat-, Geschäfts- und politischen Leben. Psychologische Spielchen finden zwischen Partnern, Eltern und Kindern sowie Verliebten statt. Wofür, weshalb und wieso eigentlich? Menschen spielen gerne, weil sie sich energetisch austauschen. Sie zahlen für ihre Spielchen und sind gezwungen, mit dem Spielen aufzuhören, und beginnen zu leben, um die echte Realität zu erkennen. Auch das ist ein Teil der seelischen Transformation. Menschen entwickeln sich rasant. Sehen Sie selbst: Früher hat die Menschheit nur kleine Schritte gemacht. Sie verstand nicht, was um sie herum geschieht. Der Mensch wollte vieles haben – Autos, Häuser, Menschen, Privilegien. Machen Sie eine Liste: Schreiben Sie alles auf ein Blatt Papier, was Sie verführen könnte. Ist es der Glanz von Edelmetallen und Edelsteinen? Vielleicht ist es Geld? Langsam entdeckt die Menschheit ihre Seele. Der heutige Mensch versteht, dass es mehr gibt, als er wahrnehmen kann. Die Seele fängt an, sich zu entfalten. Das ist nicht schwierig. Das, was danach geschieht, ist echte Arbeit – Mut und Weisheit zu erkennen. Der Mensch interessiert sich endlich für die Kunst und weltliche Probleme. Er versucht, einiges zu verändern, auch Sie. Der Geist arbeitet immer schneller. Der Körper hält leider mit dieser Geschwindigkeit nicht immer mit. Daher gebe ich Ihnen auch hier einen Tipp. Körperliche Übungen gibt es zur Selbstheilung mehr als genügend. Ihr Körper atmet. Doch nicht nur die Nase und der Mund versorgen Sie mit Luft für Ihre Lungen und das Blut. Jeder Mensch muss lernen zu atmen. Aktivieren Sie deshalb die Porenatmung. Denn durch die Haut atmen Sie mehr als durch alle anderen Organe. Laufen Sie öfter nackt durch die Wohnung, dann werden Sie diese Atmung automatisch beherrschen. Der Mensch ist von der Natur nackt erschaffen. Das ständige Tragen von Bekleidung widerspricht also der Natur. Durch die Porenatmung wird Ihr Körper in der Lage sein, schneller zu reagieren.

Neue Trends im Handauflegen

Heiler arbeiten oft mit dem sogenannten Handauflegen. Ich persönlich halte davon sehr viel und arbeite seit über 20 Jahren damit. Das Handauflegen hat es in sich! Man kann dadurch die

Energieübertragung ermöglichen, aber auch vieles im Körper des Klienten zur Selbstheilung bewegen. Energietherapie beruht auf dem Prinzip, dass alle lebenden Organismen Energie ausstrahlen und diese weiterleiten können. Dieses Prinzip des Energieaustausches ist immer vorhanden. So kann man Energieimpulse z. B. einem erkrankten Organ übertragen. Sie als Heiler führen über die Hände gewisse Energie zu und gleichen die Stellen mit gestauter Energie im Klienten aus. Somit wird beim Handauflegen das Energiefeld des Klienten positiv beeinflusst. Auch Wissenschaftler sprechen davon, dass durch Handauflegen ein leichter Energiestrom zum Klienten übertragen wird. Dieser bewegt sich hauptsächlich entlang der Nervenbahnen des Körpers (Meridiane) und beeinflusst damit direkt das Nervensystem. Der Klient kann diesen Energiestrom meistens deutlich als Wärme, Prickeln, Strömen, Kälteschauer, Vibrieren oder auch als Ziehen wahrnehmen. Fast immer fühlt der Klient durch eine solche Behandlung einen Entspannungszustand.

Das Handauflegen beeinflusst jedoch nicht nur den Körper, sondern auch die Aura sowie die Chakren des Klienten. Die Aura stellt Ihr Energiefeld und die Chakren die dazugehörigen Energiezentren dar. Eine harmonische Funktion der Chakren ist für die körperliche, seelische und spirituelle Entwicklung unerlässlich. Die Ausdehnung des menschlichen Energiefeldes variiert, es liegt zwischen zwei und bis zu vier Metern. Durch verschiedene Techniken, auch durch Handauflegen, können Sie das Aurafeld in seiner Reichweite verändern. Was bewirkt das genau? Ihre Selbstheilung wird aktiviert. Und über das Bioenergiefeld stehen Sie in ständigem Austausch mit der Umgebung. Hält man sich in der Nähe einer anderen Person auf, sodass man sich innerhalb deren Energiefeld befindet, nimmt man intuitiv einen Teil ihrer Persönlichkeit wahr. Das erklärt, warum man manchmal eine Person sympathisch oder auch unsympathisch findet. Doch anstatt diese Schwingungen anzunehmen und damit energetisch auf ein niederes Niveau zu kommen, kann man in solchen Momenten bewusst entscheiden, sich mit einer höheren Quelle von Liebe zu verbinden, und beginnen, diese Energie durch sich selbst fließen zu lassen.

Folgende Übung funktioniert gut, um sich selbst auf ein energetisch höheres Niveau zu bringen, wenn man gerade in disharmonische Gefühle verstrickt ist. Machen Sie Folgendes: Setzen Sie sich hin. Wiederholen Sie sieben Mal das Wort »Liebe«, und stellen Sie sich vor, dass diese Energie Sie voll und ganz umhüllt. Stellen Sie sich vor, dass die Liebesschwingungen in Form von Licht durch Ihren Körper fließen und die Umgebung immer heller wird. Legen Sie sich nun hin. Machen Sie Ihre Augen zu und konzentrieren sich auf Ihre Fußsohlen. Legen Sie Ihre Hände auf die Herzgegend. Stehen Sie nach fünf Minuten auf und konzentrieren sich auf Ihre Füße. Versuchen Sie zu fühlen, dass Ihre Füße gut auf der Erde stehen. Sie ziehen Energie aus Mutter Erde und transportieren diese in den gesamten Körper. Ziehen Sie diese Energie von der Erde in sich hinein, damit stärken Sie Ihre Standfestigkeit. Sie stellen sich geistig vor, wie Sie Wurzeln in die Erde schlagen und Sie über diese Wurzeln Energie ziehen. Sie fließt so in Ihren Körper und gelangt zu jedem Organ.

Vibrierende Hände

Man kann die Energie der Hände verstärken, wenn man Vibrationen erzeugt. Reiben Sie Ihre Hände zwei Minuten lang. Schütteln Sie sie weitere 20 Sekunden lang und legen Sie sie auf die betroffene kranke Stelle. Wenn Sie so weit sind, vibrieren Sie mit den Händen weiter, etwa zehn Vibrationen pro Sekunde. Dies stärkt die Gehirnwellenfrequenz. Die Hände stimmen den Körper des Klienten auf diese Frequenz ein. Nun ziehen Sie die Hände vom Körper des Klienten weg. Stellen Sie sich vor den Klienten, Gesicht zu Gesicht. Legen Sie nun die Fingerspitzen der rechten Hand auf die linke Kopfhälfte des Klienten und platzieren Sie die linke Hand in der gleichen Weise auf die rechte Seite seines Kopfes. Vibrieren Sie mit Ihren Fingerspitzen. Der Klient sollte seine Augen schließen, und Sie sehen defokussiert in die Ferne. Nach fünf Minuten gehen Sie hinter den Klienten und legen Ihre rechte Hand auf seine rechte Seite des Kopfes und die linke Hand auf die linke Seite. Beginnen Sie, mit den Händen zu vibrieren. Anschließend vibrieren Sie wieder mit beiden Händen an der erkrankten Stelle.

Das Handauflegen wird seit Tausenden von Jahren praktiziert. Viele machen es unbewusst. Wenn ein Kind sich den Kopf angestoßen hat, geht man zu ihm und legt seine Hand auf die Stelle des Kopfes, damit es nicht mehr weint, nicht wahr? Also funktioniert das Handauflegen automatisch. Ich stelle Ihnen dazu einige Übungen vor.

Übung 1

Über viele Jahre habe ich beobachtet, wie meine Oma heilt. Sie arbeitete mit dieser Methode und las dazu Heilgebete. Sie verwendete Heilöle und Kräuter. Auch Sie können mit den Händen heilen. Aktivieren Sie dazu Ihre Heilenergie durch das sogenannte Schließen der Kreise. Reiben Sie zuerst Ihre beiden Hände aneinander. In der Regel reichen dazu zwei Minuten. Dann legen Sie beide Handflächen aneinander und halten sie so drei Minuten lang. Die Energie des kleinen Kreises ist aktiviert. Nun können Sie mit der Heilung beginnen. Geben Sie etwas Öl auf die Hände. Legen Sie diese nun auf die schmerzende Stelle. Sie können sie jedoch auch auf die Schultern des Klienten legen. Da die Handchakren eine sehr gute Verbindung zum Herzchakra haben, wird Ihre Energie nun leicht zu der erkrankten Materie fließen können. Zusätzlich sollten Sie fühlen lernen, dass Sie dem Klienten helfen wollen. Mit der Zeit werden Sie dieses Gefühl ohne Weiteres längere Zeit beibehalten können.

Übung 2

Setzen Sie sich vor den sitzenden Klienten und sehen Sie seine Stirn an. Der Klient kann in der gesamten Zeit seine Augen geschlossen halten. Berühren Sie kurz mit Ihrer linken Hand seine Stirn. Legen Sie Ihre Hände nun vor sich hin, mit den Handflächen nach oben und visualisieren Sie zwei Lichtkugeln. Halten Sie Ihre Hände weiter vor sich, nun aber mit den Handflächen gegeneinander (zehn Zentimeter Abstand halten). Jetzt bewegen Sie Ihre Hände voneinander weg, dann wieder zueinander hin. Wiederholen Sie dies zwei Minuten lang, bis Sie die Energie spüren können. Sie konzentriert sich in Ihren Händen. Sie werden schon nach kurzer Zeit eine Kraft zwischen den Händen bemerken. Legen Sie nun die Hände auf die Knie oder den Kopf des Klienten und übertragen Sie diese Energie auf seinen Körper. Dieser Vorgang kann mehrere Male wiederholt werden.

Übung 3

Reiben Sie Ihre Hände eine Minute lang und versuchen Sie die Wärme, die dabei entsteht, an den Klienten zu übertragen. Sie können beide oder nur eine Hand dazu benutzen. Legen Sie die Hand auf die Problemzone des Klienten und machen Sie Ihre Augen zu. Fahren Sie nun im Abstand von zehn Zentimetern über seine Hände, Beine und dann über die Problemzone, ohne ihn zu berühren. Sie werden Unterschiede feststellen, wobei ein eventuelles Kälte- oder Kribbelgefühl über den Problemzonen gespürt wird. Wiederholen Sie den Vorgang sieben Mal.

Übung 4

Bei dieser Übung arbeiten Sie nur mit einer Hand. Sie sehen zuerst Ihre Hand an. Sehen Sie in die Mitte der Handfläche. Stellen Sie sich vor, dass eine kleine Silberkugel genau in der Mitte der Hand platziert ist. Die Kugel geht auf und strahlt Licht aus. Legen Sie nun Ihre Hand direkt auf den Problempunkt des Klienten und drücken Sie die Kugel, die in Ihrer Hand lag, leicht hinein. Dies ist sehr hilfreich bei starken Schmerzblockaden. Sie können so in kurzer Zeit aufgelöst werden.

Arbeiten ohne Hände
Mit der Zeit und durch viel Übung werden Sie merken, dass Sie auch ohne Hände arbeiten können. Ihre Augen können anstelle der Hände benutzt werden und heilen. Sie haben im Buch schon vom »Vergucken« gelesen. Es gibt Menschen, die »böse« Augen besitzen. Sie loben Sie, und kurze Zeit später verlieren Sie das Gelobte, z. B. sagt jemand über Ihre Haut, dass sie so schön glatt sei, und ein paar Tage später bekommen Sie Pickel. Viele Menschen wissen nicht einmal, dass sie diese »Gabe« besitzen. Man kann aber auch positive Erfolge durch die Augen erzielen. Durch sogenannte Photonen (»Lichtteilchen«) bekommen Sie sichtbare Infos; anders gesagt, dadurch werden Energien sichtbar. Als Geistheiler ist man in der Lage, diese Teilchen in Bewegung zu bringen. So etwas geschieht beispielsweise bei der Wirbelsäulenbegradigung und bei der Rückenentspannung. Sie stellen sich einen Lichtstrahl vor und senden ihn zum Patienten.

Versuchen Sie Folgendes: Legen Sie Ihre Hand auf den siebten Halswirbel des vor Ihnen stehenden Klienten. Legen Sie kurz Ihre Hand darauf, sodass der Klient Ihre Handwärme spürt. Wenn die Person Ihre Energie spürt, sagen Sie ihr Folgendes: »Wenn ich jetzt meine Hand entferne, werden Sie meine Energie weiter empfangen können, ich arbeite weiter mit meinen Augen.« Sie nehmen Ihre Hand weg und sehen den siebten Halswirbel des Klienten an. Die Energie sollte weiter fließen. Der Klient spürt sie. Nach ein paar Minuten gleiten Sie mit Ihren Augen die Wirbelsäule langsam nach unten.

Bioenergie-Übung
Sie können eine sogenannte Energiekorrektur am Rücken des
Klienten durchführen. Der Klient sitzt, und Sie stehen hinter ihm.
Der Klient muss versuchen, sich zu entspannen. Dazu macht er
seine Augen zu und zählt mental rückwärts von 20 bis 0. Versuchen Sie, seine Hände nach hinten zu beugen, bis es nicht mehr
geht. Bei verspannten Klienten ist das kaum möglich. Sehen Sie
nun seine Wirbelsäule im »Zickzack« von oben nach unten an,
und versuchen Sie die Arme des Klienten wieder nach hinten zu
bringen. Nun legen Sie Ihre Hände auf den Rücken und gehen
langsam nach unten. Die Arme der Person können Sie an seinem
Rücken jetzt fast zusammenklappen.

Durch Vision kann jeder seinen Körper reparieren. Auch Vision
stellt Schwingung dar, also einen visuellen Rhythmus. Hatten Sie
schon einmal Knochen- oder Gelenkschmerzen? Womöglich haben Sie diese immer noch? Dann können Sie gleich die folgende
Übung machen und die Wirkung einer Vision am eigenen Leib erfahren.

Übung »Visuelles Wirken im Körper«
Setzen Sie sich ruhig hin und stellen Sie sich Ihre kranken Knochen vor. Reiben Sie Ihre Hände, bis sie kribbeln und warm werden und gehen mit ihnen in Ihre Aura. Das heißt, Sie gehen in die
Richtung der Schmerzen, ohne den Körper zu berühren. Wenn
Sie eine *Scherenbewegung* mit den Händen machen, werden Sie
merken, dass Ihr Schmerz nachlässt. Wenn Sie nun eine Vision
dazunehmen, wird dieser Schmerz womöglich längere Zeit weg-
bleiben. Visualisieren Sie Ihre Knochen. Stellen Sie sich vor, dass
eine Art helles Licht in sie fließt und sie erneuert. Es verbreitet
sich in jedem einzelnen Knochen und erreicht alle Gelenke, auch
die, die erkrankt sind. Es lagert sich überall ab und fängt an zu
heilen. *Das Licht nimmt die Gestalt einer Hand an.* Diese Hand

streichelt jeden einzelnen Knochen und jedes Gelenk. Das Licht breitet sich immer mehr aus. Genießen Sie den Moment.

Die Übung kann noch erweitert werden: Sprechen Sie zusätzlich mit Ihren Zellen und geben ihnen visuelles Zellwasser. Sagen Sie geistig Folgendes: »Liebe Zellen, ich versorge euch mit Nahrung. Das Zellwasser kommt bei euch nun an.« Stellen Sie sich dabei vor, wie jede Zelle Ihres Körpers um sich herum endlich genug Wasser hat und dieses Wasser in sich aufnimmt. Die Aufnahme der Energie geschieht dabei auf allen Zellebenen. Weiterhin sprechen Sie Ihr Blut an und geben ihm Heilanweisungen. Sagen Sie Folgendes: »Bringe Licht in alle Ecken meines Körpers.« Visualisieren Sie, wie es sich im Körper verteilt und überall das Licht hinbringt, wo es fehlte.

Übung »Visuelles Wirken in der Psyche«
Auch diese Übung ist Gold wert. Setzen Sie sich hin und machen Sie Ihre Augen zu. Visualisieren Sie Ihr Herz und legen Sie eine Hand auf Ihr Herz. Welche Hand genommen wird, spielt keine Rolle. Stellen Sie sich vor, dass ein kleines Kind in Ihrem Herzen wohnt. Das ist Ihr Unterbewusstsein. Sprechen Sie das innere Kind an und bitten es, Ihnen zu helfen. Stellen Sie sich vor, wie das Kind lacht und Ihre Hand nimmt. Öffnen Sie anschließend Ihre Augen. Diese Übung sollte täglich gemacht werden, über eine längere Zeit von zwei bis drei Monaten.

Übung »Visuelle Arbeit bei schleichenden oder chronischen Leiden«
Wenn Ihnen etwas an Ihren Mitmenschen nicht passt, sprechen Sie es irgendwann direkt an. Warum machen Sie das nicht mit Ihrem Leiden? Auch das geht! Sprechen Sie mit der Erkrankung direkt! Sagen Sie ihr, was Ihnen nicht passt. Danach machen Sie Folgendes: Setzen Sie sich bequem hin und stellen sich vor, dass Ihr innerer Heiler da ist. Er sieht wie ein echter Heiler aus, ist nur

kleiner. Reden Sie mit ihm und bitten Sie ihn um Hilfe. Schicken Sie ihn an die Arbeit.

Übung »Hologramm begradigen«

Sie haben Ihre eigene Energetik, und diese ist wie eine kleine Matrix (Hologramm) an den Körper gebunden. Mit den Jahren ist diese wie ein Blatt Papier verknittert und nicht mehr intakt. Man kann durch folgende Übung das Hologramm begradigen: Legen Sie beide Hände vorne an Ihre Schulter, die linke Hand auf die rechte Schulter und die rechte auf die linke. Die Hände sind überkreuzt. Nun liegen Ihre Hände genauso am Brustbereich. Drücken Sie die Schulter nach unten und streifen Ihre Arme bis zum Ellenbogen aus. Schütteln Sie nun Ihre Hände. Dasselbe sollten Sie auch am Bauch tun.

Die schamanische Chakra-Uhr

Eine schamanische Chakra-Uhr ist eine alte Erfindung der sibirischen Schamanen. Sie wurde bis vor Kurzem geheim gehalten. Sie dient dem Ausgleich der Energie im Körper, im Geist und in der Seele. Es handelt sich dabei nicht um Ihre Einzel-Chakren, wie Sie sie kennen, sondern um den gesamten Energiefluss im Menschen. Schamanen sprechen an dieser Stelle über die sogenannten Seelenanteile, aus denen die Seele besteht, es gibt Hunderttausende davon. Verlieren Sie durch Stress, Trauer oder Ärger zu viele Seelenanteile, werden Sie sich ausgelaugt und müde fühlen. Dieser Zustand besteht so lange, bis Sie die verlorenen Anteile wieder angezogen haben. Also, Ihre Seele ist in der Lage, einige dieser Anteile wieder anzuziehen. Doch dauert dieser Prozess oft lange, und nicht alle Anteile kommen wieder zurück.

Schamanen ziehen die verlorenen Seelenanteile durch die Chakra-Uhr schnell an. Dies ist ein farbiges Gebilde, das wie ein

Kreis aussieht. In der Mitte des Bildes wird ein Stein platziert. Am besten ist dazu ein Bergkristall geeignet. Dieser arbeitet zusammen mit der Farbscheibe als Anziehungspunkt für die Seelenanteile. Als Nächstes wird auf die Chakra-Uhr ein Samen einer beliebigen Pflanze gelegt, damit die Energie der Pflanze sanft in die Chakren übertragen wird. Schamanen entscheiden sich meistens für schnell wachsende Pflanzen, da sie das Leben und die Genesung symbolisieren. Für welche Pflanze man sich entscheidet, spielt jedoch keine Rolle, da ein Samen als Ursubstanz, aus der das Leben wächst, angesehen wird. Der Samen wird auf die Scheibe gelegt und immer wieder auf der Scheibe hin und her bewegt, damit alle Chakren ihre Energie bekommen. Anschließend wird dieser Samen in die Erde gepflanzt. Die wachsende Pflanze dient als Kraftsymbol. Schamanen sagen, je größer sie wird, desto mehr Seelenanteile zieht sie zurück und desto mehr Kraft gewinnt derjenige, für den die Chakra-Uhr genutzt wird. Stellen Sie Ihre eigene Chakra-Uhr her! Nehmen Sie ein Blatt Papier, schneiden einen Kreis aus und bemalen es mit verschiedenen Farben, je mehr Farben Sie verwenden, desto besser.

Die Heilung der Seele und des Geistes

Wo befindet sich Ihre Seele tatsächlich? Wie funktioniert sie, und wie können Sie sie kontaktieren? Mit diesen und ähnlichen Fragen begann mein letztes Seminar in der Karibik. Der Schulungsraum – ein langer weißer Sandstrand. Die Klimaanlage – Palmen und eine leichte Brise auf der Haut. Die Hintergrundmusik – das Rauschen des Meeres. Die Pause – in den sanften Wellen des Ozeans, und das Thema des Seminares: Heilung der Seele und des Geistes.

 Die Voraussetzungen für meine Urlaubs-Auslandsseminare, die ich jedes Jahr anbiete, könnten nicht besser sein: karibische Sonne, weißer Sandstrand, kristallklares Wasser und tolle unberührte Natur, eine schöne Hotelanlage und gut gelaunte Seminarteilnehmer. Die Energie der Insel und die Nähe zum Atlantik bieten ideale Bedingungen für meine Seminarstunden in entspannter Atmosphäre, für praktische Rituale mit den Elementen, Kerzen und Anrufungen zu Göttern sowie Erholung pur. Der Dominikanischen Republik wird die Nähe zu Atlantis zugeschrieben. Die genaue Lage von Atlantis ist zwar umstritten, ich jedoch gehe davon aus, dass der untergegangene Kontinent in der Karibik lag. Nicht umsonst gilt das dominikanische Volk laut letzter Weltumfrage »Welches Volk ist das glücklichste auf der Erde« als das zweitglücklichste. Die freundliche Art und innere Ruhe der Einheimischen stützt meine These der Zugehörigkeit zu Atlantis. Jede Reise, die ich bis jetzt mit meinen Schülern unternommen habe, war nicht nur lehrreich, sondern auch eng mit der Selbsterkenntnis verbunden. Jeder Mensch ist besonders und bringt seine eigenen Themen mit. Jeder lernt und lehrt den anderen. Und was kann besser zur Selbsterkenntnis beitragen als eine schöne und warme Umgebung, die viel Freude und Energie schenkt? Wir lernten am Strand und im Wasser, unter Palmen und in speziell eingerichteten Räumen, andere und uns selbst zu heilen. Der Höhepunkt der Reise war jedoch der Besuch bei einem echten haitianischen Voodoo-Priester. Die Gruppe durfte ihn fast zwei Stunden lang konsultieren. Vor seiner bescheidenen Hütte fanden wir einen Salomon-Stern, der von einem Kreis umschlossen war. Dieses Heilzeichen, in dessen Mitte eine mehrfarbige Kerze brannte, diente der Reinigung der Besucher. Anschließend führte er uns in Gruppen durch seine Hütte. In dem Raum standen mehrere Ikonen von Heiligen, brannten mehrere Kerzen und standen Abbildungen der Voodoo-Götter. In der rechten Ecke fanden wir Damballah, den schlangenartigen Gott der Liebe, sowie Baron Samedi, den Wächter der Friedhöfe. Durch sie bekommt ein Priester Verbindung zu seinen Ahnen.

Nach einer herzlichen Begrüßung durften alle Teilnehmer eine energetische Reinigung genießen, indem der Priester ein Gebet las und mit einem heiligen Zweig die Köpfe der Teilnehmer berührte. Er wusch die Stirn der Besucher mit heiligem Wasser kurz ab und segnete sie. Nach diesem Ritual brachte die Helferin des Meisters eine Schüssel mit Wasser und Blüten. Damit durfte jeder seine Hände und den Nacken anfeuchten, um einen besonderen Wunsch in Erfüllung gehen zu lassen. Dabei achtete der 72-jährige Voodoo-Priester auf die Richtigkeit der Zeremonie und bereitete sich auf die Behandlungen vor, die folgen sollten. Er fragte, wer aus der Gruppe an Schmerzen oder anderen körperlichen oder seelischen Leiden leidet, und begann die Einzelsitzungen. Jeder, der an etwas litt (und das waren natürlich alle), durfte nun zu ihm. Bei der Behandlung legte der Priester seine Hände an die Schmerzstellen, las Gebete und vollzog eine Waschung. Er sprach oft die Mutter Gottes an und wiederholte das Wort »Santos«. Bei der Behandlung sollten die Augen der Klienten geschlossen bleiben. So verging fast eine Stunde. Es wurden Kopfschmerzen, Rückenverspannungen, Warzen, Schnupfen und vieles mehr geheilt. Es war sehenswert! Der Priester schaute immer wieder verschiedene Gegenstände an: Kerzen, Knochen, Püppchen (in Rot mit vielen Sicherheitsnadeln) und betete. Interessant zu beobachten war für mich, dass er viele schamanische Methoden benutzte, er sprach mit den Schmerzen, vertrieb die Warzen oder die Verspannungen aus dem Körper und sprach seine Heilgebete.

Seine Worte waren: »Die Heilung der Seele und des Geistes sind Bausteine für ein glückliches Leben!« Faszinierend: In seiner kleinen Hütte hingen Hunderte Hemden und Hosen von den Kranken, die er beräucherte. So etwas habe ich schon einmal bei einem Besuch bei Busch-Doktoren in Afrika (Kenia) und bei meiner Oma beobachten können. Dies alles bestätigt erneut meine Theorie: Um zu heilen, brauchen Sie nur eine geeignete Energie und Ihre Kraft, um sie in die richtige Richtung zu lenken.

Der Priester sprach über die Seele und den Geist und von karmischen Bändern, die die Menschen hindern, glücklich zu werden. Diese sollten geheilt werden. Genau das möchte ich nun erklären.

Das karmische Band heilen

Es gibt immer ein karmisches Band zwischen Ihnen nahestehenden Menschen und Ihnen selbst, aber auch zu denen, denen Sie einmal nahestanden. Diese Bande können manchmal negative Einflüsse haben (zum Beispiel sind nach einer Scheidung beide Partner immer noch energetisch verbunden, und zwar über Jahre). Oft werden Beziehungen, die Seele und der Geist stärker, wenn das karmische Band geheilt wird. Hierfür nutzt man die Fernheilungstechnik. Wenn Sie zum Beispiel die Beziehung zwischen Ihnen und Ihren Eltern verbessern wollen, sollten Sie diese Beziehung in Ihrer Handfläche visualisieren bzw. Sie visualisieren einfach die Personen. Legen Sie dann die Handflächen zusammen und lassen den Energiefluss beginnen. Wünschen Sie aus dem Herzen allen involvierten Personen Heilung. Genauso können Sie auch eine Situation oder eine persönliche Charaktereigenschaft heilen. Zum Beispiel Eifersucht, Nervosität, Ängstlichkeit, Trauer, Ärger. Solche Heilungen können auch für Tiere durchgeführt werden. Aber auch Ihre Seele und Ihr Geist können durch diese Arbeit geheilt werden.

Der Karmaschlüssel für den Geist und die Seele

Nach einer überlieferten Methode aus der Karmalehre können Ängste und Blockaden im Geist und in der Seele durch den sogenannten Karmaschlüssel gelöst werden. Dies ist ein Symbol, das

Energien reinigt und Ihre Karmagedanken sortiert. Wie wird es hergestellt? Zuerst stelle ich Ihnen eine Frage: Wie viele Öffnungen hat ein Mensch am Körper? Zählen Sie nach. Es sind neun ohne den Nabel: zwei Augen, zwei Ohren, zwei Nasenlöcher, einen Mund, einen After, eine Geschlechtsöffnung. Im Sikhismus gab es ein Reinigungsritual gegen Sünden und Karmabelastung. Dieses verlief in einem speziell eingerichteten Zimmer mit neun Löchern im Boden oder in der Wand. Zuerst wurde für diese Reinigung ein Ritual angewandt, das aus mehreren Schritten bestand. Es wurde vom Kopf abwärts bis zu den Füßen durch Waschungen durchgeführt. Besonders die Pobacken wurden gereinigt. Die Reinigung beinhaltete leichte Berührungen sowie das Begießen mit Wasser. Danach ließ man die Person in dem Raum mit den neun Löchern eine längere Zeit ruhen. Das Ritual versprach die Reinigung von Sünden und karmischen Blockaden. In meiner Praxis habe ich ein Ritual ausgearbeitet, das Menschen von karmischen Leiden reinigt und die Seele und den Geist heilt. So können energetisch bedingte Depressionen und Ängste verarbeitet werden. Ich verwende dazu jedoch keine Räume mit Löchern oder Ähnlichem, sondern den sogenannten Karmaschlüssel. Dieser besteht aus einem Blatt Papier, auf das ein spezielles Zeichen aufgemalt wird. Man trägt das Zeichen mit sich am Körper oder in einer Tasche und wird so mit dem Universum verbunden. Dadurch werden universelle Energien in Fluss gebracht, die Ihnen die Ursachen des Leidens aufzeigen und das Negative beseitigen können. Man wird sozusagen an die universellen Kräfte angeschlossen.

Nehmen Sie ein Blatt Papier. Schreiben Sie zuerst Ihren Vornamen in die Mitte des Blattes. Umringen Sie den Namen mit zwei Kreisen und ziehen Sie ein Pentagramm um den Vornamen, wie es auf der Skizze gezeigt wird. Das Pentagramm ist ein fünfzackiger Stern, der in einer Linie gezogen wird. Versuchen Sie also, den Stern so zu zeichnen, dass der Kugelschreiber beim Zeichnen der Linien nicht vom Papier abgehoben wird. Stechen Sie anschlie-

ßend, so wie ich es gezeichnet habe, zehn kleine Löcher in das Blatt.
Das zehnte Loch steht dabei für das Nabelloch, das die Verbindung
zu Ihrem Karma darstellt.

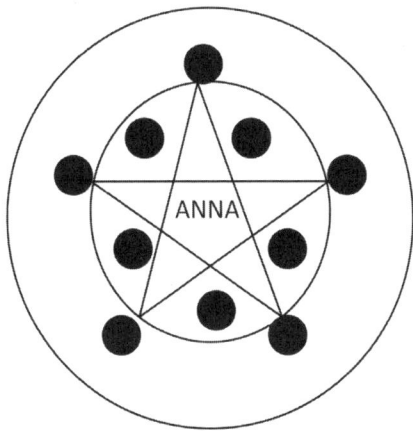

Nehmen Sie nun das Blatt in die linke Hand und lesen Sie ein
klassisches Gebet, in dem Sie um Heilung bitten. Dies kann aus
mehreren Sätzen bestehen, z. B.: »Liebes Universum, befreie mich
von meinen Sünden und karmischen Mustern. Gib mir Kraft und
Freiheit: körperlich, seelisch und spirituell. Amen!«

Eine andere Möglichkeit, einen Karmaschlüssel herzustellen, liegt
in der Numerologie. Schreiben Sie Ihr Geburtsdatum statt Ihren
Namen in das Pentagramm. Addieren Sie dann alle Zahlen des
Datums, und schreiben Sie diese Quersumme an die Zacken des
Pentagramms, wie es auf der Skizze dargestellt wird.

Wenn Sie beispielsweise am 20.12.1966 geboren sind, rechnen Sie
wie folgt:
$2 + 0 + 1 + 2 + 1 + 9 + 6 + 6 = 27$
$2 + 7 = 9$

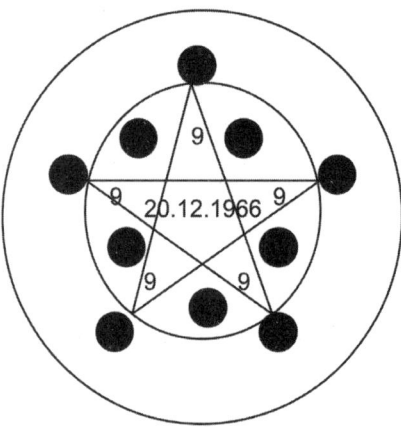

Anschließend können Sie zehn Löcher in das Papier machen. Das Blatt können Sie auch unter Ihrem Bett aufbewahren.

Die Menschen leben in einem energetischen Meer, wo sie ihre Energie mit der Umwelt austauschen. Außerdem nehmen sie einige Energien aus dem Kosmos auf. Ihr Astralkörper ist in der Lage, positive und negative kosmische Energien zu empfangen und zu speichern. Diese Energien werden im Laufe der Jahre im Körper verteilt und verankert. Kosmische Energie (Lebensenergie, Fluid, Chi, Prana) bekommen Sie automatisch durch das Licht und die Atmung sowie durch Ihre Nahrung und Glaubenssätze. Diese Energie besteht aus zwei Polen, dem Plus- und dem Minuspol. Das Verhältnis zwischen beiden Teilen sollte harmonisch sein. Mit dem ersten Atemzug fließt diese Energie durch eine sogenannte Matrix in Sie hinein. Somit erhalten Sie auch eine besondere, nur für Sie spezifische kosmische Frequenz.

Die Geburtszeit, der Ort und das Sternzeichen projizieren sich ebenso auf Ihre Aura, somit bekommen Sie einen eigenen Biorhythmus. Dieser beinhaltet günstige und ungünstige Einflüsse.

Die kosmische Energie zeigt sich am ehesten in Bezug auf Ihre Wirbelsäule, von der aus sie verbreitet wird. In der Wirbelsäule wird diese Energie gespeichert und an die Organe weitergeleitet. Diese Energie fließt ins Herz und in die Nieren sowie in alle zwölf Hauptmeridiane hinein. Sie nehmen jedoch diese Energie auch durch andere Körperteile auf. Es kommt sehr oft vor, dass ein Mensch erkrankt, weil ein Mangel an positiver Energie durch seine Sternzeichen-Veranlagungen sowie Planeteneinflüsse hervorgerufen wird. Diese Veranlagungen machen einen Bereich der Aura schwach und beeinflussen hiermit gewisse Organe und die Seele.

Hier ist eine kurze Erläuterung:

Widder
Der Widder hat eine Auraschwäche im oberen Kopfbereich.
Die Schwachstellen im Körper sind: Gehirn, Lunge und Solarplexus.
Die Seelenbelastung: Die Intuition kann schwanken.

Stier
Der Stier hat eine Auraschwäche im unteren Kopfbereich.
Die Schwachstellen im Körper sind: Hals, Unterkiefer, Schilddrüse und Speiseröhre.
Die Seelenbelastung: Immer wiederkehrende Unruhe.

Zwillinge
Der Zwilling hat eine Auraschwäche im Schulterbereich.
Die Schwachstellen im Körper sind: Wirbelsäule, Lunge, das Nervensystem und die Hände.
Die Seelenbelastung: Die Stimme kann versagen, und die Kommunikation kann schwerfallen.

Krebs

Der Krebs hat eine Auraschwäche im Brustbereich.
Die Schwachstellen im Körper sind: Leber und Verdauungsorgane.
Die Seelenbelastung: Gedächtnis kann schwinden.

Löwe

Der Löwe hat eine Auraschwäche im mittleren Wirbelsäulenbereich.
Die Schwachstellen im Körper sind: Herz und Rücken.
Die Seelenbelastung: Psychosomatische Erkrankungen.

Jungfrau

Die Jungfrau hat eine Auraschwäche in der Bauchgegend.
Die Schwachstellen im Körper sind: Dünndarm, Zwölffingerdarm sowie der Stoffwechsel.
Die Seelenbelastung: Nervosität kann immer wiederkommen.

Waage

Die Waage hat eine Auraschwäche im Hüftbereich.
Die Schwachstellen im Körper sind: Harnsystem und Drüsenschwäche.
Die Seelenbelastung: Das Gleichgewicht kann entgleisen.

Skorpion

Der Skorpion hat eine Auraschwäche im Nabelbereich, Steißbeinbereich, dem Sexualchakra und der Nase.
Die Schwachstellen im Körper sind: Immunsystem und Sexualorgane.
Die Seelenbelastung: Blockaden im Bereich des dritten Auges.

Schütze

Der Schütze hat eine Auraschwäche in Hüftbereich und Po.

Die Schwachstellen im Körper sind: Kreislauf und Muskulatur.
Die Seelenbelastung: Nervosität und voller Kopf.

Steinbock
Der Steinbock hat eine Auraschwäche im Kniebereich.
Die Schwachstellen im Körper sind: Zähne, Knochenbau und die Haut.
Die Seelenbelastung: Die Zeitwahrnehmung ist nicht immer korrekt.

Wassermann
Der Wassermann hat eine Auraschwäche im Bein- und Fußbereich.
Die Schwachstellen im Körper sind: das Nervensystem und die Haut.
Die Seelenbelastung: Oft kann die Intuition zu stark werden.

Fisch
Der Fisch hat eine Auraschwäche im Fußsohlenbereich.
Die Schwachstellen im Körper sind: das Hormonsystem, die Nerven und der Blutdruck.
Die Seelenbelastung: Die Intuition kann schwanken.

Was können Sie dagegen tun? Wie kann man sein Karma heilen?
Es gibt eine Möglichkeit: Sie können Ihr Karma durch die eigene Energie behandeln. Hier ein Tipp zur Geistheilung über Gefühle.
Diese können Sie bei sich selbst anwenden:

Setzen Sie sich bequem hin, sodass Ihre beiden Füße am Boden bleiben. Machen Sie Ihre Augen zu und atmen Sie tief ein und aus.
Versuchen Sie Ihre Herzgegend zu fühlen. Stellen Sie sich vor, dass das Herzchakra mit Licht gefüllt wird. Versuchen Sie das

Gefühl mehrere Minuten beizubehalten. So werden Sie mit Ihrem eigenen Wesen tief verbunden. In diesem Moment fließt Ihre Energie von Ihrem Herzchakra in Ihre Seele. Denken Sie nun Folgendes: Alle karmischen Blockaden werden gelöst. Nach fünf Minuten ist die Sitzung beendet. Sie werden sich womöglich wundern, dass ein so einfacher Vorgang vieles bewegen kann. Versuchen Sie es, und Sie werden es nicht bereuen.

Weitere interessante Informationen für Sie:

Januargeborene leiden oft an Rheuma und haben Verdauungsschwierigkeiten und Schmerzen in den Füßen.

Februargeborene haben oft Magenbeschwerden, Beinbeschwerden und eine Venen- und Augenschwäche.

Märzgeborene haben oft Schlafprobleme, Nierenschwierigkeiten, Anämie und Darmprobleme.

Aprilgeborene haben oft Probleme mit dem Gehirn, dem Blutdruck, Kopfschmerzen und Augenleiden.

Maigeborene haben oft Darmprobleme, Nasenprobleme und Kopfschmerzen.

Junigeborene haben oft Nervenprobleme und Verdauungsschwierigkeiten.

Juligeborene haben oft Entzündungen und Probleme mit den Beinen, Füßen oder dem Magen.

Augustgeborene haben oft Schwierigkeiten mit dem Herzen, den Ohren oder Verletzungen an den Füßen.

Septembergeborene sind oft hypochondrisch. Sie leiden oft an Nervenentzündungen und haben Probleme mit der Psyche.

Oktobergeborene haben oft seelische Probleme. Sie leiden an Rückenschmerzen und werden oft operiert.

Novembergeborene haben oft Gewichtsprobleme.

Dezembergeborene neigen zu Rheuma. Sie leiden oft an Hautproblemen.

Die Gesundheitszahl

Zahlen beeinflussen das Leben und können beim Gesundwerden eine echte Unterstützung bei der Heilung der Seele und des Geistes bieten. Ihre eigene Gesundheitszahl ergibt sich aus der Addition des Geburtstages (nur der Tag wird addiert). Z. B. für einen am 10. Geborenen ist die Zahl aus 10 = 1 + 0 = 1 oder für jeden, der am 26. eines Monats geboren wurde, addieren Sie wie folgt 2 + 6 = 8. Diese Zahl können Sie auf Ihre Haut schreiben. Sie wirkt wie eine Antenne. Außerdem finden Sie für jede Gesundheitszahl einige Tipps.

1
Sie haben die Veranlagung zu folgenden Schwächen: Herz und Augen.
Abhilfe: Ginseng, Honig, Nüsse, Kamille und Zitronen.
Umbrüche: Das 19., 28., 37. und 58. Lebensjahr.
Schwierige Monate: Oktober, Dezember und Januar.

2
Sie haben die Veranlagung zu folgender Schwäche: Verdauung.
Abhilfe: Weißkohl, Gurken, Melone, Raps und Wegerich.

Umbrüche: Das 20., 25., 43., 47., 52. und 65. Lebensjahr.
Schwierige Monate: Januar, Februar und Juli.

3

Sie haben die Veranlagung zu folgenden Schwächen: Nerven und Haut.
Abhilfe: Äpfel, Pfirsiche, Erdbeeren, Weintrauben, Feigen und Spargel.
Umbrüche: Das 12., 21., 39., 48. und 58. Lebensjahr.
Schwierige Monate: Dezember, Februar, Juni und September.

4

Sie haben die Veranlagung zu folgenden Schwächen: Melancholie, Kopf und Wirbelsäule.
Abhilfe: Spinat und Salbei.
Umbrüche: Das 13., 22., 31., 40., 49. und 58. Lebensjahr.
Schwierige Monate: Januar, Februar, August und September.

5

Sie haben die Veranlagung zu folgenden Schwächen: Schlafprobleme und Neurosen.
Abhilfe: Ruhe, Pilze, Karotten, Petersilie und Kohl.
Umbrüche: Das 14., 23., 41. und 50. Lebensjahr.
Schwierige Monate: Juni, September und Dezember.

6

Sie haben die Veranlagung zu folgenden Schwächen: Hals, Nase, Lunge und Brust.
Abhilfe: Granatapfel, Aprikosen, Mandeln und Bohnen.
Umbrüche: Das 15., 24., 42., 51. und 60. Lebensjahr.
Schwierige Monate: Mai, Oktober und November.

7

Sie haben die Veranlagung zu folgenden Schwächen: Nerven, Psyche und Haut.

Abhilfe: Salat, Kohl, Sauerampfer, Weintrauben und Früchte.

Umbrüche: Das 7., 16., 25., 34., 43., 52. und 61. Lebensjahr.

Schwierige Monate: Januar, Februar, Juli und August.

8

Sie haben die Veranlagung zu folgenden Schwächen: Magen-Darm-Trakt, Leber, Zähne, Kopf und Rheuma.

Abhilfe: Spinat, Sellerie und Karotten.

Umbrüche: Das 17., 27., 35., 44., 53. und 62. Lebensjahr.

Schwierige Monate: Dezember, Januar, Februar und Juli.

9

Sie haben die Veranlagung zu folgender Schwäche: Viruserkrankungen.

Abhilfe: Zwiebeln, Knoblauch, Meerrettich- und Brennnesselsaft.

Umbrüche: Das 18., 27., 36., 45. und 63. Lebensjahr.

Schwierige Monate: April, Mai, Oktober und November.

Übertragung der Energie in die Organe durch Planetenimpulse:
Allen Planetenimpulsen sind Zahlen zugeordnet. Dies habe ich Ihnen bereits erklärt. Es geht jedoch nicht nur um eine Zuordnung. Zahlen kommunizieren mit diesen Planeten permanent. Daher kann man sie zur Heilung nutzen. Heiler der ganzen Welt arbeiten bereits mit diesen Energien.

Folgende Zahlen bewirken
Reinigung: 2, 4, 6, 8
Heilung: 1, 5, 0
Fixierung der Energie: 3, 7, 9

Also es ergeben sich drei Codes für Heilzwecke:
2468
150
379

Man kann diese einfachen Codes visualisieren und in die Zellen senden. Die Codes werden nacheinander angewandt.

Senden Sie zuerst den Code 2468, um die Zellen zu reinigen. Visualisieren Sie die Zahlenkombination drei Minuten vor Ihrem geistigen Auge. Danach können Sie sich die zweite Kombination vorstellen, also 150. Diese bewirkt die Heilung. Nach drei weiteren Minuten fixieren Sie diese Heilung durch die Kombination 379, die Sie ebenso visualisieren und an Ihre Zellen weitergeben. Man kann diese drei Zahlen aber auch direkt auf die Haut schreiben.

Die Zahlenlehre kann auch anders angewendet werden. Sie brauchen folgende Tabelle dazu:

Organ-Zahl	Planet	Periode (Jahre)	Organ
1	Sonne	11	Blase
2	Mond	19	Dickdarm
3	Mars	15	Magen
4	Merkur	17	Dünndarm
5	Jupiter	12	Milz
6	Venus	8	Nieren
7	Saturn	29	Herz
8	Uranus	84	Leber
9	Neptun	13	Lunge
0	Pluto	32	Galle

Wenn Sie ein Leiden haben, z. B. Nierenleiden, können Sie einen speziellen Code für die Niere zusammenstellen. Dieser Code wird dann mit einem Kugelschreiber auf die Haut geschrieben. Da die Energie der Zahlen intelligent ist, wird sie zu dem entsprechenden Organ finden. Jeder Code ist eine Art Antenne für die kosmische Energie.

Schreiben Sie (siehe Tabelle) für schwache Organe eine Zahlenkombination wie folgt auf:

Die Zahl *1* ist die Organ-Zahl (Organ selbst).

Die Zahl *2* ist die Zahl des dazu zugeordneten Planeten. Die ersten zwei Zahlen des Codes sind immer dieselben, da dieselbe Zahl beiden zugeordnet wird.

Die Zahl *3* ist die Summe aus beiden Zahlen.

Die Zahl *4* ist die Periode des Planeten.

Die Zahlen *5* und *6* sind Ihr Geburtsjahr ohne Jahrhundert.

So entsteht eine komplette Zahlenkombination.

Beispiel:

Ich nehme an, Sie sind 1973 geboren wie ich und haben z. B. eine schwache Lunge. Erstellen Sie den Code für die Lunge.

Der Lunge wird eine 9 zugeordnet. Die erste Zahl des Codes ist die 9. Schreiben Sie diese auf.

9

Der zur Lunge zugeordnete Planet ist der Neptun. Er hat ebenso die Zahl 9. Schreiben Sie diese 9 auch dazu. Sie haben also

99

Nun kommt die dritte Zahl: 9 + 9 = 18. Also schreiben Sie die 18 dazu. So ergibt sich die Kombination
9 9 18

Die nächste Zahl ist die Periodenzahl des Neptuns, also die 13. Somit ist die Kombination
9 9 18 13

Und nun schreiben Sie nur noch Ihr Geburtsjahr ohne Jahrhundert dazu. So ergibt sich ein persönlicher Code
9 9 18 13 73 (weil ich im Jahr 1973 geboren bin).

Ein anderes Beispiel:
Nehmen Sie an, eine Ihrer Freundinnen hat Leberprobleme. Sie ist 1965 geboren. Um ihre Leber energetisch zu unterstützen, rechnen Sie bitte den Code wie folgt:

Da die Leber selbst der Zahl 8 zugeordnet ist, schreiben Sie die 8 auf.
8

Der zugeordnete Planet ist Uranus, auch ihm wird die Zahl 8 zugeordnet. Schreiben Sie diese 8 dazu. So ergibt sich
8 8

Die Addition aus diesen beiden Zahlen ist die 16. Schreiben Sie die 16 dazu. So ergibt sich
8 8 16

Nun sehen Sie wieder in der Tabelle nach, welche Periode der Uranus hat. Der Uranus hat eine Periode von 84 Jahren. Also schreiben Sie 84 dazu. So ergibt sich eine Kombination von
8 8 16 84

Anschließend schreiben Sie noch das Geburtsjahr der Freundin dazu, also die 65. So ergibt sich der komplette Code
8 8 16 84 65

Wenn jemand im Geburtsjahr nur eine Zahl hat, z. B. Geborene der Jahre 2000 oder 2001 etc., werden die Nullen mitgeschrieben. Also für 2000-Geborene schreiben Sie 00 im Code dazu und für 2001 Geborene 01.

Fazit: Mit Zahlen können Sie heilen!

Der Numerologie-Test: Die Seelenebene

Ich möchte Ihnen gerne noch mehr Wissen in diesem Buch weitergeben. Zum Thema Geist und Seele möchte ich Ihnen folgenden Test anbieten, einen Seelenebenen-Test. Dieser offenbart Ihnen, auf welcher Ebene sich Ihre Seele befindet. Diese Ebene hat mit der Qualität der Seele nichts zu tun, sondern erklärt, wie weit Sie mit Ihrem Karma gekommen sind.

Gerechnet werden alle Ziffern aus dem Geburtsdatum (Addition). Die Ziffern von Tag und Monat werden nicht gespalten, das Jahr wird gespalten:

Z. B. ich bin am 10.08.1973 geboren. So addiere ich folgendermaßen:
$10 + 8 + 1 + 9 + 7 + 3 = 38$

Diese Zahl ist meine Seelenzahl.

Ein anderes Beispiel für das Geburtsdatum 31.12.1999 ergibt
$31 + 12 + 1 + 9 + 9 + 9 = 71$

Rechnen Sie Ihre Zahl aus und lesen Sie nach, was sie bedeutet.

Erste Ebene: bis 15

Sie haben keine karmischen Schulden. Seien Sie froh. Ihr Ziel ist es, sich persönlich zu entwickeln und Ihr Gewissen sauber zu halten. Sie müssen Ihren Willen stärken. Die Seele kann dadurch weiter reifen.

Zweite Ebene: 16–30

Sie haben nur etwas Karma zu verarbeiten. Achten Sie auf das Ahnenwissen. Ihr Unterbewusstes ist Ihr Thema. Sie können andere Menschen führen und müssen anderen philosophische und seelische Weisheiten beibringen. Sie werden aber auch selbst sehr viel lernen müssen.

Dritte Ebene: 31–49

Sie haben etwas Karmisches zu erledigen. Als Lehrer und Philosoph müssen Sie Ihre seelischen Schätze weitergeben. Ihr Ziel ist es, Ihre Lebensziele und Gaben zu erkennen und den Sinn des Lebens zu verstehen. Also, Sie werden zu einer neuen Realität bewegt.

Vierte Ebene: 50–71

Auch Sie haben etwas Karmisches an sich – das alte Wissen. Sie sind der Vermittler zwischen Himmel und Erde und ein Informationsträger. Diese Gabe ist eine Verpflichtung.

Jeder Tag ist ein neues Leben. Neu deshalb, weil Sie heute da sind, was nicht immer der Fall sein wird. Gewöhnen Sie sich daran, jeden Tag Ihres Lebens zu begrüßen, als ob es der letzte Tag wäre.

Die Geheimenergie für die Heilung

Es gibt einige geheime Rituale, die in den Familien von Generation zu Generation weitergegeben werden. Sie werden geheim gehalten und nur selten angewendet; nur dann, wenn alles andere versagt hat. Gearbeitet wird hier meistens mit der Christusenergie. Christus war kein gewöhnlicher Mensch, er ist eine große, positive Energie. Christus ist immer ein Prozess der Selbstwerdung. Über Tausende von Jahren gab es mehrere Propheten und Heilige. Doch Jesus Christus ist einer der wenigen, der Menschen auch heute noch zu ihren spirituellen Gaben führt. Diese Energie ist immer noch stark und aktuell. Sie ist die Geheimenergie für die Heilung!

Das menschliche Gehirn ist wie ein PC, ein Bio-Computer. Ihre beiden Gehirnhälften sind in der Lage, Informationen von der Außenwelt zu verarbeiten und abzuspeichern. Doch wie viel Gehirn brauchen Sie zum Leben? Menschen nutzen davon gelegentlich bis zu zehn Prozent, was nicht viel ist. Jeder kann jedoch die Gehirnkapazitäten erweitern und sich damit heilen. Dies geschieht durch spirituelle Entwicklung und geistige Weiterbildung. Machen Sie ein Experiment und nutzen Sie folgende Übung, um die rechte Gehirnhälfte zu erweitern: Sehen Sie den Himmel an und ziehen Sie Ihren Blick zurück, sodass Sie unscharf sehen. Sie werden merken, dass sich mehrere Lichtteilchen (Photonen) zeigen. Sie bewegen sich chaotisch. Versuchen Sie immer wieder diese Übung zu machen, dann können Sie nach zirka zehn Tagen die chaotischen Teilchen in ihrer Bewegung lenken. Noch später können Sie diese Teilchen vor Ihrem dritten Auge zu einer Energiekugel binden. Innerhalb von vier Wochen werden Sie merken, dass es Ihnen besser geht. Bitten Sie die Jesus-Energie, Ihnen zu helfen.

Was widerspricht der Natur nicht? Unsere Welt basiert auf drei Ebenen: dem Äther, der schwarzen und der weißen Materie. Der Äther ist Ihre Energie. Die weiße und schwarze Materie sind Antagonisten, die diese Energie ausgleichen.

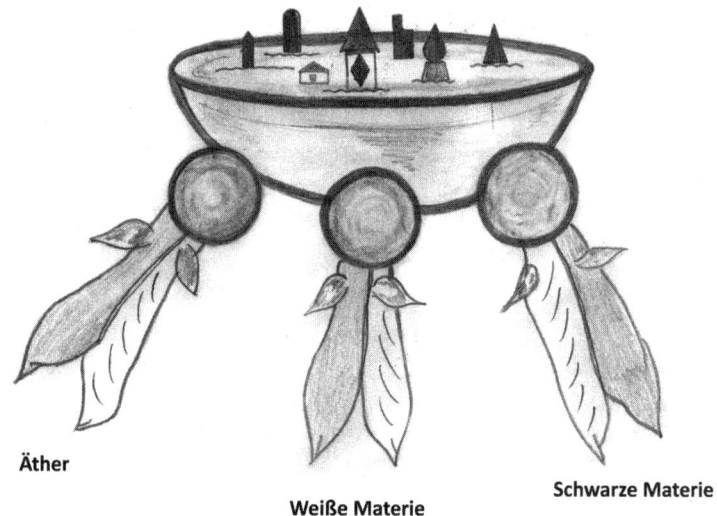

Äther

Weiße Materie

Schwarze Materie

Somit lebt der Mensch gleichzeitig in mehreren Dimensionen. Einige davon sehen Sie nicht einmal. Die wichtigste davon ist die innere Energie. Diese muss ständig gepflegt werden. Ihre innere Energie können Sie durch folgende Übung aktivieren: Reiben Sie Ihre Hände und formen Sie geistig eine Energiekugel. Fühlen Sie diese Energie. Nun rollen Sie diese Kugel mit Ihrer linken Hand auf Ihrem Bauch. Machen Sie fünf Kreise. Die Kugel wird in die andere Hand gelegt, so kann man weitere Kreise ziehen. Beim letzten Mal wird die Kugel in den Bauch gepresst.

Beachten Sie bei jeder Heilung auch das Harmoniegesetz des Lebens:

Es gibt keine Probleme ohne Menschen und keine Menschen ohne Probleme. Wenn eine Tat keine Harmonie bringt, gibt es Zerstörung. Zerstörung ist das Gegenteil von Liebe. Ein Beispiel: Ein Chirurg schneidet etwas aus dem Körper heraus. Handelt es sich dabei um Harmonie oder um Zerstörung? Wenn er dadurch das Leben rettet, dann ist es Harmonie. Wenn er jedoch einen Kunstfehler begeht, ist es Zerstörung. Denken Sie daran! Haben Sie schon einmal überlegt, dass der Mensch wie ein Gerät ist, nur ohne Gebrauchsanweisung? Kaufen Sie ein Gerät, haben Sie eine Gebrauchsanweisung dabei. Dann wissen Sie, was dieses Gerät alles kann und wie es funktioniert. Würden Sie ein Gerät ohne Gebrauchsanweisung kaufen? Eher nicht, oder? Für die Menschen gibt es solch eine Anleitung nicht. So wissen sie leider oft nicht, was sie mit sich alles anfangen können. Versuchen Sie, eine kleine Gebrauchsanweisung für sich selbst zu erarbeiten.

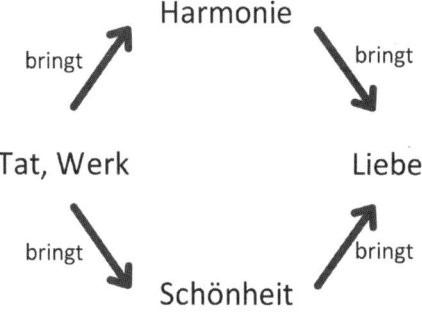

Im Universum gibt es zwei Energieformen, die für die geistige Heilung brauchbar sind:

– die Liebesenergie
– die Todesenergie

Die Liebesenergie basiert auf dem Gefühl Liebe. Sie müssen sich natürlich nicht in jeden Patienten verlieben. Heiler verstehen unter Liebe eher das Gefühl, aus dem Herzen heraus helfen zu wollen. Sie lieben schließlich nicht nur Ihren Partner, sondern auch Ihre Eltern, Geschwister sowie eventuell Kollegen und Freunde.

Unter Liebesenergie verstehe ich keine sexuelle Energie, sondern die Energie, die durch das Gefühl »helfen wollen« entsteht. Wenn Sie also bei einem Heilvorgang aus dem Herzen heraus einer Person helfen wollen, wird Ihre Heilung erfolgreich sein. Sollten Sie zu der zu behandelnden Person eher eine Antipathie fühlen, lassen Sie lieber die Finger davon. Ihre Heilung durch Liebesenergie wird nie ankommen. Vor jedem Heilvorgang ist es daher anzuraten, sich auf die Energie des Klienten einzustimmen und zu versuchen, ihm helfen zu wollen. Dies ist nicht so schwer, wie Sie denken. Auch hier macht Übung den Meister. Konzentrieren Sie sich auf den Klienten und denken Sie an seine Heilung und wie gut sie ihm tun kann. Versuchen Sie, sich vorzustellen, wie sich seine Heilung auf andere Personen, zum Beispiel seine bessere Hälfte, Kinder oder Geschwister auswirkt. Lassen Sie dieses Gefühl nun wachsen. Nun können Sie erst mit der Heilung beginnen.

Die Todesenergie hat mit einer Zerstörung nichts zu tun, auch mit dieser Energieform können Heilungen vorgenommen werden. Der Tod ist immer auch ein Anfang. Überlegen Sie selbst und schauen Sie sich in der Natur um. Sie lebt, weil etwas stirbt – tote Tiere und Pflanzen geben neuen Bäumen Lebenskraft. Der Tod ermöglicht also das Leben. Daher zeigt die Todesenergie eine äußerst heilende Wirkung. Wie können Sie diese Energie einsetzen? Auch dies ist leicht. Analysieren Sie zuerst, was während des Todesvorganges passiert. Die Seele verlässt den Körper des Lebewesens oder der Pflanze. Dadurch kommt es zu einer Energiebefreiung. Diese Energiebefreiung ist die Todesenergie. Sie hat mit dem Tod oder Leiden nichts zu tun. Diese feine Energie kann allein nicht schaden oder heilen, sie muss zuerst programmiert werden. Wo finden Sie diese Todesenergie? Es ist wohl klar, dass sie stark auf Friedhöfen konzentriert ist. Bei einer Beerdigung ist diese Energie stark am Körper des Verstorbenen vorhanden, danach an seinem Grab. Sie bleibt dort noch einige Jahrzehnte hän-

gen. Deshalb werden Heilvorgänge mit »toter Energie« direkt auf
dem Friedhof vorgenommen. Mit dieser Energie können lang andauernde Schmerzen, Sucht und magische Angriffe behandelt
werden.

An dieser Stelle möchte ich Ihnen ein altes Ritual vorstellen. Dieses Ritual kommt aus der Vetucha-Heilung. Vetucha ist eine ritu-
elle Heilmethode, die ich lehre. Sie wird seit Jahrtausenden von
russischen Heilern angewendet. Sollten Sie Kummer oder Schmerzen haben oder den Verdacht schöpfen, magisch belegt zu sein,
dann können Sie ein sogenanntes Tauschgeschäft am Grab machen. Nehmen Sie eine Blume, ein Stück Brot sowie eine kleine
Flasche Alkohol und gehen Sie damit zu einem Friedhof. Suchen
Sie ein Grab aus, in dem eine Person Ihres Alters und Geschlech-
tes liegt. Als Alternative geht auch ein Grab, in dem eine Person
Ihres Geschlechts liegt, die den gleichen Vornamen trägt oder
deren Vorname mindestens mit dem gleichen Buchstaben beginnt. Legen Sie alles aufs Grab und sagen Sie folgenden Satz: »So
wie Du hier liegst und Deine Ruhe gefunden hast, so wie Dein
Herz frei von Kummer und Schmerz ist, so werde auch ich Ruhe
auf dieser Erde haben und meinen Schmerz verlieren.« Lassen
Sie alles auf dem Friedhof liegen, nehmen Sie nichts wieder mit.
Das Mitgebrachte ist ein Ausgleich für die geistige Welt, also eine
Opfergabe. Interessant, nicht?

*Fazit: Geheilt werden kann sowohl mit der Liebesenergie als auch
mit der Todesenergie.*

Die Heilung der Energiehülle und der Schaltstellen

Lieber Leser, die Energiehülle (die Aura und ihre Ringe) und ihre Schaltstellen (Chakren) haben eine spürbare Kraft. Die Energiehülle schützt Ihren materiellen Körper, und die Schaltstellen verteilen die Energien in ihm. Um beide zu heilen, biete ich Ihnen in diesem Kapitel einige Vorgänge an.

Durch folgende Übung können Ihre Energiehülle und Ihre Schaltstellen gestärkt werden: Legen Sie sich möglichst bequem und entspannt auf den Rücken. Achten Sie darauf, dass sich weder Arme noch Beine kreuzen. Visualisieren Sie nun, wie Sie mit Ihrem dritten Auge von oben auf Ihren Körper blicken und richten Sie Ihren Blick auf Ihre Energiehülle. Hat sie schwache Stellen, so können Sie sie nun heilen. Stellen Sie sich vor, wie ein Strahl aus purem Licht auf die schwache Stelle der Aura trifft und sie langsam heilt. Selbst Löcher können mit dieser Energie aus dem Universum geschlossen und geheilt werden. Nun richten Sie den Strahl auf den unteren Teil des Körpers (Wurzelchakra). Lassen Sie das Licht einfließen. Es verbreitet sich immer weiter nach oben, in Richtung Kopf. Genießen Sie den Moment. Nun sind sowohl Ihre Energiehülle als auch Ihre Schaltstellen mit neuer Energie versorgt.

Begriffe wie Energiehüllen- und Schaltstellenheilung sind für Geistheiler selbstverständlich. Menschen leben nicht nur nach physikalischen Gesetzen, sie haben auch eine ganz andere Realität mit völlig anderen Eigenschaften. Die energetische Heilung kann grundsätzlich, aus der Erfahrung heraus, bei jeder Krankheit als eine unterstützende Methode eingesetzt werden, und zwar bei Mensch und Tier. Es gibt deshalb keine Leiden, bei denen diese Methode nicht angebracht ist, auch wenn es sich um schleichende, böse Krankheiten handelt. Was jedoch klargestellt

werden sollte, ist, dass diese Heilung nicht alle Menschen an-
spricht. Es gibt Menschen, bei denen sie eventuell nicht ankommt.
Russische Heiler verwenden die Kraft des Wortes und der Ge-
danken, um den Bedürftigen in sein Gleichgewicht zu bringen.
Dies habe ich bereits beschrieben. Sie haben gelernt, dass man
die Kraft des Wortes gezielt gegen Leiden einsetzen kann. Bloße
Worte haben eine magische Heilkraft! Ein geheimnisvolles Kurz-
gebet kann den Kranken von hartnäckigen Leiden befreien. Das
Wort hat als Heilmittel eine sehr lange Tradition. Durch Worte
kann man einige Lebensveränderungen hervorrufen und eine
Heilung der Situation bewirken. Ich möchte hier einen solchen
Vorgang vorstellen, den ich oft an meine Seminarteilnehmer wei-
tergebe:

Nehmen Sie 100 Gramm Weizenmehl, Wasser und etwas Hefe
und machen Sie einen Teig. Lassen Sie den Teig aufgehen, dann
rühren Sie ihn um. Währenddessen sagen Sie: »So wie du jetzt
nach unten gehst, so werden meine Probleme vergehen!« Lassen
Sie den Teig wieder aufgehen und legen Sie ihn in eine Back-
form. Backen Sie das Brot fertig und lassen Sie es dann abkühlen. Nach einer Stunde schneiden Sie das Brot in vier Teile und
legen diese in die vier Ecken irgendeines Zimmers in Ihrer Wohnung. Sagen Sie: »So, wie diese Zimmerecken auseinander-
stehen, so werden auch meine Probleme vergehen!« Am nächsten Tag nehmen Sie die Brotstücke und verfüttern sie an Vögel
oder andere Tiere.

Auch der sogenannte Schutzkreis ist ein Mittel, um sich von un-
erwünschten Energien zu befreien und die Energiehülle und
Schaltstellen zu heilen. Es gibt viele verschiedene Arten, einen
Schutzkreis aufzubauen. Eine davon ist folgende: Zunächst su-
chen Sie sich einen Platz für den Schutzkreis. Dieser kann am
Boden oder im Garten sein. Nun werden die vier Himmelsrich-
tungen markiert: Norden, Süden, Osten, Westen. Dazu brauchen
Sie einen Kompass. Legen Sie nun einen Kreis aus Steinen. Wenn

der Kreis ausgelegt ist, werden weitere Gegenstände in ihm verteilt. Danach können Sie sich immer wieder fünf Minuten lang mehrmals am Tag im Kreis aufhalten.

Norden: Streuen Sie etwas Salz hin. Diese Richtung repräsentiert die Erde. Legen Sie auch einen Zettel hin, auf dem ein J steht (dieser Buchstabe symbolisiert Jesus).

Süden: Stellen Sie eine rote Kerze hin. Diese Richtung repräsentiert das Element Feuer. Legen Sie dazu einen Zettel, auf dem ein M steht (dieser Buchstabe symbolisiert die Mutter Maria).

Osten: Legen Sie eine Feder hin. Diese Seite repräsentiert die Luft. Man nimmt einen Zettel und zeichnet ein Kreuz darauf (das Kreuz steht für alle Heiligen).

Westen: Hier stellen Sie eine Schale oder ein Glas mit Wasser hin. Diese Seite repräsentiert das Wasserelement. Man nimmt noch einen Zettel und zeichnet wieder ein Kreuz darauf (dieses steht für alle Erzengel).

Nun ist der Schutzkreis fertig. Wenn Sie sich nun in den Kreis stellen, kann eine persönliche »Anrufung« dazu gesprochen werden: »Jesus vor mir, Maria hinter mir, alle Heiligen um mich herum. Ich bin geschützt.« Bleiben Sie fünf Minuten im Kreis. Die Kerze muss nicht angezündet werden.

Jeder von uns ist mit der Erde verbunden, ab und zu zu geerdet und zu sicherheitsbezogen. Nichts ist jedoch sicher in dieser Welt. Jeder sollte daher versuchen, sich zu einem kosmischen Menschen zu entwickeln und sich etwas zu lockern bzw. von der Erde zu lösen. Dafür sollten Sie sich von all den Dingen, die keinen Wert für Ihre Seele haben, abnabeln. Menschen haben mehrere Belastungen, eine davon ist der Wohnort. Eigentlich gibt es keine Wohnorte, sondern nur Aufenthaltsorte. Sich von einem Wohnort zu lösen heißt nicht, umziehen zu müssen. Seien Sie sich bewusst, dass die ganze Erde Ihnen gehört, so werden Sie diese Belastung meistern. Alles passiert im Kopf! Sie müssen daran denken, dass Sie nur ein Gast auf der Erde sind. Nur einen Augenblick lang sind Sie hier. Sie müssen nur Ihre Gedanken sortieren. Also, Sie versuchen sich abzunabeln, nicht im physischen, sondern im mentalen Bereich.

Eine weitere Belastung ist Ihr Image. Image existiert nur auf der Erde. In der Anderswelt gibt es kein Image. Sie erkennen dort andere nach ihrer Energie und nach ihrer Ausstrahlung.

Befreien Sie sich auch von Ängsten. Angst, alt zu werden oder zu sterben, ist nicht sinnvoll. Wenn Sie diese Angst haben, dann sammeln Sie Altwerden-Energie an und ziehen diese an. Denken Sie immer daran: Sie ziehen das, was Sie ausstrahlen, an. Alter ist nicht wichtig – den Ätherkörper kann man verjüngen. So werden Sie auf einmal neue Energie haben. Alter gibt es eigentlich nicht. Ihre Seele bleibt immer jung, auch wenn Sie 100 Jahre alt sind. In der Anderswelt ist es auch egal, wie viele Kinder Sie gezeugt haben oder wie viel Geld Sie verdienten. Sie werden in der geistigen Welt nur nach Ihrem Geist bzw. nach seiner Reife wahrgenommen.

Noch eine Belastung ist Ihr Sternzeichen. Menschen kleben buchstäblich an ihrem Horoskop. Schamanen meinen jedoch, dass jeder in seinem Leben durch alle Sternzeichen wandern kann. Der kosmische Mensch hat alle Sternzeichen in sich. Werden Sie zu einem kosmischen Menschen und grübeln nicht zu viel nach, was in Ihrem Geburtshoroskop steht. Sie haben selbst die Wahl. Der Erdling ist interessant und kompliziert. Er ist zu bequem, um das Denken zu verändern. Das kosmische Denken ist viel einfacher. Der kosmische Mensch versteht, dass ihn keine Wände des Hauses schützen können und dass er überall in der Welt leben kann. Wenn Sie sich von der irdischen Abhängigkeit befreien, können Sie mit dem Kosmos eins werden.

Fazit: Lösen Sie sich von allen nicht nötigen Dingen, so befreien Sie sich von irdischen Abhängigkeiten!

Die Aufnahme der Neuenergie

Die Programmierung der Energien

Mein lieber Leser, jetzt haben Sie gelernt, wie man Reinigungen vornimmt und danach einige Heilvorgänge anwendet. Was ist Energie aber ohne Information? Energien (vor allem die neuen Energien) sind programmierbar. Diese Tatsache ermöglicht ALLES! Noch mehr als Sie bis jetzt gelernt haben – man kann nämlich heilen und HEILEN. Wenn alles geheilt ist, braucht man neue frische Energie für die Zukunft. Nun komme ich zum wichtigsten Punkt der Methode: Die Arbeit mit neuen Energien. Wie können Sie diese programmieren und für sich nutzbar machen?

Sie hören tagtäglich, dass Menschen krank sind oder werden. Warum können sie sich nicht dauerhaft heilen? Ich vermute, dass sie nur mit alten Energiequellen arbeiten, und diese haben ihre Grenzen. Verwenden Sie neue Energien, die durch den Geist programmiert werden, so erleben Sie oft wahre Wunder. Sie fragen sich womöglich: »Wie können Sie Energie durch Information programmieren?« Man kann beides miteinander verbinden. Diese Methode der Heilung, die Tausenden eine Erleichterung, Linderung und Heilung gebracht hat, können auch Sie sehr schnell erlernen.

Ich habe bereits erklärt, dass Menschen in einem energetischen Meer leben: Alles um uns herum ist energetisch geladen. Die menschliche Seele hat wie der Geist und der Körper ein bestimmtes energetisches Potenzial. Diese »eigene« Energie kommuniziert mit der Energie, die den Menschen umgibt. Dadurch findet ein Energieaustausch statt. Aber genau hier entsteht oft ein Problem. Nehmen Sie zu viel negative Energie von außen auf, verändert sich damit Ihre eigene Energie.

Beispiele:
Menschen, die Engelmeditationen machen, vergrößern dadurch ihr eigenes Energiepotenzial.

Menschen, die Ärger oder Wut haben, verlieren positive Energie.

Menschen, die Rituale ausüben, leben stets den Austausch der Energie von außen und innen und so weiter …

Menschen leben also in der Energiesuppe und funktionieren durch Nehmen- und Geben-Gesetze. Sie können diesen Energieaustausch jedoch steuern, indem Sie die neuen, außen liegenden Energien verwenden. Kaum einer kann allein durch die eigene Energie etwas bewirken. Um etwas zu bewegen, sollte man daher die außen liegende Energie durch die Programmierung anwenden. Übrigens, dieses Prinzip verwenden Magier und Heiler in der ganzen Welt. Magie gehörte lange Zeit zum Aberglauben. Trotzdem existiert sie noch heute, weil sie funktioniert. Beim Heilen durch den Geist ist es auch nicht anders. Man kann Naturprozesse korrigieren und den Energieablauf des Lebens beeinflussen.

Die Formel des Gesundwerdens ist somit:

Geist + Wille + Energie = Energieprogrammierung

Anders ausgedrückt, ist das Gesundsein die Summe Ihres Willens und Ihrer Vorstellungskraft, gemischt mit programmierbaren Energien.

Der menschliche Körper speichert Energie und ähnelt einem Generator. Sie empfangen Energien von außen und können diese für sich nutzbar machen oder, anders gesagt, »transformieren«. Diesen Vorgang bezeichne ich als Energie-Modulation oder einfach als Energieprogrammierung. Was Sie wissen sollten: Wenn Sie beginnen, sich mit der Heilung zu beschäftigen, sollten Sie sich viel Zeit für sie nehmen. Fleißiges Üben und der Glaube – das ist der Schlüssel zum Erfolg!

Fazit: Sie können auf die Einwirkung der außen liegenden Energie durch dieselbe Energie einwirken.

Ein Mensch kann zur Heilung drei Energien nutzen:

1. die Energie des eigenen Denkens bzw. die eigene Vorstellungskraft
2. die Lichtenergie von außen bzw. Photonen und Neuenergien
3. die eigene Lebenskraft, die ihm von Geburt an gegeben ist

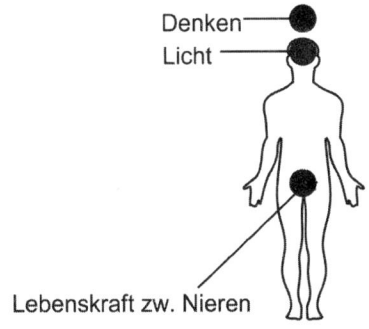

Er kann diese drei Energien durch drei Räume im Körper verarbeiten. Das sind drei wichtige Zentren. Ein Mensch, der alle drei Räume benutzt, ist weise und vereinigt einige Glaubenssätze miteinander:

1. Das Denken wird als schwarze Materie bezeichnet. Es ist nicht materiell.
2. Das Licht wird als Neuenergie oder ein Gerüst der Gesundheit angesehen.
3. Die Lebenskraft wird als weiße Materie bezeichnet. Hier entstehen und leben einige Gefühle, und auch sie sind Energien, die mit der materiellen Welt zusammenhängen.

Jede Erkrankung, aber auch jede Heilung besteht aus Energie und Information in einem, nur so kann diese Energie etwas erreichen. Warum ist das so? Warum können Sie nicht allein dadurch heilen, dass Sie beispielsweise jemandem nur Heilung wünschen? Nehmen Sie an, ich möchte, dass Sie gesund werden. Wird es ausreichen? Natürlich nicht. Diese Energie ist unzureichend und kommt gar nicht an, sie zerfällt, bevor sie Ihre Seele oder Ihren Körper erreicht. Genauso ist es auch mit der Information. Sie alleine bewirkt nichts. Nur beide Elemente zusammen erzielen eine echte, dauerhafte Wirkung!

Wofür brauchen Sie beide Elemente? Die Antwort lautet:

Wenn Sie als Heiler ein Gebet lesen oder zu heilen versuchen, beeinflussen Sie die energetische Materie und kommunizieren mit jenseitigen Energien. Sie kontaktieren diese Energien und nehmen einen Teil davon, um etwas zu bewegen oder zu bewirken. Diese Energie allein ist jedoch neutral, also geben Sie ihr eine Information. Sie denken daran, was diese Energie bewirken soll. Einfach zu verstehen, oder? Nun überlegen Sie sich, warum das möglich ist? Eine Erklärung dafür ist, dass die jenseitige Energie lange vor der physischen Welt entstanden ist und deshalb in die physische Welt ohne Probleme eindringen kann. Somit steht diese

Energie über der physischen Welt und bestätigt die Aussage »der Geist steht über dem Körper«. Diese Energie hat die Besonderheit, Information anzunehmen und diese weiterzuleiten. Sie ist leicht programmierbar, fast für alle Zwecke.

Diese Energie kann in unsere Welt eindringen. Sie ist entweder schon programmiert oder neutral. Das erste passiert beim Channeling. Sie channeln einen Teil des Wesens (zum Beispiel Verstorbene oder Engel) und nehmen Informationen wahr. Das zweite passt eher für Heilungen. Reine, neutrale Energie wird zum Heilen eingesetzt, weil sie programmierbar ist. Energie ist somit wie ein Baustein – sie wird zu verschiedenen Zwecken benötigt. Sie können aus ihr verschiedene Dinge bauen: Kurieren, Neuaufstellen, etwas überbauen oder neu erschaffen.

Auch Ihre Seele stellt eine starke Energie dar – sie kann Ihren Körper intakt halten und einiges in ihm verändern. Menschen werden oft krank, weil die Seele krank ist, das betrifft ungefähr 90 Prozent der Erkrankungen. Fast alles kommt aus der Seele. Auch die Genesung kommt aus ihr. Sie kann die neue Energie aufnehmen und danach weiterleiten. Merken Sie sich das, und nutzen Sie diese Energie! Es wäre einfach unklug, diesen Energiegenerator, den Sie immer dabeihaben, nicht zu nutzen. Aber auch hier gibt es ein »Aber«. Menschen denken leider nicht an ihre Seele. Und wenn sie es tun, tun sie das ungern. Menschen sind beschäftigt mit ihren Alltagsproblemen, mit der materiellen, physischen Welt. Dadurch sehen sie oft ihre Potenziale nicht, erkennen ihre Stärken kaum und sitzen in ihrem Körper wie in einem Gefängnis. Sie merken meistens erst, dass sie eine Seele besitzen, wenn sie weint, wenn kein Ausweg mehr zu sehen ist und wenn sie ihre Emotionen spüren. Genau hier entdecken sie sie – die Seele. Solche Momente sind im menschlichen Leben eher selten. Aber genau in diesen Momenten leben die Menschen ein echtes Leben mit der Seele. In diesen Momenten sind Menschen – sie selbst.

Bei der Geistheilung geht es genau darum, die eigene Seele zu finden. Menschen handeln immer nach ihrer innersten Programmierung, die sie als Seele bezeichnen. Sie ist jedem Menschen im Jenseits gewährt worden. Einen Teil davon hat er durch Karma-Regelungen und eigene Taten in verschiedenen Inkarnationen gewählt, und so kann er gar nicht anders. Die einzige Freiheit, die Sie, mein lieber Leser, tatsächlich haben, ist die Freiheit, den Zugang zu Ihrer Seele zu suchen und zu finden. Und wenn Sie Glück haben und es Ihr absolut höchster Wunsch ist, werden Sie zu ihr finden. Diese Energie ist Ihnen vor der Geburt verliehen worden, die Seele ist Ihr höchstes Gut, nutzen Sie es. In ihr leben alle Ihre Talente. Sie sind wie Münzen. Man kann sie zur Zahlung verwenden oder vergraben. Doch bewegen vergrabene Münzen nichts in der Welt. Suchen Sie nach Ihren einzigartigen Münzen!

Fazit: Die einzige Freiheit, die Sie haben, ist die Freiheit, den Zugang zu Ihrer Seele zu suchen und zu finden.

Energie- und Informationseigenschaften

Die Energieprogrammierung kann man sowohl für sich als auch für Mitmenschen nutzen. Vielleicht ist das genau Ihr Schlüssel zum Erfolg? Leben nur für sich selbst ist kein Leben. Nur gute Taten Menschen gegenüber machen aus Ihnen einen Menschen. Nur zusammen ist das Leben lebenswert, nur so lebt man und existiert nicht nur. Nur so entsteht ein geregelter Energieaustausch.

Aus der Physik wissen Sie, dass Energie nicht vernichtet werden kann. Sie kann nur umgewandelt werden, und zwar durch Informationen. Energie als solche ist neutral. Sie kann nicht schaden und kann nicht heilen. Sie besteht aus zwei Teilen: einem positiven und einem negativ geladenen Teil. Das bedeutet Neutralität.

Energie hat verschiedene Eigenschaften:

- Sie ist überall. Denken Sie an die Energiesuppe. Menschen sind wie die Amöben im Wasser und schwimmen hin und her. Sie befinden sich lebenslang in dieser Energie. Sie gehören zu ihr.

- Energie ist in der Lage, aus einer Welt in die andere zu dringen. Also hat sie keine Grenzen.

- Man kann Energie als einen Baustoff darstellen, aus dem man das bauen kann, was man vorhat. Sie ist leicht zu beherrschen und kann brauchbar gemacht werden, indem man sie programmiert. So bringt sie Sie zu Ihren Zielen.

Ich versuche, diese Tatsachen für Sie bildhaft zu beschreiben. Stellen Sie sich vor: Diese Eigenschaften stellen eine gewisse Bausubstanz dar, aus der Sie Ihr Leben bauen können – so eine Art Ziegelstein. Bloß was machen Sie mit dieser Bausubstanz? Bauen Sie ein Haus oder eine Villa aus dem Ihnen gegebenen Baustoff? Bauen Sie überhaupt etwas daraus oder lassen Sie ihn liegen? Baustoffe zu besitzen, bedeutet nicht immer, dass etwas daraus gebaut wird. Besonders dann nicht, wenn man keine Ahnung davon hat. Was nutzen Ihnen die Ziegelsteine, wenn Sie sie nicht verwenden können, weil Sie nicht wissen, wie das geht? Um überhaupt etwas zu bauen, bräuchten Sie einen Bauplan, richtig? Wenn Sie ein Haus bauen, ziehen Sie einen Architekten zurate, der einen Plan entwirft. Er sitzt tagelang am Tisch und skizziert seine Gedanken. Er manifestiert also seine Ideen und bringt sie aufs Papier. Er materialisiert sie in seinem Bauentwurf. Diese manifestierten Ideen und Gedanken sind Informationen. Durch diese Informationen können Sie als Bauherr diese Bausteine verwenden und nutzbar machen.

So ist es auch mit der Energie und der Information, beide existieren unabhängig voneinander und stellen »nur« Energie und »nur« Information dar. Alleine können diese Elemente nichts bewegen. Denn auch ein Bauplan ohne Ziegelsteine ist nicht zu gebrauchen. Verbinden Sie beide Komponenten miteinander, so können Sie etwas erschaffen. Energie gewinnen ist immer eine feine Sache, aber ohne Information ist sie nichts, sie bleibt nur eine Energie, die kaum etwas bewegt.

Information ist in der Lage, die Energie zu modulieren beziehungsweise zu programmieren. Sie steht über der Materie. Gleiches zieht Gleiches an, besagt das Resonanzprinzip. Das gilt für Energie, Informationen und auch für Ihre Gedanken. Ist Ihnen schon einmal aufgefallen, wie stark Ihre Gedanken Ihr Leben beeinflussen können? Gedanken liefern Informationen und programmieren das Leben, meistens unbewusst.

Hier sind ein paar Beispiele:
Sie haben mehrmals gedacht: »Heute werde ich das nicht mehr schaffen.« Sie haben es auch nicht geschafft! Warum nur? Sie haben es programmiert.

Sie haben eine schöne Wohnung gesehen und sich ständig einen Kopf gemacht: »Ich bekomme sie bestimmt nicht, weil ...« Sie haben gezögert, und die Wohnung war weg! Warum? Auch hier haben Sie den Misserfolg vorprogrammiert.

Sie haben zu Hause gedacht: »Hoffentlich stürze ich auf der Straße nicht, sie ist so rutschig.« Sie sind vorsichtig gelaufen und haben sich weiter Sorgen gemacht und sind dann tatsächlich hingefallen. Ein Zufall? Nein, natürlich war das kein Zufall!

Fazit: Sie ziehen immer das in Ihrem Leben an, was Sie denken, weil Sie es vorprogrammieren.

Gedanken sind ein Programm. In der Regel ist Ihnen das nur nicht richtig bewusst. Sie können viele Informationen der Energie jedoch bewusst nutzen. Wie es funktioniert, werde ich gleich erklären. Ein physikalisches Grundprinzip besagt, dass jede Erscheinungsform aus Energie besteht und sich in eine andere Form umwandeln lässt. Die Natur kennt keine Vernichtung! Sie kennt nur eine Umwandlung. Schon Philosophen vor der Zeit Christi entdeckten, dass nichts auf dieser Welt einfach so verschwinden kann, sondern sich immer verändert. Auf dieser Theorie baut auch die heutige Physik auf. Einsteins Relativitätstheorie ($E=mc^2$) besagt, dass Masse sich in Energie und Energie in Masse umwandeln kann. Nun möchte ich noch einige wichtige Punkte zum Thema Information erwähnen.

Information hat auch folgende Eigenschaften:

- Sie ist nirgendwo und überall. Sie kann im Kopf entstehen oder von außen empfangen werden.

- Information ist leicht zu beherrschen, indem man sie ansammelt und konzentriert.

- Sie stellt sozusagen einen Bauplan dar und bringt Sie wie Energie zu Ihren Zielen.

Nun ist Ihnen bewusst, was genau Energie und Information darstellen. Ich habe Ihnen bereits erklärt, dass man Energie und Information vereinigen muss, um etwas zu bewegen. Aber wie geht das?

Energie kann durch eine sogenannte geistige Sammelstelle angesammelt und in einem Punkt konzentriert werden. Das kostet
etwas Zeit und Mühe. Information dagegen wird von Ihnen immer produziert, zum Beispiel durch Ihre Gedanken. Sie produzieren Informationen permanent und programmieren oft unbewusst
gewisse Dinge vor. Sogar während Sie schlafen, arbeitet Ihr Gehirn weiter und erschafft Informationen. Informationen, die von
Ihrem Gehirn erschaffen werden, könnte man in zwei Gruppen
teilen:

- schwache Informationen
- starke Informationen

Schwache Informationen sind nicht in der Lage, etwas zu programmieren. Sie entstehen durch ein Mal denken. Sie denken zum
Beispiel: »Hoffentlich werde ich heute pünktlich bei der Arbeit
ankommen!« Ein Mal denken verändert gar nichts an der Tatsache, dass Sie rechtzeitig zur Arbeit kommen. Denken Sie dagegen dasselbe mehrere Male, ist es schon vorprogrammiert, dass
Sie zu spät kommen werden.

Starke Informationen entstehen dadurch, dass sie mehrmals nacheinander produziert werden.

Am leichtesten ist es, sich zu konzentrieren, denn Konzentration
ist der Weg der Information. Sie werden jeden Gedanken lenken
können und jede Information steuern, wenn Sie erlernen, diese
Information während der Arbeit mit Energien dominierend zu
machen. Das bedeutet, dass nur dieser einzige Gedanke in dem
Moment zählen darf. Sie müssen lernen, nur an einem bestimmten
Gedanken festzuhalten, sodass alles andere im Kopf für kurze
Zeit ausgeblendet wird. Wenn der bestimmte Gedanke Ihren gesamten Kopf beherrscht und alle anderen Gedanken verdrängt,

werden Sie diese Information aus Ihrem Kopf konzentriert in die Energie geben und mit ihr verbinden können.

Um das zu lernen, biete ich Ihnen ein paar Übungen an:

Die Konzentration auf einen einfachen Gegenstand:
Nehmen Sie einen beliebigen Gegenstand. Es sollte etwas ganz Einfaches sein wie z. B. ein Kugelschreiber, ein Glas oder ein Teller. Versuchen Sie, sich drei Minuten lang nur auf diesen Gegenstand zu konzentrieren. Sehen Sie ihn von allen Seiten an, drehen ihn in den Händen, klopfen darauf und so weiter. Legen Sie diesen Gegenstand dann weg und nehmen für die nächsten drei Minuten den nächsten Gegenstand Ihrer Wahl. Wiederholen Sie den Vorgang mit einem weiteren Gegenstand. Machen Sie danach eine Pause. Sie werden merken, dass Sie sich an kleine Details erinnern können, weil die Informationen nun in Ihrem Kopf gespeichert sind. Diese Übung mache ich in meinen Seminaren mit meinen Schülern.

Die vertiefte Konzentration:
Auch diese Übung wirkt konzentrierend. Verwenden Sie wieder die Gegenstände aus der ersten Übung. Konzentrieren Sie sich fünf Minuten auf Gegenstand Nummer eins. Versuchen Sie eine geistige Verbindung zu diesem Gegenstand aufzubauen. Dabei sollte Sie nichts anderes interessieren. Im Moment existieren auf dieser Welt nur dieser Gegenstand und Sie. Nun versuchen Sie, den Gegenstand zu riechen, überlegen Sie, nach was er riecht oder nach was er schmecken könnte. Wie ist seine Struktur im Inneren? Ist sie porös oder glatt? Wie ist dieser Gegenstand entstanden? Wer hat ihn entworfen, wer hat die Skizzen gemacht, wie wurde er hergestellt und verpackt, wie haben Sie ihn gefunden, wo haben Sie ihn gekauft? Wer hat ihn Ihnen verkauft usw. Sie werden merken, dass auch diese Informationen sich in Ihrem Kopf manifestie-

ren. Sie sehen vieles bildlich vor Ihrem inneren Auge. Versuchen Sie, diese Übungen täglich mit interessanteren Gegenständen zu machen. Nehmen Sie ein Handy, eine Uhr oder ein Laptop. Wiederholen Sie die oben beschriebenen Vorgänge. Nehmen Sie sich mindestens vier bis fünf Minuten Zeit pro Gegenstand.

Die vertiefte Konzentration auf Gegenstände mit geschlossenen Augen:
Versuchen Sie nun, sich die Gegenstände aus den Vorübungen mit geschlossenen Augen vorzustellen und zu analysieren. Stellen Sie sich dabei jedes Mal vor, dass die kosmische Energie in diesen Gegenstand fließt und ihn wie einen Luftballon mit Wasser füllt. Auch das konzentriert die Information in Ihrem Kopf.

Weitere Visualisierung von Objekten:
Als nächstes möchte ich Ihnen diese Übung vorschlagen: Setzen Sie sich auf einen Stuhl und machen Sie Ihre Augen zu. Versuchen Sie, sich verschiedene Objekte, die Sie nicht haben, vorzustellen und vor Ihrem inneren Auge einige Zeit zu erhalten:

- ein grünes Quadrat
- ein lila Feuerzeug
- eine Eisenpyramide
- einen weißen Kreis
- ein blaues Tuch
- eine Orange
- einen fliegenden Teppich
- eine schöne Rose
- eine Glaspyramide mit Inhalt (darin kann alles sein)

Wenn Sie sich das Objekt vorgestellt haben, versuchen Sie es immer wieder fünf Minuten lang vor Ihrem inneren Auge zu sehen, und versuchen Sie, das Objekt zu fühlen. Danach machen Sie

Ihre Augen auf und versuchen, das Objekt auch mit geöffneten Augen zu sehen. Überlegen Sie bei dieser Übung zu jedem Gegenstand, für was, außer der direkten Anwendung, dieser Gegenstand noch benutzt werden kann. Lassen Sie Ihrer Fantasie freien Lauf. Nun besorgen Sie sich einige Fotos von Verwandten oder Freunden und konzentrieren sich auf sie. Versuchen Sie, den Kontakt zu jeder der Personen herzustellen und diese Person wahrzunehmen.

Sie haben einiges gelernt. Der wichtigste Punkt dieser Übungen ist, Information zu erschaffen und zu lenken. Nun werden Sie lernen, die erschaffene Information aus dem Kopf herauszubekommen. Informationen, die im Kopf bleiben, bewirken nichts. Sie müssen heraus. Durch diese Übung können Sie Ihre Informationen frei verfügbar machen. Machen Sie Folgendes: Stellen Sie sich eine kleine Kugel auf der Hand vor. Sie liegt genau in der Mitte der Handfläche. Denken Sie etwas mehrmals und versuchen Sie geistig die Gedanken aus dem Kopf fließen zu lassen – durch Ihr drittes Auge direkt in diese Kugel. Die Information wird in dieser kleinen Kugel angesammelt.

Sie verstehen nun den Begriff »Information« hoffentlich gut. Wie diese Information funktioniert, kennen viele aus den unzähligen Wasserexperimenten von Wissenschaftlern, die in den letzten Jahren durchgeführt wurden. Solche Experimente, in denen das Wasser programmiert wird, können Sie selbst zu Hause durchführen und selber sehen, wie diese Informationen auf die Flüssigkeit wirken. Wenn Sie überlegen, dass auch Sie aus Wasser bestehen, wird Ihnen klar, dass auch Sie von außen programmiert werden.

Überall ist Wasser. Dennoch verstehen Menschen von Wasser kaum etwas. Wasser beinhaltet Millionen von Frequenzen, also Wirkungen im homöopathischen Sinn. Diese sind gespeichert im sogenannten Gedächtnis des Wassers. Wasser ist ein Energie- und Informationsträger in einem! Anders gesagt ist Wasser eine programmierte Energie. Nicht umsonst fühlen sich Bakterien gut in einigen Gewässern. Sie müssen zur Kenntnis nehmen, dass Wasser heilende sowie auch krank machende Informationen speichern und weiterleiten kann. Der Japaner Masaru Emoto hat diese Energie mit seinen Wasserkristallbildern sichtbar gemacht. Wasser besteht aus basischen und sauren Teilen und ist ein Informationsträger. Deshalb kann man Wasser mit Gebeten oder Worten besprechen. Es nimmt rasch die Kraft und Schwingung des Gesagten an. Also hier ist das Wasser als Bausubstanz und das Wort als Information zu erkennen. Auch Ihre Nahrung enthält Wasser. Sie nehmen mit der Nahrung auch gespeichertes Licht auf. Dieses brauchen Ihre Körperzellen zur interzellulären Kommunikation. Menschen, Tiere und Pflanzen sind somit Lichtwesen, die von Licht leben. Die Nahrung und das Wasser sind Lichtträger. Je mehr Licht die Nahrung enthält, desto mehr Lebensqualität haben Sie.

Ein Chemiker sieht in seinen Reagenzgläsern immer nur Stoffe sowie deren Reaktionen, jedoch nicht das Leben oder das Licht! Das bestätigt folgendes Experiment: Nehmen Sie 20 Körner. Zehn davon geben Sie für etwa 15 bis 25 Sekunden in ein Mikrowellengerät. Lassen Sie alle Körner anschließend von einem Chemiker analysieren. Der Chemiker wird keinen Unterschied feststellen, für ihn sind beide Proben exakt gleich. Dann legen Sie beide Proben getrennt ins Wasser. Die Mikrowellenkörner keimen nicht, sie sind tot. So ist es auch mit dem Wasser. Es gibt lebendiges Wasser und totes Wasser. Das lebendige Wasser ist in der Lage, Ihre Zellen mit Licht zu füllen, und das tote Wasser bewirkt nichts. Sie können das lebendige Wasser durch positive Affirmationen herstellen. Stellen Sie ein Glas Wasser vor sich hin und besprechen es mit lieben Worten wie: »Ich mag dich, ich liebe dich und genieße dich!«

Möchten Sie sehen, wie das Wasser auf gute und schlechte Worte reagiert? Auch hier gibt es ein Experiment: Kochen Sie

Ihre Lieblingssuppe und teilen Sie sie auf zwei Teller auf. Den einen Teller besprechen Sie mit liebevollen Worten, zum Beispiel: »Du bist schön, du schmeckst und bist bezaubernd, du bist frisch und lecker!« Visualisieren Sie das Gesagte. Den anderen Teller behandeln Sie mit unschönen Worten wie: »Du schmeckst schlecht, siehst unappetitlich und widerlich aus!« Visualisieren Sie das Gesagte. Lassen Sie nun beide Teller zehn Minuten auf dem Tisch stehen. Nun probieren Sie die beiden Suppen erneut. Sie werden feststellen, dass die Suppe, welche mit liebevollen Worten programmiert wurde, unverändert ist und gut schmeckt. Die andere Suppe hingegen hat sich unangenehm verändert und ist nicht mehr genießbar. Lassen Sie die Teller nun eine Stunde stehen und probieren beide Süppchen erneut. Nach dieser Zeit werden Sie merken, dass die negativ programmierte Suppe langsam sauer wird. Was ist passiert? Worte sowie das Visualisieren sind Informationen, die entsprechende Schwingungen freisetzen. Diese werden von der Suppe aufgenommen, was ihre Substanz verändert. Hier ist die Suppe als Bausubstanz und das Visualisieren als Information zu erkennen. Interessant, nicht wahr?

Ich hoffe, ich bringe Sie nun auf eine weitere Stufe der Erkenntnis. Worte, Gedanken und Visionen sind Informationen, die entsprechende Schwingungen freisetzen. Der japanische Wissenschaftler Dr. Masaru Emoto machte vor Jahren diesen Prozess mit seiner Kristallfotografie sichtbar. In langjähriger Forschungsarbeit hat er Tausende von Aufnahmen gemacht und veröffentlicht. Seit über zehn Jahren widmen sich auch russische Wissenschaftler dem Vorher–Nachher–Vergleich von Wasser, welches mit unterschiedlichen Worten, Musikstücken und Farben behandelt wurde. Die Ergebnisse sind phänomenal! Wissenschaftler behandelten Wasserteilchen in speziellen Glasröhrchen. Das Wasser wurde eingefroren und fotografiert. Die mit guten Worten wie Liebe, Gesundheit, Anerkennung beschriebenen Röhrchen wiesen schöne, symmetrische Wasserkristalle auf. Hingegen waren die Wasserkristalle des mit schlechten Worten beschriebenen Wasserröhr-chens, wie Hass oder Neid, unsymmetrisch. Wissenschaftler gin-gen noch weiter und experimentierten mit Wasser bei kranken Menschen. Das Wasser veränderte seine Struktur bei Schmerz-patienten enorm. Die Information der Krankheit ging sehr schnell in das Wasserglas über, und die Kristalle waren hässlich. Bei ver-liebten Menschen hingegen bekamen Wissenschaftler schöne Kristalle zu sehen, die eine ideale Form aufwiesen. Bei Streit wa-ren wiederum hässliche Kristalle zu sehen. An dieser Stelle kön-nen Sie darüber nachdenken, was Ihr »Wasserkörper« alles von außen aufnehmen kann und wie Sie durch verschiedene Gefühle (Ihre eigenen und die anderer Menschen), Gedanken, Worte, Emotionen und Strahlen programmiert werden. Auch Ihr Körper ist ein Informationsträger. Das Programmieren geschieht nicht nur in einem Labor, wo Experimente gemacht werden. Dies ge-schieht jeden Tag! So tragen Sie in sich Informationen, die im Kör-perwasser gespeichert sind.

Nicht umsonst arbeiten viele Geistheiler mit Wasser. Auch ich bespreche oft Wasser in meiner Praxis auf Genesung hin durch verschiedene schamanische Gebetsformeln. Das Wasser spei-chert Informationen für eine sehr lange Zeit, bis sie irgendwann durch eine neue Information ersetzt werden. Man kann sich die-sen Prozess wie eine Neuaufnahme auf einen Träger, wie zum Beispiel eine Audiokassette, vorstellen. Die Neuaufnahme der Information geschieht durch verschiedene Vorgänge. Zum Bei-spiel kann man das Wasser einfrieren und wieder auftauen. Man kann Wasser mit Gebeten besprechen oder auch durch Gedan-ken programmieren. Einige meiner Schüler verwenden die soge-nannten Pranalit®-Platten, um dem Wasser neue Information zu geben. Versuchen auch Sie mit Wasser zu arbeiten, es ist immer eine sehr gute Übung.

Nun, wie können Sie alte negative Informationen aus der kör-perlichen Ebene, sozusagen aus Ihrem Körperwasser, entfernen und dem Körper neue Informationen zufügen? Die Reinigung der Information ist durch Gedanken und positive Emotionen möglich. Ihr Denken erschafft ständig neue Informationen. Dies geschieht oft unbewusst und hat eine geringe Wirkung. Nun lernen Sie, die Information mit der Energie zu vereinen. Das wird Sie nicht nur reinigen, sondern neu programmieren.

Wie Sie bereits wissen, haben getrennte Informationen und Energie kaum Wirkung auf Menschen. Eine geringe Wirkung tritt zwar ein, zeigt jedoch kaum lang anhaltende Effekte. Damit sich die Energie gezielt verhält, soll sie auch gezielt programmiert werden. Dadurch kann eine neutrale Energie aus den neuen, auf der Erde herrschenden neutralen Energiefeldern mit positiven Informationen besetzt werden, was eine Reinigung, Umprogrammierung und daraus entstehende energetische Heilung und andauernde Wirkung hervorruft. Nicht umsonst geschieht jede energetische Beeinflussung, ob positiv oder negativ, durch programmierte Energie.

Die Verbindung der Energie mit der Information soll sehr tief sein. So können Sie Energiemengen mit verschiedenen Informationen zielgerecht vermischen. Diese geladene Energie kann verschiedene negative Energien beseitigen bzw. überschreiben. So können gewisse Körperzellen, Organe oder Knochen sowie seelische Leiden direkt angesprochen werden. Die Energie geht somit direkt dorthin, wo sie gebraucht wird, ohne im Körper zerstreut zu sein. Sie brauchen also diese Verbindung. Wie bekommen Sie sie hin?

Seit Jahren beschäftige ich mich mit geistigem, energetischem Heilen und habe viele Methoden ausprobiert. Einige davon versprachen mehr, als sie konnten. Andere waren unzureichend. Ein Teil davon arbeitet mit Energien, die anderen überwiegend mit Informationen. Dadurch kam ich auf meine eigene Methode der Energie und Information in einem. Man kann Energien verwenden, die mit Informationen verbunden werden. Dadurch bekam ich Top-Ergebnisse. Klingt alles gut und leicht, oder? Aber wie sieht es in der Praxis aus? Wie gewinnen Sie neue Energie, und wie konzentrieren Sie diese? Bevor Sie mit Energie arbeiten können, muss sie erst gewonnen werden. Energie ist überall. Sie füllt unsere Welt aus, allerdings zerstreut, so wie eine Prise Sand auf einem Blatt Papier. Wenn man einen Teil des Papiers ansieht, sagt man es ist sehr wenig Sand. Wenn man aber alle Sandkörner auf einen Fleck sammelt, sieht man, dass doch eine ganze Menge mehr Sand da ist. Für die Heilung können Sie nur die in einem Punkt angesammelte Energie verwenden, also sollten Sie die Energiekörner auf eine kleine Fläche bringen, man sagt dazu »Energie konzentrieren«. Ihr Ziel ist also, die gewisse Energiemenge in einem Punkt anzusammeln. Dazu brauchen Sie eine Art »Sammelstelle«. Diese sollte wie ein Magnet auf Eisenspäne wirken.

Das Erschaffen der Sammelstelle

Machen Sie Folgendes: Entspannen Sie sich und setzen Sie sich bequem auf einen Stuhl. Machen Sie Ihre Augen zu oder lassen Sie sie offen. Konzentrieren Sie sich auf ein Thema, das Sie korrigieren wollen, zum Beispiel Ihre Knieschmerzen oder auch Schmerzen eines Klienten. Lassen Sie sich immer genug Zeit für die Prozedur. Nichts sollte Sie stören. Machen Sie deshalb alle Geräte (Fernseher, Telefon, Handy etc.) aus. Stellen Sie sich vor, dass ein einziger Punkt auf dem Boden erscheint. Lassen Sie diesen Punkt im Uhrzeigersinn kreisen, sodass ein Kreis, ein Oval, ein Konus, Oktagon (Achteck) oder eine Scheibe auf dem Boden entsteht. Halten Sie diese Vision zwei Minuten lang fest vor Augen. Ich persönlich arbeite mit einer Scheibe oder mit einem Oval. Sie können jedoch selbst entscheiden, was Ihnen lieber ist. Ich beschreibe hier den Vorgang mit der Scheibe.

Nun haben Sie eine Scheibe, die sich im Uhrzeigersinn dreht, am Boden liegen. Stellen Sie sich vor, dass diese Scheibe zu leuchten beginnt. Geben Sie dieser Scheibe eine Farbe: Das kann Ihre Lieblingsfarbe, eine für Sie angenehme Farbe oder auch eine Farbe sein, die Ihnen in dem Moment einfällt. Können Sie sich nicht entscheiden, welche Farbe Sie mögen, entscheiden Sie sich für Weiß oder Grün. Sie können sich auch eine mehrfarbige Scheibe vorstellen, die sich im Uhrzeigersinn dreht. Wenn die Scheibe sich durch Ihre Vorstellung verfärbt hat, versuchen Sie, diese Vision weiterhin vor Augen zu halten. Die Größe der Scheibe sollte auch festgelegt werden. Sie muss so groß sein, dass Sie mit Ihrem Körper in sie hineinpassen. Sehen Sie diese Scheibe? Dann haben Sie gerade eine Sammelstelle erschaffen, die jedoch noch keine Energie aufnimmt.

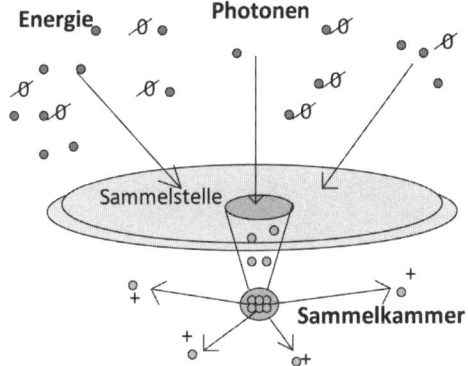

Stellen Sie sich nun mit den Füßen in diese Scheibe und versuchen Sie, die Energie der Scheibe zu fühlen. Die Scheibe dreht sich immer weiter im Uhrzeigersinn und schwebt nach oben, über Ihren Körper in Richtung Kopf. Nach einiger Zeit (lassen Sie sich Zeit) schwebt die Scheibe über Ihren Körper, bis sie ihn verlässt. Sie bleibt genau oberhalb Ihres Kopfes hängen. Lassen Sie die Scheibe sich oberhalb des Kopfes zwei Minuten lang drehen. Danach lassen Sie sie auf dem gleichen Weg wieder nach unten und steigen aus der Scheibe aus.

Der nächste Schritt besteht darin, dass Sie diese Scheibe einfach zwei Minuten lang auf dem Boden liegen lassen. Stellen Sie sich dabei vor, dass die Scheibe Energie von außen anzieht. Kleine Energieteilchen werden in diese Scheibe wie in einen Staubsauger eingezogen und dort angesammelt. Denken Sie dabei einfach daran, dass die Scheibe automatisch arbeitet. Sie fängt in dem Moment an zu arbeiten, in dem sie Farbe angenommen hat.

Sie können sich die Energieansammlung folgendermaßen vorstellen:

- Die Energieteilchen werden von außen in die Scheibe eingezogen und kleben daran.
- Die Energieteilchen werden in die Scheibe durch ein Rohr eingezogen wie bei einem Staubsauger und werden in einer Tüte gesammelt.
- Die Energieteilchen werden in die Scheibe von oben eingeregnet und bleiben an der Scheibenoberfläche kleben.
- Die Energieteilchen werden in die Scheibe aus der Erde eingezogen und liegen auf ihrer Oberfläche.

Sie können diese Scheibe auch in der Luft schweben lassen. Sollte es für Sie schwer sein, die Scheibe zum Schweben zu bringen, können Sie sie auch auf dem Boden ruhen lassen. Lassen Sie ihr dabei jedoch mehr Zeit. Die Scheibe als solche ist eine Sammelstelle für die neue Energie. Sammeln heißt jedoch noch lange nicht »speichern«. Nun müssen Sie versuchen, die Energie zu speichern.

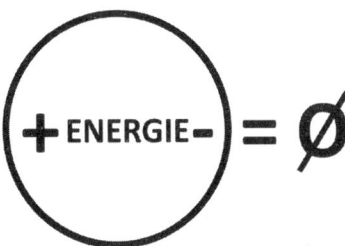

Versuchen Sie, die Energie, die in die Scheibe einfließt, zu spüren. Dazu können Sie immer wieder Ihre Hand über der Sammelstelle ausstrecken oder die Scheibe einfach ansehen. Nach mehreren Minuten hat die Stelle genug Energie angesammelt, die gespeichert werden kann. Man soll dieser angesammelten Energie eine Richtung zeigen. Dazu gibt es mehrere Möglichkeiten:

Sie können für die eigene Reinigung diese Energie direkt in Ihren Körper fließen lassen. Stellen Sie sich einfach vor, dass die auf dem Boden liegende Scheibe wie ein Spiegel die Energie in Ihren Körper absorbiert. Diese Energie ist neutral und löscht alle negativen Informationen in Ihnen. Sie können, ebenfalls zum Löschen der alten Muster, die Scheibe oberhalb Ihres Kopfes weiterschweben lassen und eine »Lichtdusche« vornehmen. Diese Methode können Sie auch bei einem Klienten, der Sie aufsucht, durchführen. Sie ist aber nicht für eine Fernheilung geeignet. Lassen Sie die Scheibe oberhalb des Klienten schweben und die Energie in seinen Körper fließen.

Ich verwende meistens lieber folgenden Vorgang: Ich lasse die Scheibe zu einer Kugel schrumpfen bzw. zu einem kleinen Ball. Diese Energie kann später für die Heilung anderer verwendet werden. Sie können sich statt eines Balls auch einen Behälter vorstellen (eine externe Kugel, ein Fass, eine Pyramide oder eine Glasdose). In diesen Behälter lassen Sie die Energie fließen. Diese Energie können Sie ebenso für Heilvorgänge nutzbar machen. Sie können diese Energie aus der Scheibe ebenso direkt in Ihre Hand fließen lassen. Die Hand speichert die Energie jedoch nur eine kurze Zeit, in der Regel nur 30 Minuten. Auch diese Energie können Sie für Heilungen einsetzen.

Eine weitere Möglichkeit:
Stellen Sie sich diese Scheibe vor wie oben beschrieben. Färben Sie die Scheibe in Ihrer Lieblingsfarbe und steigen Sie in sie hinein. Lassen Sie die Scheibe über Ihren Körper schweben. Danach lassen Sie die Scheibe zu Boden sinken und steigen wieder aus. Stellen Sie sich vor, die Scheibe schwebt erneut einen Meter über dem Boden und bleibt stehen. Sie dreht sich immer schneller im Uhrzeigersinn. In der Mitte der Scheibe erscheint ein Punkt, dieser verändert sich zu einem Trichter, der nach unten zeigt. Unter dem Trichter platzieren Sie geistig eine leere durchsichtige Kugel. Die Energie wird nun durch den Trichter in die Scheibe gelangen und in die Kugel abfließen. Nach zwei bis drei Minuten ist die Kugel gefüllt und kann verwendet werden. Die Energie in der Kugel ist neutral.

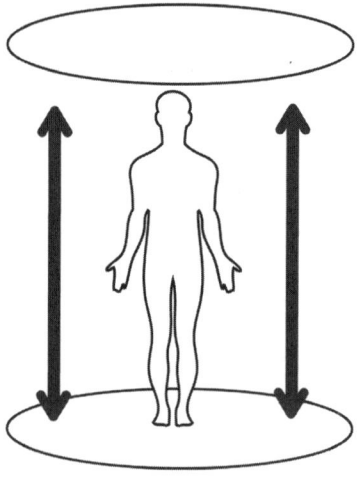

Entscheiden Sie auch hier selbst, was Ihnen besser gefallen würde.

Die Scheibe sollte danach abgebaut werden. Das ist sehr wichtig, da sie sonst weiterhin Energien ansammelt und eine geopathogene Stelle (energieveränderte Negativität) im Raum bilden kann. Außerdem gehört diese Sammelstelle zu Ihrer eigenen Energie. Wenn Sie die Scheibe zu einer Kugel schrumpfen ließen, ist dieser Vorgang nicht nötig. Bei allen anderen oben genannten Vorschlägen gehen Sie wie folgt vor: Lassen Sie die Scheibe immer langsamer drehen, bis sie irgendwann stehen bleibt. Finden Sie einen Punkt, von dem aus Sie die Scheibe gebildet haben. Lassen Sie die Scheibe heller erscheinen, sodass die Farbe, die Sie der Scheibe verliehen haben, verschwindet. Nun geht dieser Punkt gegen den Uhrzeigersinn zurück und öffnet die Scheibe. Somit bleibt nur noch ein Punkt sichtbar, an dem die Scheibe ihren Anfang fand. Diesen Punkt berühren Sie mit Ihrer Hand, so haben Sie die Energie wieder aufgenommen. Lassen Sie ihn nicht im Raum liegen.

Nun haben Sie genug Energie angesammelt. Diese kann sofort zur Heilung und Energieaufnahme verwendet werden. Wie ich schon erwähnt habe, kann eine solche neutrale Energie kaum Heilung hervorrufen. Sie kann nur Ihre vorhandene Energie reinigen und Ihnen mehr Power geben. Zur Heilung und Energiestabilität gehört mehr. Sie müssen dazu diese Energie programmieren. Dazu aber später mehr.

Zuerst zum Thema Power: Nehmen Sie den Behälter (Dose, Pyramide etc.) oder die Kugel (geschrumpfte Scheibe) in Ihre linke Hand. Berühren Sie sie einfach, sie bleibt meistens wie angeklebt an der Handfläche hängen. Nun gehört diese neu gewonnene Energie Ihnen. Sie können diese Energie zur Reinigung benutzen. Wenn Sie sie durch Ihre Hand »aufsaugen«, reinigt sie Ihre Energiekanäle (Meridiane). Sie können diese Energie auch auf das Herzchakra drücken, so reinigt sie alte Muster. Wenn Sie diese Energie einem Klienten geben, indem Sie seine Hand anfassen, wird sie an ihn weitergegeben und reinigt seine Energiekanäle. Sollten Sie seine Muster bereinigen wollen, berühren Sie ihn am siebten Halswirbel (Buckel) und lassen Sie die Energie durch seine Wirbelsäule strömen. Der siebte Halswirbel ist der Energieeingang Ihres Körpers, daher wird die neu gewonnene Energie vom Körper des Klienten problemlos aufgenommen.

Programmieren der angesammelten Energie

Jetzt möchte ich mich dem Thema Heilen und Energiekonservierung widmen. Um mit dieser Energie zu heilen, müssen Sie sie programmieren. Um etwas zu bewirken, soll Energie immer programmiert werden.

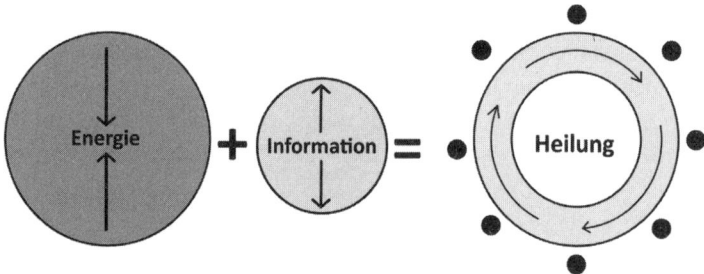

Sie haben die »Energiekugel« bzw. den Behälter in Ihrer linken Hand. Konzentrieren Sie sich auf diese Energie. Versuchen Sie, diese Kraft wahrzunehmen. Der Behälter sollte etwas größer sein (ich empfehle Ihnen, sich die Größe eines kleinen Fußballes vorzustellen).

Nun strecken Sie Ihre rechte Hand vor sich aus und stellen sich vor, dass eine kleine Kugel auf der Handfläche erscheint. Sie hat maximal die Größe eines Tischtennisballs. In diese kleine Kugel sollten Sie nun Information geben. Sie programmieren die kleine Kugel informativ auf das, was Sie erreichen wollen. Denken Sie zum Beispiel: »Die Energie wird meine Schmerzen im Rücken beseitigen« oder »Die Energie wird mein Herz unterstützen und heilen« oder »Die Energie wird Freude bringen«. Danach sehen Sie die kleine Kugel wieder an und denken sich mehrere Male in Ihr Vorhaben hinein. Ihre Gedanken fließen in

diese kleine Kugel und verlassen den Kopf. Nun haben Sie zwei
Elemente in den Händen: Links ist die Energie, und rechts ist die
Information.

Verbinden Sie nun beide Elemente miteinander. Legen Sie
dazu Ihre Handflächen zusammen. Die kleine Kugel fällt somit in
die große hinein. Damit wird Energie durch Information direkt
programmiert. Lassen Sie diese Verbindung sich festigen, indem
Sie die große Kugel ansehen. Die kleine Kugel in ihr löst sich vor
Ihren Augen auf. Sie platzt in ihr wie eine Seifenblase. Nach zirka
zwei Minuten ist es so weit und die Energie kann zur Heilung eingesetzt werden. Die programmierte Energie soll nun an den Klienten abgegeben oder für sich selbst verwendet werden. Beachten
Sie, dass diese Energie nicht Ihre eigene Energie ist, diese haben
Sie dazugewonnen. Somit können Sie diese Energie ohne Bedenken abgeben und bleiben selbst immer noch energiegeladen. Für
jede Behandlung brauchen Sie jedoch immer wieder eine neue
Sammelstelle, einen neuen Sammelbehälter mit Energie und die
entsprechende Information.

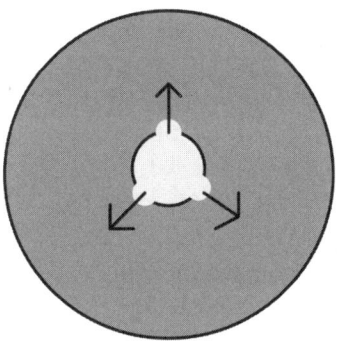

Am besten kann die programmierte Energie durch das Herzchakra oder den siebten Halswirbel aufgenommen werden. Dazu
legen Sie die fertig programmierte Kugel entweder auf die Mitte

Ihres Bauches oder die Mitte des Rückens (Herzgegend) des Klienten. Die Kugel wird sofort angenommen, der Vorgang dauert nur einige Sekunden.

Wenn Sie ein Wesen, einen Menschen, ein Tier oder eine Pflanze heilen wollen, gehen Sie wie oben beschrieben vor. Achten Sie darauf, dass die Energie zuerst angesammelt werden muss und erst dann die Information erschaffen wird. Warum das so ist: Die Energie ist in der Lage, eine lange Zeit in der Kugel zu bleiben, ohne zu zerfallen. Die Information hat diese Eigenschaft nicht, sie muss sofort verwendet werden.

Hier ein Heilbeispiel: Eine meiner Klientinnen litt seit Jahren unter Kopfschmerzen. Die Migräneanfälle begleiteten sie zwölf Jahre lang. Sie kam zu mir und suchte Hilfe. Niemand vorher konnte ihre Migräne heilen. Ich wandte meine Methode an. Zuerst konzentrierte ich mich auf die sitzende Klientin. Wir sprachen über ihr Leiden, und ich konnte mich gut in sie hineinversetzen. Dann erschuf ich die Energiekugel durch den bereits besprochenen Vorgang mit einer Scheibe. Ich stellte mir eine liegende Scheibe vor, die ich geistig grün einfärbte, und sammelte die Energie an. Nach fünf Minuten nahm ich die Energie mit der linken Hand. Die Sammelstelle habe ich danach abgebaut beziehungsweise zurückgebildet und beschäftigte mich weiter mit der Klientin. Ich konzentrierte mich auf ihre Schmerzen und dann auf sie als Person. Ich habe mir vorgenommen, ihr Energie zu geben, die auf die Heilung der Schmerzen programmiert werden sollte. Somit sollte die »Information der Krankheit« verbannt werden. Ich dachte ein paar Minuten lang intensiv, dass sie gesund werden soll. Ich erschuf diese Information als Erstes. Ich stellte mir dann vor, dass die Genesung ein Fakt ist und die Patientin bereits schmerzlos ist. Dabei sollte man nicht einfach nur daran denken, sondern es sich auch vorstellen und Fakten konkretisieren. Ich dachte also, sie ist fast gesund. Sie ist bereits in der Genesungsphase, und diese Phase wird in den nächsten Stunden abgeschlossen sein. Sie ist ohne Schmerz, ihr Kopf ist frei. Damit habe ich mehrere wichtige konkrete Informationen erschaffen:

- Die Genesung hat bereits begonnen. Die Genesung passiert im Kopfbereich. Die Schmerzen werden gelöscht.
- Die Genesung findet schnell statt. Die Genesung wird in den nächsten Stunden abgeschlossen sein.

Als Nächstes wollte ich die erschaffene Information von mir trennen. Denn wenn die Information in mir stecken bleibt, kann sie die Energie gar nicht programmieren. Ich ließ die Information geistig in meine rechte Hand fließen. Ich stellte mir vor, die Energie fließt aus meinen Augen und sammelt sich in einer kleinen Kugel in meiner Hand.

Eine Alternative wäre, die Energie schon in Gedanken zu einer Kugel zu komprimieren und diese bereits geformte Kugel durch das dritte Auge nach außen in die Hand abzugeben. Lassen Sie die Kugel einfach aus sich heraus, bewegen Sie sie geistig aus Ihrem Kopf in Richtung Hand. Sie befehlen der Kugel also, sich aus dem Körper zu bewegen. Die Farbe dieser kleinen Kugel ist in meiner Vorstellung meistens silbrig oder hell, ein wenig leuchtend. Sie können sich jedoch die Kugel auch in weißer Farbe vorstellen. In dem Moment, in dem Sie die Kugel bilden, denken Sie automatisch nicht mehr an den Klienten und nicht mehr an Ihr Vorhaben. Dies ermöglicht, die Information leichter nach außen zu bringen.

Wichtig:
Bei der Informations-Erschaffung sollten Sie Folgendes beachten:

- Die Information wird im Kopf erschaffen und muss vom Geist danach abgetrennt werden. Sie können sich diese als kleine Energiekugel im Kopf vorstellen. Diese Kugel kann danach durch das dritte Auge in die Hand gebracht werden.

- Die Informationskugel soll eine helle Farbe haben.
- Wenn die Person nicht da ist, müssen Sie sich mehrmals auf die Person einstellen, indem Sie sich diese visuell vorstellen. Hierfür wird meistens ein Foto dieser Person angesehen.
- Sie müssen sich beim Erschaffen der Information mehrmals auf diese Information konzentrieren. Wiederholen Sie das Gewünschte vier bis zehn Mal nacheinander und denken Sie fest daran.
- Ihre Gedanken sollen stabil sein, deshalb darf Sie nichts ablenken.
- Sie müssen konkret denken. Geben Sie der Information Ziel und Zeit vor und denken Sie bei der Heilung an die bestimmte Erkrankung. Beispiel: »Herr Müller erlebt eine Heilung von seinem Schmerz innerhalb der nächsten zehn Stunden«, nicht »Herr Müller wird gesund«. Formulieren Sie die Information so, als ob sie schon arbeitet, denken Sie also, dass der Klient sich bereits erholt.

Zurück zu meinem Heilbeispiel. Jetzt hatte ich zwei Kugeln, eine in der linken Hand (Energie) und die zweite in der rechten Hand (Information). Ich legte beide Hände aufeinander und stellte mir vor, dass die kleine Kugel (Information) in die große Kugel (Energie) hineinfällt. Dabei dachte ich wieder an die Genesung der Klientin. Danach platzte die kleinere Kugel im Inneren der großen. So wurde die Energie programmiert. Diese große Kugel platzierte ich an den Kopf der Dame. Das Ergebnis ließ nicht lange auf sich warten, die Kopfschmerzen verschwanden. Versuchen Sie, diesen Vorgang selbst nachzumachen. Etwas Übung gehört dazu, Sie werden aber merken, dass diese Heilung funktioniert.

Einschwingen von Globuli

Durch Energieprogrammierung können Sie versuchen, Tabletten und Medikamente in einer Schwingungsform einzunehmen. Dafür gibt es auch ein Verfahren: Nehmen Sie neutrale Globuli (lat. Kügelchen), die für homöopathische Zwecke genutzt werden. Diese bekommen Sie in der Apotheke. Statt Globuli kann auch Fruchtzucker verwendet werden. Globuli haben sich zu einem verbreiteten und beliebten Mittel bei unterschiedlichen Erkrankungen entwickelt. Die meisten Menschen wissen dabei nicht genau, wie Globuli hergestellt werden. Sie werden aus Stärkemehl und Zucker gemacht. Zucker ist ein guter Energie- und Informationsspeicher. Daher sind sie als Informationsträger so beliebt geworden. Globuli haben einen Durchmesser von 0,5 bis 1,5 mm und meistens eine weiße Farbe.

Zum Einschwingen brauchen Sie 16 Steine (das können Edelsteine oder auch Nichtedelsteine sein). Legen Sie einen Kreis aus Steinen auf einem Tisch aus. In die Mitte des Kreises legen Sie 30 neutrale Globuli und das Medikament, mit dessen Energie die Globuli eingeschwungen werden sollen. Lassen Sie alles zirka acht Stunden liegen. Danach bauen Sie die Steine ab und gehen folgendermaßen vor:

Entspannen Sie sich und setzen sich bequem auf einen Stuhl. Machen Sie Ihre Augen zu. Konzentrieren Sie sich auf Ihr Leiden. Während der Vorbereitung sollte Sie nichts stören. Machen Sie deshalb alle Geräte (Fernseher, Telefon, Handy etc.) aus. Stellen Sie sich vor, dass ein einzelner Punkt auf dem Boden erscheint. Lassen Sie diesen Punkt im Uhrzeigersinn kreisen, sodass ein Kreis oder eine Scheibe auf dem Boden entsteht. Halten Sie sich diese Vision zwei Minuten lang fest vor Augen. Nun haben Sie eine Scheibe, die sich im Uhrzeigersinn dreht. Stellen Sie sich vor, dass diese Scheibe zu leuchten beginnt. Die Größe der Scheibe sollte auch festgelegt werden. Sie muss so groß sein, dass Sie mit Ihren Händen in sie hineinpassen. Damit haben Sie gerade eine Sammelstelle erschaffen, die jedoch noch keine Energie aufnimmt. Legen Sie beide Hände in diese Scheibe und versuchen Sie, die Energie der Scheibe zu fühlen. Die Scheibe dreht sich immer weiter im Uhrzeigersinn.

Der nächste Schritt besteht darin, dass Sie diese Scheibe einfach zwei Minuten lang arbeiten lassen. Stellen Sie sich dabei vor, dass sie Energie von außen anzieht. Kleine Energieteilchen werden in diese Scheibe wie in einen Staubsauger eingezogen und dort angesammelt. Versuchen Sie nun die Energie, die in die Scheibe einfließt, zu spüren. Nach vier bis fünf Minuten hat die Sammelstelle genug Energie angesammelt. Nehmen Sie die beiden Hände aus der Scheibe und lassen Sie sie zu einer Kugel schrumpfen. So brauchen Sie die Sammelstelle danach nicht abzubauen. Nun haben Sie genug Energie angesammelt, die programmiert werden kann. Sie nehmen die Kugel nun mit Ihrer linken Hand. Berühren Sie dazu einfach die Kugel, sie bleibt in der Handfläche liegen. Nun gehört diese neu gewonnene Energie Ihnen. Konzentrieren Sie sich auf diese Energie. Diese Kugel sollte etwas größer sein. Danach legen Sie Ihre rechte Hand einfach auf das Medikament, das über acht Stunden zusammen mit den Globuli im Steinkreis lag. Stellen Sie sich vor, dass die Medikamenten-Infos zu einer kleinen Kugel in der rechten Hand werden. Geben Sie nun die Information des Arzneimittels in die große Kugel in der linken Hand. Lassen Sie die beiden Elemente sich vereinigen. Danach sollte die große Kugel, die bereits programmiert ist, auf den Globuli platziert werden, so gehen die Medikamenten-Informationen in die Globuli über und werden gespeichert. Die Globuli können drei bis fünf Mal täglich je eines eingenommen werden.

Außerdem können Globuli, auch ohne Medikamente, mit gewissen Energien programmiert werden. Dazu wird, wie oben beschrieben, eine Energie-Sammelstelle benötigt, aus der Sie eine

Energiekugel gewinnen. Die Informationskugel wird jedoch nicht durch das Medikament, sondern durch eine bestimmte Information aus Ihrem Kopf geschaffen. Die Information kann folgende sein: »Zur Linderung des Kopfschmerzes« oder »Zum Stärken des Bindegewebes« oder auch »Zur Beruhigung der Nerven«, »Gegen Angst«, »Für mehr Mut«, »Für eine neue Liebe« usw. Nach dem Einschwingen können die Globuli mehrmals täglich einzeln eingenommen werden. Bei diesem Verfahren brauchen Sie keinen Steinkreis und keine Vorbereitungen. Ich programmiere Globuli oft auf »Stärkung der Stimme«, »Mut zum Leben«, »Nein sagen lernen« oder auch auf »Verständnis« oder »Freude am Leben«.

Einen Energietempel erschaffen

Es ist immer wieder mühsam, für jeden Klienten den Vorgang mit der Sammelstelle durchzuführen. Es kostet Zeit und braucht viel Konzentration. An einigen Tagen brauchen Sie mehr Energie, sind ausgelaugt oder einfach zu müde. Könnte man die Energie vielleicht einlagern? Hierzu gibt es tatsächlich einen Trick: Sie können mehrere Energiekugeln in einem eigenen Energietempel oder sogenannten Energietresor ansammeln und bei Bedarf verwenden. Außerdem können Sie in diesem Tempel sich selbst reinigen und neue Kräfte tanken. Es ist eine Art »Kraftort« für Sie, in dem Sie Ihre neuen Energien eine längere Zeit aufbewahren und bei Bedarf nutzen können.

Ein Energietempel ist wie ein Tresor in der Bank. Anstatt Wertsachen oder Geld werden dort neue Energien eingelagert. Sie können diese einlagern und dann wieder herausnehmen, je nach Bedarf. Ein Energietempel kann an einem Ort erschaffen werden, den Sie aus der geistigen oder der physischen Welt kennen. Ich persönlich bevorzuge Orte, die tatsächlich existieren. Sie können einen oder mehrere solcher Orte erschaffen. Ich rate jedoch, mit einem einzigen anzufangen.

Erschaffen Sie zuerst zwei oder drei Energie-Sammelstellen und bilden mehrere Energiekugeln, wie oben beschrieben. Lassen Sie Ihre Handfläche diese Energie-Kugeln aufsaugen. Die Energie ist nun aufgenommen und kann einige Zeit im Körper gespeichert werden.

Suchen Sie sich nun geistig einen Ort aus: Das kann ein Strand, Wald, eine Wiese oder ein Haus sein. Hauptsache, Sie fühlen sich an diesem Ort gut und können dort entspannen. Dieser Ort sollte in Ihnen schöne Erinnerungen hervorrufen. Mein erster Tempel war die Wohnung in Usbekistan, in der ich aufwuchs. Ich fühlte mich dort sehr geborgen. Mittlerweile besitze ich mehrere Energietempel, einige davon liegen am Meer. Entscheiden Sie sich für einen geeigneten Ort und beginnen Sie nun, Ihren eigenen Tempel zu erschaffen. Nehmen Sie sich Zeit dafür. Es sollte Sie dabei nichts stören. Setzen Sie sich bequem hin und stellen sich den Ort vor, der Ihr Energietempel sein soll. Dabei spielt es keine Rolle, wie weit dieser Ort von Ihnen entfernt ist. Jetzt sollen Sie sich mit dem Ort gedanklich verbinden und ihn energetisch absichern. Machen Sie Ihre Augen zu und stellen Sie sich vor, wie dieser Ort auf Sie wirkt, schauen Sie sich ihn an und machen Sie dort ruhig einen Spaziergang. Suchen Sie sich den Platz aus, wo Sie Ihren Tempel errichten wollen. Wenn Sie so weit sind, errichten Sie einen großen Tempel mit einem Durchmesser von 100 Metern. Dieser Platz muss abgeriegelt sein und mit Energie aufgefüllt werden. Da Energie normalerweise die Eigenschaft besitzt, sich zu zerstreuen, werden Sie eine Stelle erschaffen müssen, die das nicht möglich macht. Dazu werden Sie diese Stelle versiegeln. Stellen Sie sich die Versiegelung des Platzes so vor: Bedecken Sie diesen Platz mit einer Kuppel (wie eine Käseglocke oder Tortenform) oder mit einer Pyramide. Das Objekt kann aus Glas, Plastik oder einem anderen Material bestehen. Es ist von Vorteil, wenn es durchsichtig oder matt erscheint. Lassen Sie nun diese Kuppel oder eine Pyramide gedanklich von oben nach unten schweben, sodass ihre Kanten gut auf der Erde liegen. Der Körper der Kuppel oder der Pyramide verhindert nun das Entweichen der Energie aus dem Inneren. Übrigens, wenn Ihr Tempel an einem Platz erschaffen werden soll, der sich in der Nähe befindet, können Sie diesen Vorgang direkt an dem Ort selbst machen.

Der Tempel ist errichtet. Nun werden Sie ihn energetisch auffüllen. Gehen Sie gedanklich in die Mitte des Tempels und öffnen Sie Ihre Hände. Versuchen Sie sich vorzustellen, dass sich die vor dem Errichten des Tempels gespeicherte Energie mit der Energie des Platzes verbindet. Hier können Sie die erste Kugel abgeben. Heben Sie Ihre Hände nach oben und machen eine kreisende Bewegung im Uhrzeigersinn. Lassen Sie die angesammelte Energie zur Kuppel- oder Pyramidenspitze fließen. So können Sie sehen oder spüren, dass die zuvor aus der Sammelstelle gespeicherte Energie nach oben fließt und wie ein Regen zu Boden fällt. Diese Energie kann mehrere Minuten von Ihren Händen ausgestrahlt werden. So ist das Innere des Tempels geschützt.

Nun treten Sie gedanklich aus dem Tempel und lassen die zweite Kugel aus den Händen herausströmen. Richten Sie diese Energie nun von außen auf die Spitze des Tempels. Stellen Sie sich einfach vor, dass die Kugel sich zur Spitze des Tempels bewegt und dort stehen bleibt. Sie ist wie eine Seifenblase. Lassen Sie diese Kugel platzen. Die Energie fließt nach unten und bedeckt den Tempel von außen mit einer dicken Schicht. Schauen Sie nun den Tempel an, gehen Sie um ihn herum und überprüfen Sie die Dichte der Energie. Sollten einige Stellen energetisch offen geblieben sein und Sie offene Stellen sehen, richten Sie Ihre Hände an diese Stelle und lassen Sie weitere Energie hinfließen, bis die Öffnungen nicht mehr sichtbar sind. Dazu verwenden Sie Restenergie, also die dritte mitgebrachte Kugel.

Ihr Tempel ist nun komplett fertig. Jetzt können Sie immer wieder an diese Stelle kommen, um sich aufzutanken, zu erholen oder Energie abzulegen oder aufzunehmen. Sollten Sie irgendwann den Tempel nicht mehr haben wollen, ziehen Sie einfach die außen liegende Energiehülle ab, so wird er sich später auflösen.

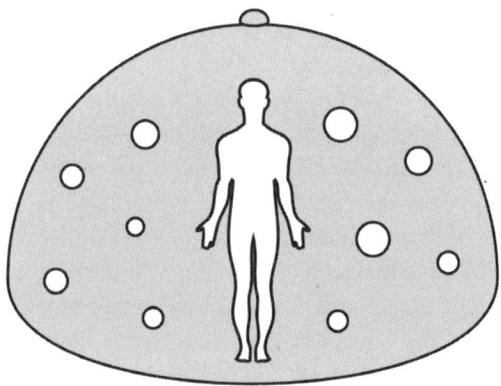

Nun komme ich zu dem Thema, das Sie am meisten interessieren wird. Wie bringen Sie Energie in Ihren Energietresor?

Nach dem Erschaffen des Tempels sollte die erste Energieabgabe erfolgen. Dazu brauchen Sie wieder eine Sammelstelle, die wie ein Magnet die Energie von außen anzieht. Die Sammelstelle sollte sehr stark wirken. Deshalb entscheiden Sie sich für eine ovale oder runde Form der Sammelstelle. Warum ausgerechnet oval oder rund? Es gibt mehrere kosmische Gesetze, die bei der Entstehung des Universums eine große Rolle gespielt haben und noch heute das menschliche Dasein prägen. Gehen Sie in die Vergangenheit, in die Zeit, als der Urknall geschah und unsere Galaxie entstand. Damals entwickelte sich eine Menge von Sternen und Planeten, die miteinander durch energetische Felder verbunden wurden. Das Chaos der Sterne ist eine geordnete Ansammlung, die meistens eine runde oder ovale Form aufweist. Alles ist rund oder oval strukturiert. Wenn man die Natur ansieht, sind viele Dinge rund oder oval: Samen, der Kosmos, die Augen, das Gesicht, ein Ei, die Aura usw. Diese Formen sind die Ursprungsformen der Welt. Ein Oval ist eine Ellipse, die sich aus zwei sich überlappenden Kreisen ergibt.

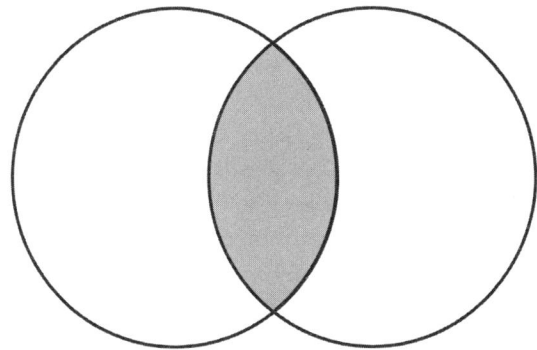

Nicht umsonst hat die Menschheit diese Form in ihr Leben aufgenommen. Sehen Sie sich um: Viele Amulette haben eine ovale oder runde Form. Rennstrecken, Oval Office und Besprechungstische sind oval. Übrigens rotieren viele Sterne sehr stark und ergeben dadurch eine runde oder ovale Form, beispielsweise die Wega. Dieser Stern ist oval und sollte nach allen Gesetzen, die Sie kennen, schon längst auseinanderplatzen, er ist jedoch immer noch da. Daher nehme ich immer diese Form für die Sammelstelle.

Entspannen Sie sich jetzt. Machen Sie Ihre Augen zu oder lassen Sie sie offen. Lassen Sie sich genug Zeit für die Prozedur. Stellen Sie sich vor, dass ein einzelner Punkt auf dem Boden erscheint. Lassen Sie diesen Punkt im Uhrzeigersinn kreisen, sodass ein Oval oder ein Kreis entsteht. Halten Sie diese Vision zwei Minuten lang fest vor Augen. Nun haben Sie ein Objekt, das sich im

Uhrzeigersinn dreht. Stellen Sie sich vor, dass dieses zu leuchten beginnt. Geben Sie dem Oval oder Kreis eine weiße oder gelbe Farbe. Wenn das Objekt sich durch Ihre Vorstellung eingefärbt hat, versuchen Sie, diese Vision weiterhin vor Augen zu halten. Das Oval oder der Kreis muss so groß sein, dass Sie mit Ihrem Körper hineinpassen. Sie haben gerade wieder eine Sammelstelle erschaffen, die jedoch noch keine Energie aufnimmt.

Stellen Sie sich nun mit den Füßen in dieses Oval oder den Kreis und lassen das Objekt nach oben, über Ihren Körper, in Richtung Kopf schweben. Nach einiger Zeit schwebt es über Ihrem Körper, bis es ihn verlässt. Es schwebt oberhalb Ihres Kopfes. Lassen Sie es auf dem gleichen Weg nach unten sinken und steigen Sie aus. Stellen Sie sich nun vor, dass die Energie von außen von dem Objekt angezogen wird. Kleine Energieteilchen werden in ihn wie in einen Staubsauger eingezogen und dort angesammelt. Lassen Sie sich fünf Minuten Zeit dazu.

Versuchen Sie, die Energie zu spüren. Dazu können Sie immer wieder die Sammelstelle ansehen. Nach fünf Minuten hat die Sammelstelle genug Energie angesammelt, die gespeichert werden kann. Man soll dieser angesammelten Energie eine Richtung zeigen. Gehen Sie nun wie folgt vor: Sie können das Objekt zu einer kleinen Ellipse schrumpfen lassen. Ist das geschehen, nehmen Sie sie mit Ihrer linken Hand. Versuchen Sie, sich zwei bis fünf Minuten Zeit zu nehmen, um die Energie zu fühlen. Gehen Sie nun gedanklich zu Ihrem Tempel, treten Sie ein und lassen Sie die Ellipse dort auf dem Boden liegen. Wiederholen Sie den Vorgang mehrmals, so können Sie pro Tag bis zu fünf Energieeinheiten in den Tempel bringen. Ein Abbauen der ovalen oder runden Stelle ist hier nicht nötig.

Nehmen Sie sich immer genug Zeit, Hektik ist bei dieser Arbeit unzulässig. Sollten Sie sich nicht gut fühlen oder krank sein, verschieben Sie den Vorgang auf einen späteren Zeitpunkt. Im Krankheitsfall gewinnen Sie nie neutrale Energie. Sie sollen Ihren

Tempel immer gut spüren können, um in ihn eintreten zu können. Der Tempel soll über eine längere Zeit aufgefüllt werden, oft dauert das mehrere Monate. Vergessen Sie nicht, den Tempel immer wieder aufzufüllen.

Wie nehmen Sie Energie heraus? Je mehr Energie Sie Ihrem Tempel verleihen, desto stärker wird er. Zu viel Energie kann es für ihn nie werden. Wenn Sie neue Energie brauchen oder wenn Sie sich schwach fühlen oder krank sind, können Sie diese Energie nutzen, um schnell zu Kräften zu kommen.

Stellen Sie sich auf Ihren Tempel ein. Stellen Sie sich vor, er steht vor Ihnen. Treten Sie ein. Versuchen Sie, die dort angesammelte Energie zu fühlen. Stellen Sie sich Patienten vor, die Sie behandeln wollen, dann können Sie auf diese Tempelenergien zurückgreifen. Stellen Sie sich vor, dass die Energie im Tempel wie ein Nebel ist. Baden Sie sich in diesem Nebel und tanken Sie diese Energie. Sollten Sie die Energie für die Heilung anderer benutzen, formen Sie aus diesem Nebel eine Kugel und nehmen Sie sie mit. Dazu sollten Sie Ihre Hände ausstrecken und in Ihre Hand die Energie einsaugen. Schließen Sie danach die Hand, so bleibt die Kugel bei Ihnen. Einige Heiler speichern Energien im Herzchakra, so können auch Sie die Hand an die Herzgegend halten und die Kugel im Herz platzieren. Diese Energie könnte danach zu Heilzwecken eingesetzt werden. Vergessen Sie jedoch nicht, diese wie gewöhnlich zu programmieren. Programmieren ist leichter als Energie zu erschaffen. Informationen entstehen durch Ihre Gedanken. So haben Sie die Informationen immer parat.

Die Heilung der einzelnen Organe beziehungsweise die Abgabe der programmierten Energien in diese Organe ist auch direkt durch die Handfläche des Klienten möglich. Die Hände besitzen Energie-Eintrittstellen, die neu aufgenommene Energie in die Organe leiten. Setzen Sie diese Energie auf eine Hand des Klienten und stellen Sie sich vor, dass diese bereits programmierte Energie sich zu einem bestimmten Organ bewegt. Alternativ kön-

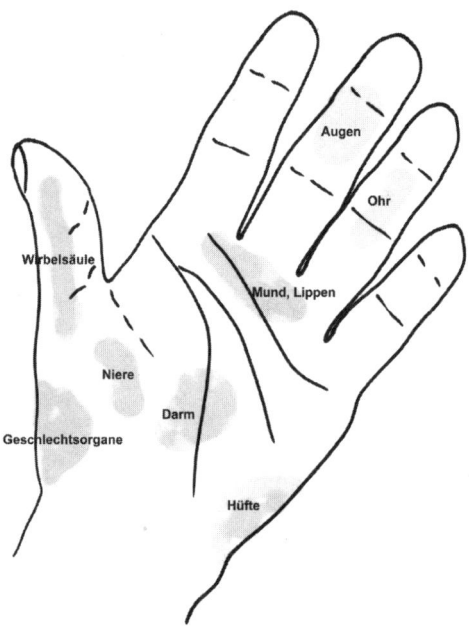

nen Sie auch mit der Ohrmuschel des Klienten arbeiten. So wird die Energie auf ein Ohr des Klienten platziert. Wissenschaftler sind der Meinung, dass Ohren nicht zum Schmucktragen geeignet sind, dafür aber zur Heilübertragung durch bestimmte Punkte. Dazu sollte das Ohr des Klienten zuerst von Schmuck befreit werden. Wie Sie wissen, hat die Ohrmuschel mehrere Akupunktur-Punkte. Hier befinden sich mehr als 100 Punkte, die eine Rücksprache mit den Organen halten. Durch das energetische Beeinflussen dieser Punkte kann man die Organfunktion beeinflussen. In Asien ist die Akupunktur seit Tausenden von Jahren bekannt. Das Ohr stellt in seiner Form einen Fötus dar. Der Kopf des Fötus liegt dabei am Ohrläppchen. Genau hier befinden sich die Punkte der Zähne, des Mittelohres, der Zunge und der Augen. Diese Punkte sind dementsprechend verantwortlich für diese Organe. Die kurzfristige Beein-

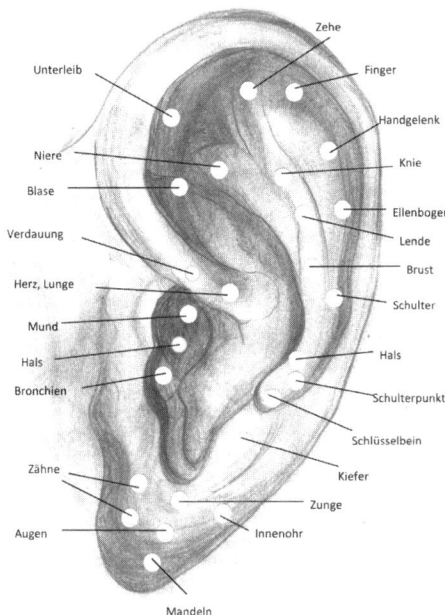

flussung dieser Punkte, zum Beispiel durch Energieübertragung, kann eine sehr positive Wirkung zeigen.

Ich wünsche Ihnen viel Erfolg mit den programmierten Energien!

Visuelle Programmierung

Ihr Organismus ist mit Selbstheilungskräften ausgestattet, doch leider wirken Menschen oft diesen Kräften durch ihr Verhalten entgegen. Sie verursachen Stress, haben Ängste, kümmern sich um Dinge, die im Endeffekt nicht wichtig sind. Menschen überfüllen ihren Kopf und verbrauchen kostbare Heilenergien bei diesen

Problemen. Wenn Sie lernen, entspannt auf die Reize zu reagieren, werden Sie merken, dass das Leben leichter wird und Sie sich selbst heilen können.

Ich empfehle dazu eine *visuelle Therapie*, die durch Symbole heilt. Suchen Sie sich einige Bilder heraus, Bilder aus der Natur: Fotos von Bergen, dem Meer oder einem Wald. Sehen Sie sich diese Bilder täglich drei Minuten lang an. Sie werden merken, dass es Ihnen dadurch viel besser gehen wird. Eine gute Wirkung zeigen Bilder von Kraftorten. Ich kenne solche Bilder von meiner Oma, die aus dem Altai (Sibirien) stammen. Sie schoss die Fotos des Altaigebirges vor Jahren und gab sie an ihre Klienten weiter zur Unterstützung der Heilung. Sollten Sie solche Bilder nicht mögen oder nicht finden, können Sie mit visuellen Bildern arbeiten. Stellen Sie sich einfach vor, Sie stehen an einem schönen Berg und atmen die frische Luft tief ein. Beim Einatmen stellen Sie sich vor, dass die Energie des Gebirges in Sie einfließt, und beim Ausatmen lassen Sie alles Negative und Gespeicherte, wie Stress oder Ängste, heraus. Zur Unterstützung können Sie vor der Übung etwas meditieren, indem Sie die Augen schließen und einfach von 50 auf 0 rückwärts zählen. Nach dieser Übung werden Sie merken, dass die Umgebung ganz anders aussieht als zuvor: Sie nehmen Dinge wahr, die Sie davor nicht bemerkten. So erweitern Sie Ihren Geist für die Selbstheilung.

Die Vorstellungskraft, die Sie besitzen, ist ein Geschenk des Universums. Sie ist die Schöpfung. Nutzen Sie Ihren Geist als Werkzeug, verändert sich Ihr Leben zum Positiven. Menschen sind selbst für alles, was ihnen geschieht, verantwortlich. Auch für ihre Krankheiten und die Heilung. Wenn Ihnen dies bewusst wird, können Sie den Zustand verändern. Die neue Programmierung wird Sie dabei unterstützen.

Programmieren ist eine sehr leichte Sache! Sie können alles programmieren. Auch Ihre Gesundheit. Setzen Sie sich bequem hin und schließen Sie Ihre Augen. Atmen Sie tief ein und aus. Stellen Sie sich nun einen Ort vor, wo Sie glücklich sind oder waren. Sagen Sie: »Ich bin gesund und munter, ich bin vollkommen gesund!« Wiederholen Sie die Affirmation mehrmals und kehren Sie dann zurück in die Realität. Diese Affirmation programmiert Ihren Körper auf Selbstheilung. Sie werden merken, dass es Ihnen schon nach der ersten Übung besser geht.

Wenn Sie organische Probleme haben, können Sie in der Vorstellung diese Organe ansprechen, Sie können sich z. B. vorstellen, dass Ihre Leber sich regeneriert und gesund ist oder dass der Rücken stark ist.

Fixierung und Schutz der Energie

Sie haben nun gelernt, wie Heilung und Energie-Weiterleitung geschieht. Ich habe Ihnen auch erklärt, wie man neue Energie tanken kann. Um diese Energie auf Dauer zu behalten, sollte sie fixiert und geschützt werden. Diesen Schutz können Sie durch verschiedene Vorgänge herstellen. Suchen Sie sich einige Vorgänge aus, die Ihnen zusagen, oder probieren Sie sie nacheinander aus.

Das universelle Licht
Der Schutz wird durch das sogenannte universelle Licht herbeigeführt. Stellen Sie sich mit geschlossenen Augen eine violett-türkise Strahlung vor. Diese steht für die Transformation. Sie bewahrt Sie vor negativen Geschehnissen. Gehen Sie geistig in dieses Licht hinein und versuchen Sie, dieses Licht seelisch zu fühlen. Bleiben Sie fünf Minuten im Licht stehen. Wenn Sie ein Thema haben, das Sie bearbeiten möchten, bitten Sie diesen Strahl, Ihnen zu helfen. Bei einer Klienten-Behandlung legen Sie eine Hand auf den Kopf des Klienten und stellen sich vor, dass der Strahl in Ihre Wirbelsäule eindringt und weiter durch die Hand an den Klienten weiterfließt. Halten Sie Ihre Hand zwei Minuten lang an den Kopf des Klienten und lassen Sie das Licht fließen. Genießen Sie diesen Schutz. Anstatt des violett-türkisen Strahls können Sie auch mit Liebe arbeiten. Liebe ist ein Lebenselixier, und ohne Liebe existiert keine Welt. Die Liebe schützt Sie vor

Negativitäten. Stellen Sie sich die Zeit vor, als Sie verliebt waren. Versuchen Sie, diese Liebe erneut zu fühlen. Stellen Sie sie als Lichtstrahl dar und gehen weiter wie oben beschrieben vor.

Oft existieren Menschen anstatt zu leben. Ohne Liebe sterben sie. Also finden Sie Liebe zu sich selbst und zu anderen Geschöpfen! Jedes Lebewesen auf der Erde sowie die Erde selbst unterstehen kosmischen Gesetzen. Zerstören Sie die Harmonie, zerstören Sie sich selbst. Lernen Sie zu verzeihen und Sie erleben Liebe! Liebe ist Ihr Schutz! Nehmen Sie Trauer mit einem ruhigen Herzen an. Nichts ist ewig außer der Seele. Die Trauer vergeht, die Liebe beginnt. Menschen kommen und gehen – was spielt es für eine Rolle, wie lange man gelebt hat, wenn man in dieser Zeit nichts erschaffen konnte und nichts hinterließ? Was hinterlassen Sie hier?

Es gibt weitere Vorgänge, die Ihnen Schutz gewähren. Hier noch ein paar davon:

Programmieren des Bewusstseins

Begeben Sie sich an einen ruhigen Ort. Machen Sie sich bewusst, dass Ihre gestärkte Energiehülle Sie als farbige Energie umgibt. Sehen Sie sie mit Ihrem geistigen Auge an. Atmen Sie nun tief ein und aus und fühlen Sie, wie Ihre Energiehülle sich mit jedem Ausatmen zusammenzieht. Sie ist wie eine zweite Haut. Sie liegt eng an. Atmen Sie weiter. Spüren Sie nun, wie sich Ihre Energiehülle mit jedem Atemzug ausdehnt. Beim Ausatmen zieht sie sich nun nicht mehr zusammen, sondern bläht sich weiter auf. Atmen Sie so lange Luft in Ihre Energiehülle hinein, bis sie die Form eines großen Balls aus Licht angenommen hat. Spüren Sie, wie hart sie ist, wie ein Schutzschild. Sagen Sie nun mehrfach laut: »Ich bin geschützt. Nur positive Energien dringen durch mein Schutzschild ein.« Beobachten Sie, wie diese Programmierung sich auf Ihre Energiehülle auswirkt. Die Energiehülle bildet funkelnde Lichtspitzen auf ihrer Oberfläche, die sich in alle Richtungen nach außen ausbreiten. »Mein Schutzschild wird alles Negative von mit fernhalten!« – wiederholen Sie diese Affirmation so lange, bis Sie sich sicher sind, dass es ausreicht.

Besuch von Kraftorten

Kraftorte sind bestimmte Orte auf der Erdoberfläche, die eine hohe Energie ausstrahlen. Sie liegen meist auf Kraftlinien, die die Erde durchziehen. Diese Kraftlinien transportieren Energien, um das System des Erdorganismus mit Kraft zu versorgen. In früheren Zeiten wurden Kraftorte verehrt. Sie können überall sein: z. B. Plätze wie Quellen, Berge, Wasserfälle oder ein Wald. Wenn Sie herausfinden wollen, ob es in der Nähe Ihres Wohnortes Kraftorte gibt, nehmen Sie sich Zeit und erforschen Sie die Gegend. Dort finden Sie meist ungewöhnliche Bäume oder Steine. Misteln, Eichen, Birken und Wacholder weisen übrigens darauf hin, dass dort, wo sie wachsen, ein sehr starker Energieaustausch stattfindet. Auch Plätze, an denen Ameisen leben, sind energetisch markant. Jeder Ort hat außerdem auch eine eigene, sogenannte ortsgebundene Energie. Diese Energie wirkt auf jeden jedoch verschieden. Einige Menschen kommen mit einer Wohnung und andere mit einer bestimmten Stadt nicht zurecht, während wieder andere sie geradezu vergöttern. Ich persönlich reagiere sehr stark auf Kraftorte an einem See oder an einem Fluss. So entschloss ich mich vor Jahren, an den Bodensee auszuwandern und meine Akademie in der Nähe eines Kraftortes aufzubauen. Jeder, der zum ersten Mal in meine Akademie kommt, merkt die sanfte Kraft des Sees und des Rheins.

Zwar sagt schon die Bezeichnung »Kraftort«, dass es sich um einen Ort handelt, der Kraft bringt, aber welche Kraft steckt dahinter? Man kann sie für bestimmte spirituelle Zwecke, wie z. B. für Heilungen, nutzen. Schamanen bezeichnen diese Orte als »Mesto Bogow«, was so viel heißt wie »Ort der Götter«. Sie tanken dort

Kraft und lassen sich inspirieren. Ein Kraftort ist also ein Ort, an dem man Spiritualität spürt. Es ist ein Ort, den Menschen lieben: ein Platz unter einem bestimmten Baum, ein bestimmter Weg, ein Platz am Fluss oder zwischen zwei Flüssen, ein besonderes Zimmer oder Haus, das Meer. Wie finden Sie Ihren persönlichen Kraftort? Es gibt Plätze, an denen Sie sich von Beginn an sehr wohlfühlen. Versuchen Sie deshalb, diese Orte zu erspüren. Man kann nach so einem Ort auch in einer Meditation suchen. Auch ein Spaziergang kann zur Suche hervorragend beitragen. Ein Kraftort ist natürlich zum Meditieren und zum Auftanken der Energien sehr geeignet. Er bringt Sie zu Ihrer Mitte, zu Ihrem Wesenskern. Je öfter man solche Orte besucht, umso mehr Kraft und Informationen bekommt man. Alles an dem Ort spricht mit Ihnen: die Steine, Bäume, die Tiere, das Gras oder auch der Wind. Sie erzählen Ihnen ihre Geschichten und Geheimnisse. Nehmen Sie diese Informationen an. Seien Sie dankbar dafür, und beschenken Sie Ihren Kraftort: Pflanzen Sie zum Beispiel ein Bäumchen oder eine Blume, oder legen Sie einen Edelstein hin, und halten Sie den Ort frei von Abfall.

Eine Energiesammelstelle für zu Hause: Pranalit®
Bei der Energieprogrammierung wird mit der Energiesammelstelle gearbeitet, indem man sich vorstellt, dass eine Energiescheibe auf dem Boden erscheint. Das Verfahren haben Sie schon gelernt. Vielen Menschen fällt es jedoch schwer, die Vorstellungskraft zu nutzen, da es viel Aufwand kostet. Hier kommt Pranalit® zu Hilfe, der automatisch die Energien konzentriert und speichert. Pranalit® ist also eine Art »Kraftort«, eine Sammelstelle, die Lebensenergie anzieht. Energie ist überall verstreut und kann mit Pranalit®-Produkten leicht angesammelt und zu verschiedenen Zwecken verwendet werden.

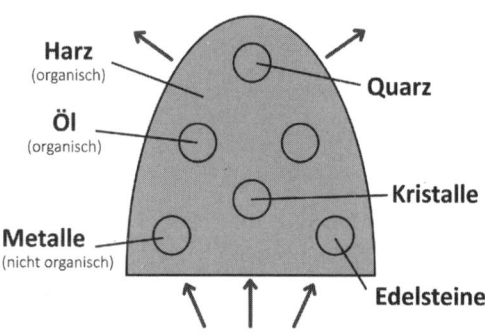

Pranalit® ist eine Harz-Metall-Edelstein-Öl-Mischung mit hinzu-
gefügten Quarzkristallen. Harz besitzt eine ziemlich hohe Dichte
und hat eine kristalline Struktur. Die weiteren Inhalte haben eine
geringere Dichte. Somit werden deren Kräfte durch Harz ausge-
presst. Durch die Einlagerung von Metallteilchen ergibt sich der
Effekt, dass im Inneren eines Pranalits® sehr viele Schichten von
Material entstehen. Die verstärkte positive Energie wird durch
diese Schichten beschleunigt und schließlich in alle Richtungen
gleichmäßig abgestrahlt. Bergkristall ist grundsätzlich immer beteiligt. Er wirkt allgemein kräftigend. Seine positive Energie hilft
unter anderem, seelische Blockaden zu lösen. Der Rosenquarz als
natürliches faustgroßes Quarzstück ist der wichtigste Edelstein
zum Entstören schädlicher Strahlen. Auch dieser wird im Prana-
lit® verarbeitet. Auch Turmalin, Hämatit und weitere 20 Inhalte
machen Pranalit® zu einem Energiespender.

Visualisieren eines Schutzkokons
Alles ist Energie – Gedanken, Worte, Ihre eigenen und fremde
Emotionen – alles! Selbst wenn Sie in einem fremden Bett schlafen, nehmen Sie die Energien der Person, die zuvor darin gelegen
hat, auf. Auch Energievampiren (Menschen, die nicht in der Lage

sind, eigene Energie zu produzieren und deshalb, bewusst oder unbewusst, Ihre Energie anzapfen) begegnen Sie im Alltag öfter, als Sie vermuten. Sie sind also tagtäglich etlichen, oftmals leider auch negativen Energien ausgesetzt.

Um sich dem zu entziehen, ist ein zusätzlicher Schutz im Alltag ein Muss. Ich möchte Ihnen deshalb eine Übung vorstellen: Stellen Sie sich vor, dass Sie in einem aus mehrfarbigem Licht bestehenden Kokon stehen. Der Kokon sollte so groß sein, dass Sie sich in ihm bewegen können. Visualisieren Sie helles Licht im Inneren des Kokons und ein leuchtend goldenes Licht außerhalb des Kokons. Stellen Sie sich außerdem vor, wie alles, was Sie stört, am Kokon abblitzt und kosmische Informationen, die Sie benötigen, in Form von goldenen Lichtpunkten in den Kokon hineingelangen. So filtern Sie die Störfaktoren aus und schützen sich.

Elemente-Schamanenbeutel und weitere schamanische Schätze
Schamanen haben viele Schutzmethoden. Eine davon ist die Herstellung des Schamanenbeutels. Nehmen Sie eine Serviette und streuen Sie eine Prise Salz (Element Metall), ein Stückchen Holz oder Holzspäne (Element Holz) sowie eine Prise Erde (Element Erde), eine Feder (Element Luft) und ein abgebranntes Streichholz (Element Feuer) darauf und geben Sie einen Tropfen ätherisches Öl oder Wasser (Element Wasser) dazu. Tragen Sie dieses Schamanenamulett immer bei sich.

Schamanen aus Sibirien stellen auch Aura-Amulette aus Edelsteinen her, die Sie auch bei der Arbeit tragen können. Sie blocken negative Energien ab. Nehmen Sie dazu zwei Türkise sowie einen Rosenquarz. Legen Sie die Steine in ein Stück Leder und binden Sie es mit einem roten Faden zu. Ist das Lederstück einmal geschlossen, dürfen Sie es nicht wieder öffnen. Tragen Sie das Amulett immer bei sich.

Auch verschiedene Kristalle und Edelsteine können Sie sehr gut schützen. Entscheiden Sie sich für einen Bergkristall, Amethyst oder Rosenquarz. Zusätzlich zu einem Kristall brauchen Sie einen kleinen Trommelstein, der eine starke Schutzwirkung hat. Nehmen Sie einen schwarzen Turmalin, Lapislazuli oder Powerschungit®. Tragen Sie beide Elemente an Ihrem Körper. Zu bedenken ist, dass der Kristall regelmäßig gereinigt werden muss. Dazu können Sie ihn kurz unter fließendes Wasser halten oder für 30 Minuten in Salz vergraben. Man könnte auch zwei einfache Steine benutzen. Besorgen Sie sich einen schwarzen Turmalin und einen Bergkristall. Den Kristall tragen Sie am Hals und den Turmalin befestigen Sie am Fuß, zum Beispiel an einem Kettchen. Der Bergkristall in Kopfnähe stärkt die feinstofflichen Kanäle! Ein Schutzstein an den Füßen harmonisiert das Empfinden.

Kleidung als Schutz
Bei diesem Thema gehen die Meinungen sehr weit auseinander. Manche tragen Seide, andere Baumwolle. Manche nähen Kleider daraus oder Hemden, andere tragen Unterwäsche, die aus diesen Stoffen hergestellt ist. Seide reflektiert tatsächlich sehr gut das Licht. Ich empfehle meistens weiße Kleidung, da sie neutralisiert.

Das Nishi-System

Die Ärzte heilen, die Natur macht Sie heil. Gesundheit ist wie Geld: Wenn sie da ist, verpulvern Menschen sie. Wenn sie weg ist, vermissen sie sie und versuchen alles, um sie zurückzuholen. Viele Menschen sind davon überzeugt, dass sich ein Arzt um ihre Gesundheit kümmern muss. Jeder ist jedoch sein eigener Arzt. Denken Sie immer daran: Alles liegt in Ihren Händen. Jede Krankheit ist die Selbstregulation des Körpers. Durch Krankheit versucht der Organismus, etwas auszugleichen und Ihr Leben zu retten.

Wenn Toxine im Blut angesammelt sind, werden Arterien verengt. Wenn Sie Viren erwischt haben, bekommen Sie Fieber usw.

Der menschliche Körper erneuert sich auf der zellulären Ebene alle sieben Jahre komplett. Wissenschaftler bestätigen, dass die Selbsterneuerung der Magenschleimhaut bei vier Tagen, der roten Blutkörperchen bei drei Monaten und des Darmes bei drei Tagen liegt. Der Körper ist ein kompliziertes Wesen und lebt dank Kommunikation in sowie außerhalb von sich. Es gibt eine interessante Vorstellung dieser Kommunikationen:

- psycho-emotionelle Verbindung (Natur-Mensch-Kosmos durch optimistische Wahrnehmung und Suggestionen)

- biochemische Kommunikation (pH-Ausgleich im Körper durch die Ernährung)

- biophysische Kommunikation (Verbindung der Haut und Organe durch die Porenatmung)

- biomechanische Kommunikation (Kreislauf der Kapillare und Arterien sowie der Venen durch Sport)

- bioenergetische Kommunikation (Atmung durch Übungen)

Vor Jahren bin ich auf das Nishi-System aufmerksam geworden. Der 1884 geborene japanische Professor Katsuzo Nishi überprüfte 70.000 medizinische Quellen und erarbeitete 1927 ein System der Selbstheilung, das auch heute Tausenden Menschen hilft, gesund zu sein oder zu bleiben. Seine Ausführungen für den Alltag verfasste er in einigen Büchern. Das System von Nishi beinhaltet einige wichtige Aussagen:

- Das Essen sollte gut zerkaut werden, damit es verdaut werden kann. Essen Sie so viel, wie Sie wollen, stopfen Sie sich jedoch nicht voll.

- Jede Speise, die nicht verarbeitet wird, bleibt gärend im Darm, so entstehen Stuhlmassen, die Toxine ins Blut ausschütten. Fasten hilft, diese Toxine zu beseitigen. Zudem ist der Darm mit Ihrem Gehirn verbunden. Hat man eine Verstopfung, erweitern sich die Arterien im Gehirn. So entsteht die Gefahr eines Schlaganfalls. Depressive Menschen und psychisch Kranke leiden fast immer an Verstopfung. Da durch komplette Oxidation der Nahrung CO_2 entsteht, schadet sie dem Körper nicht. Wenn die Speisen nicht komplett verarbeitet werden, entsteht CO, das die Zellen angreift.

- Das Essen soll Energie bringen, nicht verbrauchen. Speisen sollen Sie reinigen und heilen. Genießen Sie energetisches Essen, um lange zu leben.

- Die Haut ist mit den Nieren verbunden und darum ein Ausscheidungsorgan. Sie sollte immer gepflegt werden. Sie ist wie das zweite Gehirn des Menschen. Sie braucht immer frische Luft.

- Das Blut wird von Kapillaren bewegt. Das Herz alleine kann es nicht schaffen. Deshalb sollte man seine Kapillaren pflegen. Hier ein Experiment: Wenn Sie eine Hand verletzt haben, halten Sie diese oberhalb der Herzgegend und schütteln sie zehn Minuten lang. Sie werden merken, dass die Wunde schneller zugeht.

- Essen Sie nach 18 Uhr keine Rohkost mehr. Wenn Sie zu Mittag essen, versuchen Sie, auf dem Teller nur 1/3 der Speisen gekocht zu essen, der Rest der Mahlzeit sollte aus rohen Zutaten bestehen. Trinken Sie dazu frische Säfte und aufgetautes Wasser.

■ Achten Sie auf Ihren Rücken. Stärken Sie ihn. Machen Sie in der Früh 20 Kniebeugen.

Nishis System gibt verschiedene Tipps für den Alltag, um die Selbstheilungskräfte zu aktivieren. Zum Beispiel zum Thema Schlafen. Der Schlaf ist Ihr Heiler. Schlafen Sie auf einem geraden, harten Bett mit einem flachen Kissen. Ein hartes Bett stimuliert die Organe im Schlaf. Meine Vorfahren schliefen auf dem Boden und kannten keine Rückenschmerzen. Ein flaches Kissen ermöglicht, dass Sie auch im Schlaf gut atmen. Die Nasenscheidewand ist mit der Leber, dem endokrinen System und dem Magen verbunden. Somit entlasten Sie durch ein flaches Kissen diese Organe automatisch.

Vibrationen mit den Extremitäten machen gesund und öffnen Ihre Kapillare. Schütteln Sie Ihre Hände und Füße im Liegen. Schließen Sie danach die Kreise, indem Sie im Liegen die Beine kreuzen und Ihre Hände aufeinanderlegen. So fließt die Energie schneller im Körper, und die Zellteilung verbessert sich enorm. Wenn man die Kreise bildet, fließt die Energie schneller. Machen Sie zu Hause ein Experiment: Nehmen Sie vier gleich große Zwiebeln. Zwei Stück pflanzen Sie in einen Topf und weitere zwei jeweils einzeln in einen anderen Topf. Sie werden merken, dass die zwei Zwiebeln, die zusammen eingepflanzt sind, schneller wachsen. Die Energie der beiden Zwiebeln tauscht sich schnell aus, und die Zellteilung wird beschleunigt.

Nishi schlug auch eine spezielle Technik der Vibration vor. Legen Sie sich dazu auf den Boden und halten Sie beide Hände an den Hals, seitlich der Ohren. Versuchen Sie, die Fußsohlen zusammenzuhalten. Wackeln Sie nun hin und her. Gut wäre es, wenn Sie jemand an den Füßen hält und hin und her schüttelt.

Aktivieren Sie täglich Ihre Hände durch Aneinanderreiben und halten Sie diese drei Minuten lang oberhalb des Kopfes.

Vorsorge statt Krankheit

Krankheit entsteht in Ihrem Inneren, im Nervenkostüm. Um Heilung zu erreichen, gibt es einige Ratschläge. Man sollte lernen, eigene Energie zu behalten und neue zu gewinnen. Merken Sie sich Folgendes:

- Menschen, die sich selbst als minderwertig betrachten oder nicht lieben, werden antriebsarm.

- Der Verlust von Energien geschieht auch durch falsche Glaubenssätze.

- Das Ego lässt Energie abfließen.

- Übermäßiges Rauchen und Trinken, Luxus, zu viel Selbstdarstellung – all das kostet ebenso Energie.

- Eine negative Einstellung macht müde. Achten Sie auf Ihre Gedanken. Die ersten Gedanken beim Aufwachen sind von großer Bedeutung.

- Wichtig ist, in jeder Lebenssituation Humor mit einfließen zu lassen und sich nicht steif auf die Alltagsprobleme zu fixieren, sondern auch in schweren Zeiten das Lachen zu bewahren. Krankheiten entstehen dann, wenn Menschen glauben, sie könnten sich nicht mehr nach vorne bewegen.

Dazu habe ich noch eine Übung für Sie:
Diese Übung gibt Ihnen das Gefühl, sich bewegen zu können. Setzen Sie sich in einen Sessel oder auf einen Stuhl. Entspannen Sie sich und sagen Sie zu sich: »Ich bin der coolste Mensch der Welt.

Ich bin ein wunderbares Wesen. Ich bin mein eigener Herr. Ich bin ich und ich bin zufrieden.« Schreiben Sie diesen Spruch auch auf einen Spiegel im Bad und lassen Sie ihn auf sich wirken.

Eine *andere Übung* kann Sie durch Ihre Vorstellungskraft stärken. In dieser Übung geht es darum, sich durch innere Bilder in Kontakt mit dem eigenen Körperbewusstsein zu bringen. Diese Übung ist als Beispiel gedacht, jeder kann andere Bilder wahrnehmen und sehen, schließlich ist jeder Mensch individuell und besonders. So erkennt jeder seine eigenen Symbole. Also, entspannen Sie sich im Sitzen oder im Liegen. Stellen Sie sich Ihre Erkrankung vor, die in Ihnen sitzt. Sie kann sich als eine kleine Wolke, eine kleine Kugel, ein Quadrat oder auch als ein Fleck vorgestellt werden. Sehen Sie in Ihren Körper hinein. Suchen Sie nach einem dieser Symbole. Und nun, wenn Sie Ihre Erkrankung (die Wolke, den Fleck oder was auch immer) entdeckt haben, stecken Sie sie in eine Glasdose. Anschließend lassen Sie sie zu einer Mülldeponie abtransportieren. Bei dieser Übung kann jeder mit seinen eigenen Bildern arbeiten, so kann anstatt einer Dose z. B. auch ein Korb verwendet werden. Sie können diese Erkrankung auch direkt im Klartext ansprechen, wie eine Kundin von mir, die zu ihrem Krebs sagte: »Wenn du mich vernichtest, vernichtest du hiermit dich selbst.« Seitdem kann sie mit ihrer Krankheit besser leben.

Danken Sie dem Universum dafür, was Sie erhalten haben. Auch das liefert Energie und hält gesund. Bedanken Sie sich für

- Ihre Talente
- Ihre lieben Menschen
- das, was Sie erreicht haben
- Erfahrungen
- einen schönen Tag
- Ihr Dasein

Meditation: Die Kunst, gesund zu sein

Selbstheilung geschieht im Kopf. Um die Selbstheilung zu aktivieren, brauchen Sie einen freien Kopf. Die Meditation macht es möglich, den Kopf abzuschalten und die Alltagsprobleme zu vergessen. Meditation ist weder ein Glaube noch eine Lebenseinstellung. Um zu meditieren, brauchen Sie nur Ruhe und Zeit.

Meditationen sind uralte überlieferte Techniken der Bewusstseinserweiterung, um zur eigenen goldenen Mitte zu finden. Jeder kann meditieren. Die Meditation selber besteht darin, dass Sie sich bequem hinlegen oder hinsetzen, sich entspannen und auf die energetische Wahrnehmung einlassen. Meditation ist kein Schlaf, es ist eher ein Trancezustand. Sie befreien sich durch die Meditation von alltäglichen Lasten und Gedanken und können sich selbst dadurch neu einstimmen. Eine Meditation ermöglicht Ihnen eine tiefere Wahrnehmung der Gegenwart und der Zukunft. Es ist einfach toll zu meditieren! Durch diesen bewussten Wechsel lernt Ihr Bewusstsein, neue Ebenen des Daseins zu erreichen. So können Sie beginnen, die Welt anders wahrzunehmen. Eigentlich sehen Sie sie dann so, wie sie tatsächlich ist. Meditation bietet Ihnen die Möglichkeit, die Welt mit den Augen eines Kindes zu sehen und richtig zu entscheiden. Einige Meditationstechniken möchte ich Ihnen hier vorstellen. Meditationen, die ich selbst in meinem Alltag benutze, sind einfach und produktiv in einem. Sie erfordern keinen großen Zeitaufwand.

Meditation mit den Elementen
Schamanen lieben Elemente. Eines davon ist Wasser. Wenn Sie denken, dass Wasser auch Ihr Element sein könnte, wenn Sie Wasser lieben und die Meereswellen mögen, dann machen Sie diese Meditation einmal am Tag. Sie werden schnell merken, wie gut sie Ihnen tut. Setzen oder legen Sie sich bequem hin. Machen Sie Ihre

Augen zu und zählen Sie von 20 zurück bis 0. Denken Sie dann an einen Strand oder an die Wellen des Meeres. Stellen Sie sich vor, wie schön das Geräusch der Wellen ist. Diese Wellen berühren Ihre Füße. Sprechen Sie gedanklich zum Wasserelement: »Kräfte des Wassers, verbindet euch mit meiner Seele.« Sie werden ein ganz sanftes Gefühl empfinden, da die Wellen Sie berühren. Sie werden blaues Wasser sehen, das Sie reinigt. Lassen Sie es geschehen. Das Wasser erreicht nun jeden Zentimeter Ihres Körpers und gibt Ihnen Kraft. Tanken Sie diese Kraft. Bleiben Sie fünfzehn Minuten lang sitzen oder liegen. Machen Sie danach Ihre Augen auf und bedanken sich beim Wasser für seine Unterstützung.

Mögen Sie Wasser nicht so gerne? Dann gibt es eine Alternative mit dem Element Feuer. Nehmen Sie eine Kerze und zünden Sie sie an. Stellen Sie sie im Raum auf. Setzen oder legen Sie sich bequem hin. Machen Sie Ihre Augen zu. Denken Sie nun, dass Sie an einem Strand liegen. Der Strand ist sehr sauber, und der Sand ist weich, die Sonne scheint ganz angenehm. Die Sonnenstrahlen berühren Ihre Haut. Versuchen Sie, diese Wärme zu spüren, und saugen Sie diese Wärme auf. Sie werden nun das Gefühl haben, dass Sie sanft von den Sonnenstrahlen berührt werden. Sprechen Sie gedanklich zum Feuerelement: »Kräfte des Feuers, verbindet euch mit meiner Seele.« Bleiben Sie fünfzehn Minuten lang sitzen oder liegen. Machen Sie danach Ihre Augen auf und bedanken sich beim Feuer für seine Unterstützung.

Auch mit dem Luftelement kann meditiert werden: Nehmen Sie eine Feder in die Hand. Lassen Sie diese in der Hand liegen. Setzen oder legen Sie sich bequem hin. Machen Sie Ihre Augen zu und zählen Sie rückwärts von 20 bis 0. Denken Sie nun, dass Sie in einem Federbett liegen. Das Bett ist sehr sauber und weich. Der Wind berührt Ihre Haut. Sprechen Sie gedanklich zum Luftelement: »Kräfte der Luft, verbindet euch mit meiner Seele.« Sie werden von einem ganz sanften Gefühl durchströmt, da die Luft Sie immer intensiver berührt. Sie werden merken, dass die Luft alles Negative von Ihnen wegweht. Lassen Sie es geschehen. Bleiben Sie fünfzehn Minuten lang sitzen oder liegen. Machen Sie danach Ihre Augen auf und bedanken sich bei der Luft für ihre Arbeit. Konzentrieren Sie sich schließlich auf Ihren Atem. Atmen Sie tief ein und aus. Danach werden Sie das Gefühl haben, nach oben gezogen zu werden. Sie werden spüren, wie die Luft arbeitet und wie dieses Element Ihre Seele auflöst. Fühlen Sie die Leichtigkeit und schweben Sie.

Eine Spirale hochgehen

Diese meditative Übung hilft Ihnen, die goldene Mitte zu finden. Übrigens gibt es sie auch auf einer meiner CDs (»Goldene Mitte«). Legen Sie sich auf eine harte Unterlage. Die Reise geht zu Ihnen selbst. Legen Sie Ihre Beine so hin, dass sie Ihren Körper nicht berühren. Ihre Arme sollten auch Ihren Rumpf nicht berühren. Nun können Sie die Meditation starten. Sehen Sie die Decke an. Fixieren Sie einen Punkt. Lassen Sie alle Ihre Muskeln los. Der Punkt, den Sie ansehen, wird unscharf. Er nähert sich Ihrem Gesicht und wird größer. Ihre Augenlider werden immer schwerer. Sie spüren die Schwere in den Augen und schließen sie langsam. Spüren Sie nun den Boden unter sich. Spüren Sie die Kontaktpunkte des Körpers zum Boden:

- den Nacken
- die Schulterblätter
- den Rücken
- die Waden
- die Fersen

Spüren Sie diese Punkte. Entspannen Sie sich so gut es geht. Spüren Sie Ihre Atmung: Sie wird langsamer und ruhiger. Lassen Sie alles los. Fühlen Sie Ihren Körper. Er wird leicht. Die Leichtigkeit bewegt sich über die Beine in Richtung Bauch und füllt ihn voll und ganz mit Wärme aus. Die Leichtigkeit verbreitet sich immer weiter und geht nun über Ihre Arme zur Stirn. Genießen Sie diesen Zustand.

Verschieben Sie das Zentrum Ihres Gefühls in die Augen. Ihre Augen sind nun im Zentrum des Gefühls. Die Spannung ist weg. Nun verschieben Sie das Zentrum des Gefühls nach unten in Ihre Füße. Konzentrieren Sie sich auf Ihre linke Seite und fühlen Sie Ihren linken Fuß. Fühlen Sie, wie Ihre Zehen sich entspannen. Die Leichtigkeit geht in die Ferse und nun fühlen Sie, dass Ihr Fuß leicht wird. Erhalten Sie diese Leichtigkeit und konzentrieren sich nun auf Ihre rechte Seite. Fühlen Sie Ihren rechten Fuß. Fühlen Sie die Leichtigkeit in Ihren Zehen. Die Leichtigkeit geht in die Ferse und nun fühlen Sie, dass Ihr Fuß leicht ist. Versuchen Sie nun beide Füße zu fühlen, sie sind leicht. Konzentrieren Sie sich wieder auf Ihre linke Seite. Fühlen Sie, wie die Leichtigkeit sich aus dem Fuß in Richtung Unterschenkel verbreitet. Die Leichtigkeit geht bis zu Ihrem Knie und nun fühlen Sie, dass Ihr Unterbein leicht ist. Gehen Sie wieder zur rechten Seite. Fühlen Sie, wie die Leichtigkeit sich aus dem Fuß Richtung Unterschenkel ausbreitet. Fühlen Sie, wie Ihr Unterschenkel sich mit Leichtigkeit füllt. Die Leichtigkeit geht bis zum Knie und nun fühlen Sie, dass Ihr Unterbein leicht ist. Halten Sie diese Leichtigkeit und versuchen nun beide Seiten zu fühlen.

Entspannen Sie sich voll und ganz. Konzentrieren Sie sich gedanklich nun auf die linke Seite des Körpers und fühlen Sie, wie die Leichtigkeit Richtung Oberschenkel und Po aufsteigt. Konzentrieren Sie sich dann gedanklich auf Ihre rechte Seite des Körpers und fühlen, wie die Leichtigkeit Richtung Oberschenkel und

Po auch hier aufsteigt. Die Leichtigkeit ist nun in beiden Beinen verankert. Halten Sie die Vorstellung der Leichtigkeit aufrecht, Ihre Beine schweben. Die Leichtigkeit füllt Ihren Unterleib und steigt weiter nach oben. Nun werden auch Ihr Unterleib und Ihr Bauch von dieser Leichtigkeit erfüllt. Genießen Sie die Stille. Die Leichtigkeit bewegt sich weiter in Ihrem Oberkörper, und nun fühlen Sie, wie Sie immer leichter werden. Versuchen Sie nun, Ihren Rücken zu spüren. Sie spüren nur einen kleinen Kontaktpunkt zum Boden. Dieser Punkt verschwindet jedoch gleich. Die Leichtigkeit hat nun auch diesen Punkt erreicht. Nun konzentrieren Sie sich gedanklich auf Ihre linke Hand. Versuchen Sie, Ihre Finger zu fühlen.

Die Leichtigkeit verbreitet sich durch die gesamte Handoberfläche bis zum Ellbogen. Nun erreicht die Leichtigkeit auch Ihre rechte Hand. Fühlen Sie Ihre Finger, die Leichtigkeit füllt sie ganz aus. Sie werden leichter, und diese Leichtigkeit steigt weiter zum Ellbogen. Spüren Sie Ihre beiden Unterarme, wie leicht sie geworden sind. Nun steigt diese Leichtigkeit kribbelnd Richtung Schultern. Spüren, wie beide Seiten immer leichter werden. Fühlen Sie die Leichtigkeit in den Füßen, Beinen und im Bauch, über die Schulterblätter bis hin zum Kopf. Fühlen Sie die Leichtigkeit in Ihren Armen, über die Ellbogen bis zu den Schultern. Sie spüren nur noch einen Kontaktpunkt zum Boden: Das ist der Kopf. Die Leichtigkeit geht jedoch weiter nach oben und füllt nun auch Ihren Kopf. Die Leichtigkeit durchströmt Ihren gesamten Körper.

Ihre Gesichtsmuskeln sind entspannt. Alle Spannungen sind weg. Ihre Lippen und die Kiefermuskulatur entspannen sich und werden ganz leicht. Sie entdecken, wenn Sie das Bedürfnis haben zu schlucken, dass Sie dies ganz natürlich tun. Nun fühlen Sie, dass der letzte Kontaktpunkt zur Erde, Ihr Nacken immer leichter wird. Sie schweben jetzt komplett.

Stellen Sie sich nun vor, dass sich eine Spirale im Uhrzeigersinn oberhalb Ihres Körpers befindet, sie ist hell und weit. Besteigen Sie diese Spirale und folgen Sie ihr. Steigen Sie langsam hinauf. Gleiten Sie weiter, Wickel für Wickel nach oben. Schauen Sie nun nach unten: Was sehen Sie da? Sehen Sie Ihren Körper? Betrachten Sie ihn und gehen Sie nun wieder zurück. Ihr Körper ist Ihr Ziel. Gleiten Sie langsam die Spirale nach unten, langsam und bequem. Nun erreichen Sie wieder den Körper und gleiten hinein. Sie haben immer noch die volle Leichtigkeit, betten Sie sich ein. Versuchen Sie nun den Kopf zu fühlen. Nur einen Punkt am Nacken, er ist da! Spüren Sie Ihre Schulterblätter. Spüren Sie Ihre Pobacken und Fersen. Nun schwindet die Leichtigkeit ganz langsam wieder. Fühlen Sie Ihre Füße, wie schwer sie werden. Die Schwere steigt nach oben und verbreitet sich über Ihren gesamten Körper: im Rücken, in die Arme bis hin zum Kopf.

Nun fühlen Sie sich voll und ganz. Willkommen zurück. Bleiben Sie liegen. Jetzt können Sie Ihre Finger bewegen. Machen Sie langsam Ihre Augen auf und bleiben Sie noch ein paar Minuten liegen. Sie fühlen sich rundum wohl. Ihre neue Welt ist rein und hell.

Der Alpha- und der Beta-Zustand

Beginnen Sie mit der eigenen Selbstheilung, damit Sie später auch alles andere heilen können. Programmieren Sie sich neu durch Ihre innere Einstellung und durch den Glauben sowie durch die innere Vorstellung. Diese Neuprogrammierung geschieht nur in Ihrem Kopf, so werden Sie Ihre eigene Realität erschaffen, die Sie gesund macht. Sie leben und funktionieren in einem sogenannten Beta-Zustand. Dieser Zustand beschreibt einen wachen Menschen. Im Schlaf leben Sie in einem sogenannten Alpha-Zustand, dessen Impulsaktivität viel niedriger ist als beim Beta-Zustand.

Der Körper regeneriert sich durch diesen Zustand während des Schlafens und erfährt eine Neuprogrammierung und Heilung, eine Erholung des Körpers und des Geistes. Wenn Sie diesen Zustand auch im Wachzustand hervorrufen möchten, können Sie sich auf diesem Wege in Richtung Heilung bewegen. Durch den Alpha-Zustand können Sie gezielt Schmerzen beeinflussen und abstellen sowie die Selbstheilungskräfte aktivieren und sogar andere heilen. Wenn Sie fleißig üben, wird es ein Kinderspiel für Sie werden.

Es gibt mehrere Methoden, die einen Alpha-Zustand hervorrufen können. Die erste davon ist eine spezielle Atemtechnik. Diese beherrschen Yogis seit Tausenden von Jahren und verwenden sie alltäglich in ihrer Praxis. Mit der sogenannten Alpha-Atmung können Sie leicht den Alpha-Zustand hervorrufen. Atmen Sie vier Sekunden lang ein, halten Sie die Luft weitere vier Sekunden an und atmen Sie vier Sekunden lang aus. Wiederholen Sie diese Atmung zehn Mal. Legen Sie danach eine einminütige Pause ein. Wiederholen Sie den Vorgang erneut. Man sollte diese Atemtechnik am Anfang nicht länger als zehn Minuten praktizieren.

Eine andere Möglichkeit, den Alpha-Zustand hervorzurufen, ist folgende: Ist Ihnen schon einmal aufgefallen, wenn Sie etwas überlegen oder an etwas Bestimmtes denken, dass Sie Ihre Augen etwas nach oben heben? Sie schauen mit den Augen über den Horizont und fixieren den Blick? Sie schauen etwas in die Ferne, warum? Weil dies einen Alpha-Zustand hervorruft. Das besagt schon die Silva-Methode. Wenn ich einen Klienten behandle, gehe ich genauso vor. Ich sehe den Klienten an und konzentriere mich voll und ganz auf diese Person. Ich möchte ihm helfen. Dann sehe ich in die Ferne, in die Tiefe des Himmels oder durch ein Fenster. Ich schaue unscharf hinein, bis eine Farbe erscheint. Meistens sehe ich dann Violett oder Gelb. Hiermit bin ich ein Kanal für die göttliche, universelle Kraft, die durch mich zum Klienten fließt. Aber man kann genauso sich selbst heilen.

Fahren Sie mit der Übung fort. Setzen Sie sich bequem hin und machen zuerst Ihre Augen zu. Entspannen Sie sich eine Minute lang. Machen Sie nun Ihre Augen auf und richten Sie sie in die Ferne. Nun sagen Sie innerlich: »Mein Körper ist gesund und kraftvoll!« Wiederholen Sie diese Affirmation mehrmals nacheinander. Statt der Affirmation können Sie sich in Gedanken vorstellen, gesund zu sein. Danach kehren Sie zurück.

Auch die Bewältigung von Stress ist mit dem Alpha-Zustand möglich. An dieser Stelle möchte ich Ihnen eine weitere Übung vorstellen. Diese wird Sie ausgleichen und Ihren Stress reduzieren. Nehmen Sie einen bequemen Stuhl und setzen sich hin. Schließen Sie Ihre Augen. Richten Sie Ihre Aufmerksamkeit auf Ihre Haare, dann auf den Hals, später abwärts bis zu den Füßen. Sagen Sie sich nun: »Ich fühle jede meiner Zellen. Ich bin gesund. Alle meine Zellen arbeiten makellos!« Nun machen Sie Ihre Augen auf und sehen in die Ferne. Empfangen Sie ein Licht, lassen Sie es in sich eindringen. Wiederholen Sie innerlich: »Ich bin gesund und froh. Mein Immunsystem ist stark und bekämpft alles Negative!« Wiederholen Sie die Affirmation sieben Mal und kehren danach zurück. Mit dieser Übung beseitigen Sie nicht nur Stress, sondern auch depressive Verstimmungen. Im Alpha-Zustand steht Ihnen sehr viel geistiges Potenzial zur Verfügung.

Denken Sie nach, was Ihr Immunsystem schwach macht. Das sind Stress, Ablehnung, Mobbing, zu wenig Selbstliebe, zu negatives Empfinden der Umwelt und Schuldgefühle sowie Verlustängste und Probleme, die Sie sich selbst machen.

Aber natürlich machen nicht nur Ängste Ihr Abwehrsystem schwach, sondern auch Ängste vor den Ängsten. Ihr Denken macht Sie schwach, wenn Sie negativ denken. Sie investieren Ihre Energie in Gedanken, die nicht stimmen. Andere haben Angst vor einer Erkrankung und werden genau dadurch krank. Sie ziehen das an, was Sie ausstrahlen. Falls Sie zu den Menschen gehören, die sich ständig einen Kopf machen, fangen Sie mit dem positiven Denken an. Entscheiden Sie sich also für Ihre Gesundheit und rechnen Sie mit ihr. Wenn Sie das gelernt haben, werden Sie auch andere heilen können.

Fazit: Sie werden krank, weil Sie damit rechnen, und gesund, weil Sie auch damit rechnen.

Amulette und Talismane

Amulette und Talismane gab es schon immer. Amulette sind Dinge, die Energie, die von einem Heiler angesammelt wurde, halten bzw. verankern. Diese Energie wird durch das Amulett gehalten und durch das Tragen der Person weitergeleitet. Die Energie wird durch Chakren (Energiezentren im Körper) aufgenommen. Das Wort »Talisman« stammt von dem griechischen Wort »Telesma« ab, welches mit »anschaffen« zu übersetzen ist. Es werden also Energien angeschafft, die programmiert werden. Ein Talisman fängt an zu wirken, während er noch in Arbeit ist. Talismane unterscheiden sich in einigen Punkten von Amuletten, welche nur Schutzzeichen sind. Talismane sind Amulette, die ein besonderes Thema behandeln. Sie werden speziell auf eine Person abgestimmt und dürfen nur von dieser Person getragen werden. Die Wirkung eines Talismans verfällt, wenn das Ziel erreicht ist.

Ein Amulett dagegen schützt immer, wenn es ausreichend aufgeladen ist. Talismane werden durch Symbole aufgebaut. Man kann Runen, Kreuze, Engelalphabet-Zeichen, I-Ging-Zeichen oder Planetenzeichen verwenden. Sie können bei der Talisman-Herstellung auch gechannelte Zeichen, Sigillen oder auch Symbole aus dem Alltag nehmen. Ich persönlich bevorzuge Edelsteine zur Talismanherstellung, da diese eine alte Seele (Frequenz) haben und sehr wirkungsvoll sind. Darauf können Sie ein Symbol aufbringen, das Sie schützen oder reinigen muss. Bevor Sie sich für diese oder jene Symbolik entscheiden, um diese in einen Talisman einzubauen, sollten Sie sich mit den Zeichen beschäftigen. Diese sollen Ihnen naheliegen. Wenn Sie einen Talisman herstellen, achten Sie zusätzlich auf die Wochentage. Jeder Tag wird von einem besonderen Planeten beherrscht und gibt dem Talisman seine Kräfte:

- Sonntag   Sonne   *unterstützt alle Projekte*
- Montag   Mond   *fördert die Gaben und Talente*
- Dienstag   Mars   *stärkt den Körper*
- Mittwoch   Merkur   *stärkt mentale Kräfte*
- Donnerstag   Jupiter   *fördert die Entwicklung*
- Freitag   Venus   *hilft bei Liebesthemen*
- Samstag   Saturn   *behebt Blockaden*

Sollten Sie sich daran nicht halten wollen, können Sie, wenn Sie männlich sind, Ihre Talismane an einem männlichen Tag (Montag, Dienstag, Donnerstag) erstellen und wenn Sie eine Frau sind, an einem weiblichen Tag (Mittwoch, Freitag, Samstag).

Es gibt einfache und komplexe Talismane. Einfache Talismane behandeln nur ein Thema, komplexe können mehrere Themen behandeln. Wenn Sie einen Talisman hergestellt haben, sich also einen Stein ausgesucht und ihn mit einem oder mehreren Zeichen versehen haben, sollten Sie auch Ihren ersten Vornamen auf die Oberfläche des Talismans schreiben. Statt nur den Vornamen in die Mitte zu schreiben, kann man auch das Geburtsdatum hinzufügen. Je mehr Informationen man hineinsetzt, umso sicherer ist es, dass die gezielte Energie bei Ihnen ankommt. Danach sollen Sie das Thema des Talismans, für das Sie ihn hergestellt haben, sieben Mal laut wiederholen, z.B.: »Der Talisman wird Liebe in mein Leben bringen, der Talisman wird Liebe in mein Leben bringen, der Talisman wird Liebe in mein Leben bringen, der Talisman wird Liebe in mein Leben bringen, der Talisman wird Liebe in mein Leben bringen, der Talisman wird Liebe in mein Leben bringen, der Talisman wird Liebe in mein Leben bringen!« Versuchen Sie, die Sätze positiv zu formulieren, ohne Wörter wie »nein« oder »kein« zu verwenden.

Ich verwende seit Jahren einen Talisman als Schutz gegen Energieverlust, da ich ständig mit Menschen arbeite, die Probleme haben. Dazu verwende ich einen astrologischen Talisman.

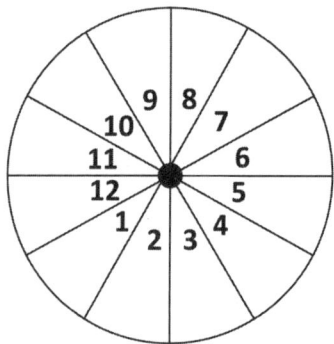

Die Arbeitsfläche des astrologischen Talismans wird wie auf der Abbildung benutzt. Schreiben Sie in die Felder, die Sie interessieren, einfach Ihren Vornamen. Möchten Sie z.B. etwas Neues starten und brauchen die Unterstützung des Universums dazu, schreiben Sie Ihren Namen in das erste Feld. Soll ein Zeichen allgemein auf allen Gebieten helfen, wird der Name in die Mitte des Kreises gesetzt.

Die 12 Häuser haben folgende Wirkungsgebiete:

1	Widder:	Neues, Gesundheit
2	Stier:	Geld
3	Zwillinge:	Freunde
4	Krebs:	Loslassen
5	Löwe:	Glück
6	Jungfrau:	Arbeit
7	Waage:	Verträge, Ehe
8	Skorpion:	Sexualität
9	Schütze:	Spiritualität
10	Steinbock:	Macht
11	Wassermann:	Schicksal, Karma
12	Fische:	Ängste, Hoffnungen

Viele Menschen lieben sie – Amulette und Talismane sind nicht mehr aus ihrem Leben wegzudenken. Einige Amulette werden mit magischen Kräutern, Steinen und Pflanzen hergestellt. Sie helfen tatsächlich, neue Kräfte aufzutanken:

Amulette mit *Lavendel* (Lavendelkissen) verbinden Sie mit den Ahnen.

Kissen mit *Brennnessel* oder mit *Schafgarbe* wirken gegen Angst.

Durch *Borretsch* oder durch die *Königskerze* wird man mutig. Man lässt sie einfach im Haus liegen.

Ein *Beinwell*beutel schützt vor Magie oder blockt negative Energien und Neid ab. Er unterstützt Sie auch bei Reisen, die Sie unternehmen.

Gegen Verluste und für gute Reisen empfiehlt sich eine *Knoblauch*zehe in der Reisetasche.

Gegen Angst vor Vergewaltigung nimmt man *Heidekraut* und trägt es am Körper.

Gegen Geister hilft ein *Eisenkraut*zweig am Hals. Dies reguliert die Tätigkeit des dritten Auges.

Um schwanger zu werden, nahm man früher Reste von *Krabben*, der *Mistel* oder *Geranien*blätter und legte sie im Haus aus.

Um beim Wandern nicht müde zu werden, nimmt man *Artemisia* und legt sie in die Schuhe.

Gegen Wildtiere und Schlangen gelten *Nelkenwurz* oder *Königskerze* als Schutz.

Gegen Betrüger hilft Sedum (*Fetthenne*) oder *Löwenmaul*. Man legt es in die Tasche.

Gegen Erkrankungen empfiehlt sich *Weinraute*. Man trägt sie am Körper.

Um Komplimente zu bekommen, trägt man *Nelke* und *Heliotrop* im BH.

Zur Unterstützung der Potenz empfiehlt sich eine *Eichel* mit *Alraun*wurzel im Säckchen.

Um jung zu bleiben, nimmt man heute noch eine *Eichel* und *Petersilie* und legt sie auf den Nachttisch.

Gegen Alkoholkater trägt man *Safran* am Körper. Man kann jedoch auch einen Beutel mit *Krokus*, *Petersilie* und *Weinraute* füllen und als Amulett tragen.

Um besser zu angeln, nahm man früher einen Zweig von *Weißdorn* mit.

Für mehr Hellsicht nimmt man eine *Muskatnuss* in die Hand.

Mehr Energie durch die Ernährung

Noch ein Punkt, den ich unbedingt ansprechen möchte, ist die Ernährung. Diese soll Ihnen Energie bringen, aber keine rauben. Sie soll Sie ausgleichen. Machen Sie den folgenden Test. Beantworten Sie die Fragen und erfahren Sie, wie gut Sie sich ernähren. Geben Sie sich für eine Nie-Antwort einen Punkt, für eine Selten-Antwort zwei Punkte, für eine Oft-Antwort drei Punkte und für »Immer« vier Punkte.

1. Wenn das Essen gut aussieht, esse ich mehr, als ich möchte.
☐ Nie 1
☐ Selten 2
☐ Oft 3
☐ Immer 4

2. Wenn andere essen, bekomme ich auch Appetit.
☐ Nie 1
☐ Selten 2
☐ Oft 3
☐ Immer 4

3. Wenn ich Essen rieche, will ich essen.
☐ Nie 1
☐ Selten 2
☐ Oft 3
☐ Immer 4

4. Wenn ich etwas Leckeres gekauft habe, will ich es sofort essen.
☐ Nie 1
☐ Selten 2
☐ Oft 3
☐ Immer 4

5. Wenn eine Speise sehr gut schmeckt, esse ich mehr als sonst.
☐ Nie 1
☐ Selten 2
☐ Oft 3
☐ Immer 4

6. Wenn ich eine Bäckerei sehe und Brot rieche, will ich gleich etwas kaufen und sofort verzehren.

- ☐ Nie 1
- ☐ Selten 2
- ☐ Oft 3
- ☐ Immer 4

7. Ich esse in Gesellschaft mehr, als wenn ich alleine bin.

- ☐ Nie 1
- ☐ Selten 2
- ☐ Oft 3
- ☐ Immer 4

8. Wenn ich koche, probiere ich vor dem Essen so viel, dass ich danach schon satt bin.

- ☐ Nie 1
- ☐ Selten 2
- ☐ Oft 3
- ☐ Immer 4

9. Wenn ich ein Restaurant oder einen Imbiss sehe, habe ich das Bedürfnis, etwas zu essen.

- ☐ Nie 1
- ☐ Selten 2
- ☐ Oft 3
- ☐ Immer 4

10. Ich kann mich nicht stoppen, wenn ich etwas Leckeres auf dem Teller liegen habe.

- ☐ Nie 1
- ☐ Selten 2
- ☐ Oft 3
- ☐ Immer 4

Auswertung:

10–18 Punkte

Sie sind sehr klug und gehen Ihren Instinkten nicht nach. Weiter so! Sie ernähren sich sehr intelligent.

19–29 Punkte

Ihre Selbstliebe ist anscheinend zu schwach. Essen Sie nicht, wenn Sie nicht wollen. Stellen Sie sich vor jeder Mahlzeit die Frage, ob Sie wirklich hungrig sind. Schließlich sind Sie ein Mensch, und Ihr Magen ist keine Mülltonne.

30–40 Punkte

Ihr Essverhalten ist gestört. Sie sind gierig nach Essen. In der Psychologie spricht man von einem oralen Typus. Wenn Sie Ihren sexuellen Wünschen nachgehen, kann es Ihnen helfen, die goldene Mitte zu finden. Essen ist schließlich kein Ersatz! Wenn Sie ein Objekt Ihrer Begierde sehen, vergewaltigen Sie dieses ja auch nicht, aber beim Essen vergewaltigen Sie Ihren Körper. Arbeiten Sie an diesem Verhalten!

Die Ernährung regelt den pH-Wert Ihres Körpers und bringt ihn ins Gleichgewicht. Der Körper darf nie übersäuert werden, ist es aber meistens. Der entscheidende Punkt, den Körper zu entsäuern, liegt darin, den pH-Wert des Körpers auf seinen idealen Wert einzupendeln. Um dies zu erreichen, müssen Sie das korrekte Gleichgewicht einer basischen und säurebildenden Ernährung finden. Eine solche Ernährung sollte aus mindestens 75 Prozent basischen Lebensmitteln bestehen, wie zum Beispiel Gemüse, und nie mehr als 25 Prozent aus säurebildenden Lebensmitteln, falls Sie nicht widerstehen können. Basische Lebensmittel sind vorwiegend Gemüse und Gräser, vor allem rohe Gemüse wie frische Gurken und Sprossen. Ebenfalls basische Wirkung haben Früchte wie Limetten, Tomaten und Avocado sowie Mandeln, Olivenöl und allerlei Samen. Säurebildende Lebensmittel sind alle Arten von Fleischsorten, Geflügelprodukte, Fische und Meeresfrüchte. Säurebildende Wirkung haben auch Eier, Milchprodukte, Hefeprodukte, die meisten Nusssorten, Süßigkeiten und Getränke wie Alkohol, Limonaden, Kaffee und schwarzer Tee. Die folgende Tabelle verschafft Ihnen einen Überblick, welche Lebensmittel eine basische beziehungsweise säurebildende Wirkung auf Ihren pH-Wert haben.

Diese Produkte machen basisch:

Rosenkohl	Sellerie	Linsen
Erbsen	Cayennepfeffer	Sojamehl
Spargel	Löwenzahn	Tofu
Schwarzwurzel	Gerstengras	Limabohnen
Kopfsalat	Sojasprossen	weiße Bohnen
Zwiebel	Gurke	Sojanüsse
Blumenkohl	Weizengras	Kichererbsen
Weißkohl	Kartoffeln	Paranuss
Rotkohl	Weißer Rettich	Mandeln
Wirsingkohl	Steckrübe	Sesamkerne
Feldsalat	Kohlrabi	Kreuzkümmel-
Erbsen	Meerrettich	samen
Zucchini	Karotte	Fenchelsamen
Rhabarber	Rübe	Leinsamen
Lauch	Limette	Sonnenblumen-
Wasserkresse	Zitrone	kerne
Spinat	Tomate	Kürbiskerne
Schnittlauch	Avocado	Weizenkerne
Sauerampfer	Buchweizenschrot	Olivenöl
Spinat	Dinkel	Borretschöl
Knoblauch	Hirse	Leinsamenöl

Diese Produkte machen sauer:

Süßwasserfisch	Johannisbeere	Wassermelone
Hagebutte	Trauben	Kokosnuss
Mandarine	Erdbeere	Brauner Reis
Banane	Heidelbeere	Weizen
Birne	Himbeere	Walnuss
Pfirsich	Pflaume	Macadamianuss
Aprikose	Datteln	Haselnuss
Papaya	Kirsche	Sonnenblumenöl
Orange	Honigmelone	Kokosnussmilch
Mango	Grapefruit	

Diese Produkte machen sehr sauer und sind daher nicht für jeden Tag geeignet:

Schwein	Vollkornbrot	Honig
Kalb	Roggenbrot	Ketchup
Rind	Pistazien	Mayonnaise
Meeresfisch	Erdnüsse	Senf
Hühnchen	Cashewnüsse	Sojasoße
Eier	Margarine	hochprozentiger
Austern	Butter	Alkohol
Leber	künstliche	Wein
Hartkäse	Süßstoffe	Bier
Quark	Schokolade	Kaffee
Sahne	weißer Zucker	Fruchtsaft
homogenisierte	Rübenzucker	schwarzer Tee
Milch	Melasse	Dosennahrung
Weißbrot	Zuckerrohrsaft	verarbeitete Lebens-
helles Gebäck	Fructose	mittel
Schrotbrot	Milchzucker	Mikrowellengerichte

Je basischer die Ernährung, desto erfolgreicher werden natürlich auch die Ergebnisse hinsichtlich der Entsäuerung Ihres Körpers sein.

1. Diese sauren Lebensmittel sollten immer mit Basenspendern kombiniert werden:

- Fleisch, Fleischbrühe, Wurstwaren und Schinken
- Fisch und Schalentiere
- Milcherzeugnisse wie Quark, Joghurt, Kefir und alle Käsesorten, auch von Schaf und Ziege
- Senf, Essig, Ketchup und Sauerkonserven
- Hülsenfrüchte wie Erbsen, Bohnen und Linsen
- Spargel, Rosenkohl und Artischocken
- alle Arten von Getreide und Getreideprodukten wie Pizza, Nudeln, Reis, Brötchen, Brot und anderes Gebäck sowie Vollkornprodukte, Dinkel und Soja
- Zucker, Süßigkeiten, Eis, auch Wasser-, Soja- und Joghurteis sowie Honig
- gehärtete, raffinierte Fette und Öle, auch Margarine
- kohlensäurehaltige Getränke wie Mineralwasser, Limonade und Cola
- Kaffee, Getreide-, Instant- und koffeinfreier Kaffee
- schwarzer Tee
- Früchtetee
- Eistee
- Alkohol

Was ist gut und was ist schädlich für Sie? Die kosmischen Strahlen verändern die Erde. Die Fische-Zeit vergeht, und die Wassermann-Zeit kommt. Um diese Strahlen zu nutzen, sollte Ihre Nahrung an die Neuzeit angepasst werden:

Weniger essen sollte man

Fisch
Fleisch
Eier
Zucker
Salz
Pilze
Milch

Mehr essen sollte man

Mais
Erbsen
Bohnen
Honig
Zwiebeln
Rote Bete
Knoblauch
Kohl
Rettich
Kürbis
Bananen
Ananas
Melonen
Muskat
Karotten
Äpfel

Trennkost kann auch nicht schaden. Ich ernähre mich seit Jahren nach diesem Prinzip. Trennkost ist keine Diät, sondern eine Entlastung für den Körper. So werden nur die Produkte zusammen gegessen, die sich vertragen. Dadurch wird der Darm entlastet. Dies raubt keine Energie zur Verdauung. Hier ist eine Tabelle der Verträglichkeit von verschiedenen Produkten. Achten Sie auf

+ (passen gut zueinander), – (passen nicht zueinander) und 0 (neutral, weder gut noch schlecht):

Produkt	Fisch, Fleisch	Milch, Quark	Rahm	Butter	Käse	Eier	Brot, Kartoffel, Getreide	Öl	saure Früchte, Tomate	süße Früchte	Gemüse	Nüsse
Nüsse	0	0	0	0	0	−	0	0	−	−	+	+
Gemüse	−	+	+	+	+	+	+	+	+	+	+	0
süße Früchte	−	−	0	−	−	−	−	−	−	+	+	−
saure Früchte, Tomate	−	−	0	−	−	−	−	−	+	−	+	−
Öl	−	−	−	0	−	−	+	+	−	−	+	0
Brot, Kartoffel, Getreide	−	−	+	+	−	−	+	+	−	−	+	0
Eier	−	−	−	−	−	+	−	−	−	−	+	0
Käse	−	+	0	−	+	−	−	−	−	−	+	0
Butter	−	0	+	+	−	−	+	0	−	−	+	0
Rahm	−	+	+	+	0	−	+	−	0	0	+	0
Milch, Quark	−	+	+	0	+	−	−	−	−	−	+	0
Fisch, Fleisch	+	−	−	−	−	−	−	−	−	−	+	0

Mantras

Menschen kümmern sich zu viel um ihren physischen Körper. Schätzungsweise vergeuden Menschen bis zu 90 Prozent ihrer Zeit für ihn. Ihr physischer Körper wächst horizontal. Er ist veränderbar und kann abnehmen oder zunehmen. Der physische Körper besteht aus mehreren Elementen: Wasser, Luft, Erde und aus Mikroelementen und braucht zwei bis drei Mal Nahrung am Tag. Der physische Körper braucht aber außer Essen auch frische Energie. Diese kann durch Mantras und Affirmationen getankt werden. Mantras sind Schwingungen des Wortes und wirken wie ein Gebet. Es sind Rhythmen, die fünf Minuten am Tag gelesen werden.

Ihr ätherischer Körper (Seele und Energiekostüm) wächst vertikal. Er hat eine runde Form. Auch er ist veränderbar und kann entwickelt werden, z. B. durch Frequenzen. Er besteht aus Strahlen und Energien. Äther braucht Liebe, aber auch frisch gepresste Säfte. Er wächst auch, wenn Sie denken. Ihn sollte man auch zwei Mal täglich pflegen. Man bekommt jedoch nicht täglich Liebe. Auch hier helfen Mantras und bringen dem Äther frische Energie.

Ihr Geist wächst durch Lernen. Er ist Ihr ewiger Körper und bleibt unveränderlich, außer wenn Sie allumfassende Liebe kennenlernen. Ihn sollte man mindestens ein Mal täglich pflegen. Der Geist liebt ebenso Mantras.

Beachtet man die oben stehenden Regeln, bleibt man energetisch fit. Wie sieht es eigentlich mit Ihrer Energie aus? Das können Sie gleich testen. Beantworten Sie folgende Fragen mit Ja oder Nein bzw. sehen Sie nach, was zutrifft. Denken Sie an Ihre Kindheit. Wie waren Sie?

1. Ich war ein sehr lebendiges Kind. Ich habe vieles erforscht und habe mir meine eigenen Spiele ausgedacht.

2. Ich war autoritär zu anderen Kindern, sie respektierten mich.
3. Ich war als Kind unabhängig und habe immer selbst entschieden.
4. Ich war neugierig gegenüber Dingen, die ich nicht kannte.
5. Als Jugendlicher habe ich meine eigenen Projekte bevorzugt und in die Tat umgesetzt.
6. Ich war mit acht Jahren verliebt.
7. Ich habe bereits mit neun Jahren ans Geldverdienen gedacht.
8. Ich habe versucht, früh Geld zu verdienen.
9. Ich habe Erfolg bei Freunden gehabt.
10. Ich habe Erfolg in der Liebe gehabt und faszinierte andere.
11. Ich war gesund.
12. Ich habe oft Glück gehabt.
13. Ich habe Respekt vor Erwachsenen gehabt.

Wenn Sie zehn Fragen mit Ja beantworten konnten, dann haben Sie eine sehr starke Energie mitgebracht. Da alles Ursache und Wirkung hat, spielt Ihre Kindheit eine Rolle bei Ihrem Energiepotenzial. Sie leben jedoch ständig in einem Energieaustausch. Daher ist dieses Potenzial teilweise bis zum 40. Lebensjahr schon verbraucht. Dies ist jedoch kein Problem, denn Sie können alle Ihre drei Körper durch Mantras pflegen und erneuern. Das bringt Energie und verbindet Ihre reale und ideale Welt miteinander. Mantras sind kleine Gedichte, also Schwingungen, die das Leben regulieren. Dichtungen korrigieren die reale Welt durch Energie. Versuchen Sie zu dichten! Lesen Sie ein Mantra fünf Minuten am Tag und Sie werden eine positive Veränderung in Ihrem Leben erreichen.

Russische Heiler arbeiten mit den sogenannten rhythmischen Bildern. Sie können immer ein Geschehen mit so einem rhythmischen Bild korrigieren oder vorprogrammieren. Ich möchte Ihnen

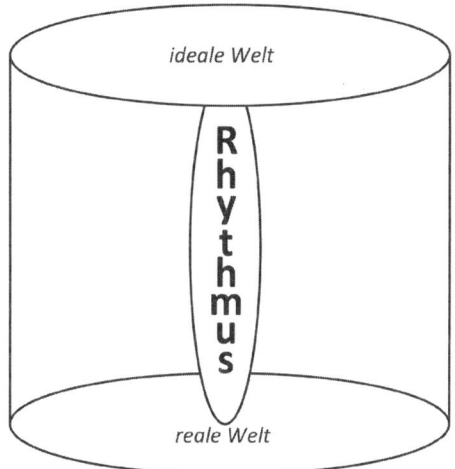

erklären, wie so etwas funktioniert: Schreiben Sie zuerst ein Kurzgedicht (Mantra) in einer positiven Form zu einem negativen Geschehen nieder, z. B. zur Scheidung:

> Die Scheidung verändert mein Leben,
> die Scheidung verändert meine Welt,
> zum guten Geschehen,
> und ich bekomme nun mehr.

Danach nehmen Sie ein Blatt Papier und verteilen darauf Worte in einem Kreis. Nehmen Sie in die Mitte das wichtigste Wort. In diesem Beispiel ist es das Wort »Scheidung«. Suchen Sie nach den gleichen Buchstaben wie die, die im Wort Scheidung enthalten sind, in den anderen Worten des Mantras. Schreiben Sie diese Worte kreuzweise ineinander. Danach machen Sie einen Kreis um das Geschriebene. Fertig. Das Bild arbeitet nun.

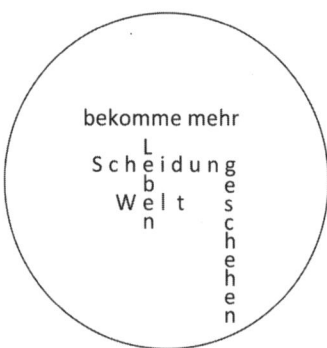

Dieses Bild hat Information und Energie in sich.

Mantras und rhythmische Bilder wirken ähnlich wie Mandalas:

- sie haben Impulse
- sie haben Farbe und Schwingung
- sie bringen Resonanz
- sie sind Materie in der Zeit
- sie sind ein Schlüssel zur neuen Energie

Ich möchte Ihnen noch ein Mantra und das dazugehörende rhythmische Bild vorstellen. Dieses Mantra wird »Jantra« genannt und dient dem allgemeinen Ausgleich:

Jantra, Guns, Mantras
Leben, Leben leben
Leben lassen
Leben lieben
Leben ehren
Lieben …

Schreiben Sie das wichtigste Wort in die Mitte. Das ist das Wort
Leben. Integrieren Sie die anderen Worte wie auf dem Bild ineinander. Machen Sie nun einen Kreis um das Geschriebene. Man
kann das Bild mit weiteren Halbkreisen versehen. In diese Halb-
kreise werden die wichtigsten Worte eingetragen wie Guns, Mantras, Liebe, Leben.

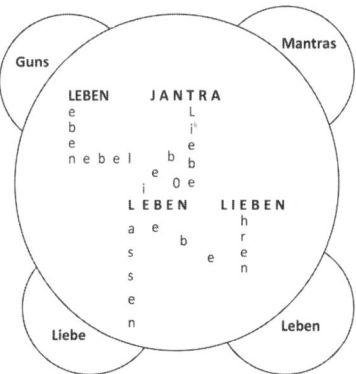

Hier sehen Sie noch ein Mantra mit dem dazugehörenden rhythmischen Bild namens »Tanken«:

> Vereinige dich mit anderen Wesen
> Vereinigung ist Leben
> Wünsche jedem nur das Gute
> Verwende dazu deinen Mut
> Schwarz – Weiß – Blau
> Wir werden alle eins
> Gütigkeit und Reue
> Bringen uns das Neue

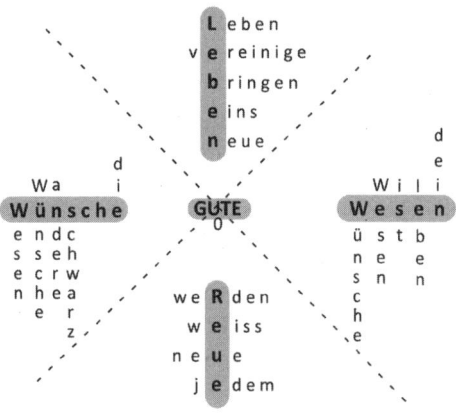

Hier geht es um das Gute. Also machen Sie ein Bild, das wie eine Blume aussieht. In die Mitte der Blume schreiben Sie das Wort Gute. In die Ovale die wichtigsten Worte aus dem Mantra wie Wünsche, Leben, Wesen, Reue. Die restlichen Wörter integrieren Sie ineinander.

Mantras besitzen, wie auch Pyramiden, einen sogenannten Nullpunkt. Dieser Punkt ist mit Ihrem Herzen zu vergleichen. Ein Mantra beinhaltet zudem sieben Farben und sieben Töne.

1	Do	rot	Wurzelchakra	−3
2	Re	orange	Sakralchakra	−2
KÖRPER				
3	Mi	gelb	Solarplexus	−1
4	Fa	grün	Herzchakra	0-Punkt
GEIST				
5	So	blau	Halschakra	1
6	La	violett	das dritte Auge	2
ÄTHER/SEELEE				
7	Si	klar	Kronenchakra	3

Sie halten Ihre Gesundheit in der Hand. Kümmern Sie sich in jüngeren Jahren um sie, sonst wird es nichts geben, um was Sie sich im Alter noch kümmern können. »Die Menschen sollten öfter ihren Kopf von der Erde auf den Himmel richten und die Sterne ansehen!«, so sagte meine Oma. Denken Sie öfter an Ihre Seele. Versuchen Sie, nicht tausend Dinge auf einmal zu erledigen. Fragen Sie Ihre Seele, welche Dinge für Sie wichtig sind. Es gibt nichts Gutes oder Schlechtes in dieser Welt. Es gibt nur Ihre Wahrnehmung, was gut oder schlecht wäre. Alles geschieht im Kopf. Fragen Sie jedoch Ihr Herz danach, was gut ist, und handeln Sie danach. Dieses Buch dient Ihnen als Ihre ganz persönliche Gebrauchsanweisung.

Anhang

Weitere Reinigungs- und Heilübungen

In diesem Anhang finden Sie ein paar weitere Reinigungs- und Heilvorgänge, die Sie ausprobieren können. Sie kommen aus Russland und können Ihnen eventuell etwas komisch vorkommen. Für einen Russen gehört Magie jedoch zum Alltag. Auch das geistige Heilen ist für jeden dort ein normales Gebrauchswort. Was zuerst komisch erscheint, hat meistens dennoch Hand und Fuß. Auch diese Vorgänge, denn sie vereinigen Energie und Geist.

Sollten Sie den Verdacht haben, dass jemand Sie verflucht hat oder Ihnen Energie raubte, reinigen Sie sich. Diese Reinigung gelingt am besten auf einem Friedhof. Gehen Sie dorthin und nehmen Sie etwas Kohle in Ihre Hände. Lassen Sie diese Kohle über Ihre Hände rieseln und zerreiben Sie sie. Sehen Sie sich nun Ihre Hände an und geben etwas Salz (Kochsalz) dazu. Reiben Sie Ihre Hände erneut, am besten eine Minute lang. Schütteln Sie anschließend diese Mischung auf den Boden.

Dieser Vorgang kann Ihnen noch »komischer« vorkommen. Er wird jedoch seit Tausenden von Jahren erfolgreich durchgeführt. Es wird mit dem sogenannten Hologrammbild gearbeitet. Da alles schwingt und eine Energie besitzt, sei es ein Mensch oder eine Erkrankung, wird ständig Energie ausgetauscht. Eine Erkrankung manifestiert sich daher in Ihrer Bekleidung. Ein Hologramm ist also wie ein Foto beziehungsweise ein Fingerabdruck der Erkrankung in der Bekleidung. Jede Erkrankung besitzt somit ein Kraftfeld, das in den getragenen Kleidern gespeichert wird. Das bedeutet, dass eine Kraftfeldkopie an derselben Stelle am Kleidungsstück zu finden ist. Dieses Feld benutzen Schamanen bei der Heilung. Sie sind der Meinung, dass Heilung sowohl am Körper als auch an der Kleidung durchgeführt werden kann.

Nimmt man die Kraftfeldkopie am Kleidungsstück heraus, geschieht dasselbe auch am Körper. Dafür spricht das sogenannte Morphologie-Gesetz. Dabei spielt die Distanz zwischen Körper und Kleidungsstück keine Rolle. Da eine Erkrankung immer ein schwächeres Kraftfeld als Worte, Elemente, etwas Wachsendes oder Lebendiges hat, kann man es mit neuer Energie überdecken. Man kann das Kraftfeld im Kleidungsstück leicht behandeln. Folgende Möglichkeiten stehen zur Wahl:

- Kleider werden durch Gebete behandelt
- Kleider werden durch Besprechen energetisiert
- Kleider werden mit Weihrauch beräuchert
- Kleider werden mit Heilzeichen versehen
- Kleider werden durch das Kraftfeld von Pflanzen oder Steinen behandelt

Ich möchte Ihnen nun die Arbeit mit einem Hologrammbild durch Pflanzen erklären. Dazu nimmt man eine kleine Flasche aus Glas, legt ein frisch gehacktes Kraut sowie einen kleinen Stein hinein und platziert sie am getragenen Kleidungsstück direkt an der Störstelle. Hat man also Atembeschwerden, wird die Flasche in der Höhe der Lunge am Kleidungsstück platziert. Wenn man psychische Beschwerden hat, wird diese am Solarplexus aufgestellt und so weiter. In Russland verwendet man oft auch einen Teller mit keimenden Körnern statt der Flasche. Dieser Teller wird ebenso auf die Kleidung gestellt, damit das Kraftfeld der Störung im Körper durch die Kraft der Keimung positiv beeinflusst wird. Das Kraftfeld der Keimung ist immer stärker als das der Erkrankung. Wichtig ist, dass die Krankheitsfelder lange genug behandelt werden. Also bis jede kleinste Zelle der Störung weg ist. In der Regel reichen zwei bis drei Tage.

Als Alternative machen viele Schamanen Folgendes: Sie empfehlen, die Socken ab und zu verkehrt herum zu tragen! Die Fußsohle speichert Energien aus dem Körper. Nehmen Sie Ihre Socken und drehen sie auf die verkehrte Seite/Innenseite um. Ziehen Sie die Socken an und tragen Sie sie den ganzen Tag. Anschließend sollten die Socken verbrannt werden.

Noch eine interessante schamanische Methode ist bei Energieverlust zu erwähnen. Sie brauchen ein Halbliterglas und ein Stück Brot. In das Brot stecken Sie zwölf Streichhölzer, legen das Brot auf die Nabelgegend und zünden die Streichhölzer an, dann schnell mit dem Glas bedecken und 20 Minuten wirken lassen. Diese Methode ist ähnlich wie das Schröpfen.

Haben Sie den Verdacht, dass Sie sich eine fremde Energie eingefangen haben, können Sie sich von ihr befreien, indem Sie eine Münze in die Hand nehmen und sie zirka eine Stunde festhalten. Bringen Sie sie danach zu einer Kreuzung und lassen sie dort fallen. Gehen Sie dann nach Hause, ohne mit jemandem zu sprechen.

Auch Teeblätter bringen viel Schutz. Nehmen Sie einige gebrauchte Teeblätter aus der Tasse, lassen Sie sie trocknen und legen Sie diese in ein Säckchen. Tragen Sie das Säckchen bei sich.

Noch ein Tipp aus der Familie: Um böse Energien abzuwehren und die Energiekreise in eigenem Umfeld auszugleichen, sollte man drei Zwiebeln nehmen, sie mit einem roten Faden oder Zwirn und einer Nadel durchstechen, den Faden zubinden und in der Wohnung aufhängen. Lassen Sie die Zwiebeln eine Woche in der Wohnung. Am achten Tag nehmen Sie die Zwiebeln und verbrennen sie. Sollten Sie diese Möglichkeit nicht haben, können Sie die Zwiebeln in einen Fluss werfen.

Unzählige Menschen leiden an Unruhezuständen und Depressionen. Meistens werden sie durch ständigen Druck auf die Seele hervorgerufen. Viele Menschen bedürfen daher Hilfe, um wieder ein normales Leben zu führen. Bei Depressionen empfiehlt sich folgender Vorgang: Man nimmt ein Foto von sich selbst und stellt über Nacht ein Glas mit Wasser darauf. Wird das Wasser unrein, hat es negative Energien aufgespürt. Wiederholen Sie den Vorgang zehn Tage lang. Das Wasser entzieht die negative Energie durch das Hologramm (Foto). Stellen Sie dazu noch einige frisch geschnittene Birkenzweige ins Wasser. Sie werden Ihnen helfen, die Probleme zu vergessen.

Probleme in der Familie gibt es auch sehr häufig. Man versteht sich mit dem Partner oder mit den Kindern nicht. Dieser Vorgang kann Ihnen helfen: Nehmen Sie frische Gurkensamen und legen Sie sie ins Wasser. Lassen Sie sie acht Tage liegen. Danach sollten die Samen eingepflanzt werden. Wenn die Gurken gewachsen sind, geben Sie diese der Person zu essen, die streitet.

Bevor Sie etwas tun, sollten Sie sich erst die Frage stellen: »Bringt mir das etwas oder nicht?« Wenn Sie die Antwort wissen, dann können Sie entscheiden, ob Sie das Geplante in die Tat umsetzen. Menschen investieren oft zu viel Energie in die falsche Richtung. Wenn Sie zum Beispiel an etwas denken (und später handeln), das

in der Vergangenheit passierte, investieren Sie Ihre Lebensenergie in die Vergangenheit, die nicht mehr existiert. Dieses TUN
bringt Ihnen also nichts. Genauso investieren Sie oft zu viel Energie in die Zukunft, indem Sie zu viel darüber nachdenken, wie etwas sich entwickelt. Sie investieren Energie in das, was noch nicht
existiert. Dabei vergessen Sie die Gegenwart, in der Sie leben, sie
existiert. Man sollte sich immer auf die Gegenwart konzentrieren
und die Energie in sie investieren, nur so kommen Sie weiter mit
Ihren Vorhaben. Leben Sie so, als wenn dies nicht nur der letzte
Tag Ihres Lebens wäre, sondern die letzte Stunde. So fließt die
Kraft!

Das magische Quadrat

Dies ist etwas ganz Besonderes aus der schamanischen Schatz-
truhe: das magische Quadrat der Kraft. Dieses Quadrat zieht
Energie an. So ein Talisman gilt als einer der stärksten der Welt
und wird für jeden persönlich hergestellt. Es arbeitet durch die
Zahlen-Frequenzen. Dies sind Impulse, die mit planetarischen
Energien kommunizieren. Machen Sie sich so einen Talisman
selbst. Sie brauchen dazu ein Blatt Papier und etwas zum Schreiben. Schneiden Sie zuerst einen Würfel aus dem Papier aus. Das
Muster dazu finden Sie weiter unten. Teilen Sie jede Quadratseite
der Würfel in neun Felder ein. Rechnen Sie nun aus, welche Zahlen in das Quadrat gehören, und schreiben Sie diese Zahlen in die
Spalten auf jede Quadratseite. Kleben Sie nun den Würfel zusammen. Man kann diese Würfel übrigens auch für Meditationen anwenden. Beschäftigen Sie sich täglich mit ihm.

Reihe 1

Als erste Zahl kommt die Quersumme aus Ihrem Geburtstag. Z.B. Sie sind am 26. eines Monats geboren, dann ist das $2 + 6 = 8$. Oder Sie sind am 29. eines Monats geboren, dann ist es $2 + 9 = 11$ und $1 + 1 = 2$. Also die 2. Ich bin am 10. geboren, dadurch ist meine Zahl 1.

Die zweite Zahl ist Ihre Monatszahl. Beim 11. Monat (November) ist das die 11 und beim 12. Monat des Jahres (Dezember) ist das die 12. Addieren Sie diese Zahlen, bis eine einzige Zahl übrig bleibt, also bei 11 ist das $1 + 1 = 2$ und bei 12 ist das $1 + 2 = 3$. Für mein Beispiel nehme ich mein Datum. Ich bin im August geboren, so habe ich die 8 in meinem Quadrat.

Die dritte Zahl ergibt sich aus der Summe der Jahreszahl, z.B. $1973 = 1 + 9 + 7 + 3 = 20$. Addieren Sie weiter $2 + 0 = 2$. Ich bin 1973 geboren, so muss ich $1 + 9 + 7 + 3$ addieren. Es ergibt sich 20 und $2 + 0$ ist 2.

Die erste Reihe meiner Daten sieht also folgendermaßen aus: 1, 8, 2.

Reihe 2

Die erste Zahl ist die Zahl des Vornamens. Sie haben bereits in vorigen Kapiteln die Tabelle der Zuordnung der Buchstaben und der Zahlen gesehen. Hier ist sie noch einmal:

Buchstaben	Zahl
A J S	1
B K T	2
C L U	3
D M V	4
E N W	5
F O X	6
G P Y	7
H Q Z	8
I R	9

Entnehmen Sie der Tabelle die zu den Buchstaben Ihres Vornamens gehörenden passenden Zahlen, z. B. Vadim = 4 + 1 + 4 + 9 + 4 = 22 und 2 + 2 = 4.

Die zweite Zahl ist die Zahl des Vornamens Ihres Vaters und Ihrer Mutter zusammengerechnet. Auch hier brauchen Sie dieselbe Tabelle, z. B. meine Eltern heißen Waldemar und Larissa. Waldemar + Larissa = 5 + 1 + 3 + 4 + 5 + 4 + 1 + 9 (Waldemar) + 3 + 1 + 9 + 9 + 1 + 1 (Larissa) = 32 + 24. Addieren Sie nun einzelne Zahlen: (3 + 2) + (2 + 4) = 11, und dann 1 + 1 = 2. Sollten Sie den Namen eines oder beider Elternteile nicht wissen, lassen Sie dieses Quadratfeld leer.

Die dritte Zahl ist die Zahl des Nachnamens, z. B. Tschenze. Auch hier brauchen Sie dieselbe Tabelle, z. B. Tschenze = 2 + 1 + 3 + 8 + 5 + 5 + 8 + 5 = 37. Addieren Sie weiter 3 + 7 = 10 und noch mal weiter 1 + 0 = 1.

Die zweite Reihe sieht folgendermaßen aus: 4, 2, 1.

Reihe 3

Die erste Zahl ist die Nummer des Sternzeichens (hier werden
die Zahlen nicht addiert). Schauen Sie nach, was für ein Sternzeichen Sie haben. Sind Sie z.B. Zwilling, ist das die Zahl 3. Sind Sie
ein Steinbock, dann die Zahl 10. Ich bin ein Löwe, also habe ich
die 5.

Widder   *1*
Stier   *2*
Zwillinge   *3*
Krebs   *4*
Löwe   *5*
Jungfrau   *6*
Waage   *7*
Skorpion   *8*
Schütze   *9*
Steinbock   *10*
Wassermann   *11*
Fisch   *12*

Die zweite Zahl ist die Nummer des Zeichens nach chinesischem
Horoskop (siehe die nachfolgende Tabelle).

Ich bin ein Büffel, somit ist das bei mir die 2.

Ratte (1)		Büffel (2)		Tiger (3)	
von	bis	von	bis	von	bis
31.01.1900 – 18.02.1901		19.02.1901 – 07.02.1902		08.02.1902 – 28.01.1903	
18.02.1912 – 05.02.1913		06.02.1913 – 25.01.1914		26.01.1914 – 13.02.1915	
05.02.1924 – 24.01.1925		25.01.1925 – 12.02.1926		13.02.1926 – 01.02.1927	
24.01.1936 – 10.02.1937		11.02.1937 – 30.01.1938		31.01.1938 – 18.02.1939	
10.02.1948 – 28.01.1949		29.01.1949 – 16.02.1950		17.02.1950 – 05.02.1951	
28.01.1960 – 14.02.1961		15.02.1961 – 04.02.1962		05.02.1962 – 24.01.1963	
15.02.1972 – 02.02.1973		03.02.1973 – 22.01.1974		23.01.1974 – 10.02.1975	
02.02.1984 – 19.02.1985		20.02.1985 – 08.02.1986		09.02.1986 – 28.01.1987	
19.02.1996 – 06.02.1997		07.02.1997 – 27.01.1998		28.01.1998 – 15.02.1999	
07.02.2008 – 25.01.2009		26.01.2009 – 23.02.2010		24.02.2010 – 02.02.2011	

Hase (4)		Drache (5)		Schlange (6)	
von	bis	von	bis	von	bis
29.01.1903 – 15.02.1904		16.02.1904 – 03.02.1905		04.02.1905 – 24.01.1906	
14.02.1915 – 02.02.1916		03.02.1916 – 22.01.1917		23.01.1917 – 10.02.1918	
02.02.1927 – 22.01.1928		23.01.1928 – 09.02.1929		10.02.1929 – 29.01.1930	
19.02.1939 – 07.02.1940		08.02.1940 – 26.01.1941		27.01.1941 – 14.02.1942	
06.02.1951 – 26.01.1952		27.01.1952 – 13.02.1953		14.02.1953 – 02.02.1954	
25.01.1963 – 12.02.1964		13.02.1964 – 01.02.1965		02.02.1965 – 20.01.1966	
11.02.1975 – 30.01.1976		31.01.1976 – 17.02.1977		18.02.1977 – 06.02.1978	
29.01.1987 – 16.02.1988		17.02.1988 – 05.02.1989		06.02.1989 – 26.01.1990	
16.02.1999 – 04.02.2000		05.02.2000 – 23.01.2001		24.01.2001 – 11.02.2002	
03.02.2011 – 22.01.2012		23.01.2012 – 09.02.2013		10.02.2013 – 30.01.2014	

Pferd (7)		Schaf (8)		Affe (9)	
von	bis	von	bis	von	bis
25.01.1906 – 12.02.1907		13.02.1907 – 01.02.1908		02.02.1908 – 21.01.1909	
11.02.1918 – 31.01.1919		01.02.1919 – 19.02.1920		20.02.1920 – 07.02.1921	
30.01.1930 – 16.02.1931		17.02.1931 – 05.02.1932		06.02.1932 – 25.01.1933	
15.02.1942 – 04.02.1943		05.02.1943 – 24.01.1944		25.01.1944 – 12.02.1945	
03.02.1954 – 23.01.1955		24.01.1955 – 11.02.1956		12.02.1956 – 30.01.1957	
21.01.1966 – 08.02.1967		09.02.1967 – 29.01.1968		30.01.1968 – 16.02.1969	
07.02.1978 – 27.01.1979		28.01.1979 – 15.02.1980		16.02.1980 – 04.02.1981	
27.01.1990 – 14.02.1991		15.02.1991 – 03.02.1992		04.02.1992 – 22.01.1993	
12.02.2002 – 31.01.2003		01.02.2003 – 21.01.2004		22.01.2004 – 08.02.2005	
31.01.2014 – 18.02.2015		19.02.2015 – 07.02.2016		08.02.2016 – 27.01.2017	

Hahn (*10*)		Hund (*11*)		Schwein (*12*)	
von	bis	von	bis	von	bis
22.01.1909 – 09.02.1910		10.02.1910 – 29.01.1911		30.01.1911 – 17.02.1912	
08.02.1921 – 27.01.1922		28.01.1922 – 15.02.1923		16.02.1923 – 04.02.1924	
26.01.1933 – 13.02.1934		14.02.1934 – 03.02.1935		04.02.1935 – 23.01.1936	
13.02.1945 – 01.02.1946		02.02.1946 – 21.01.1947		22.01.1947 – 09.02.1948	
31.01.1957 – 17.02.1958		18.02.1958 – 07.02.1959		08.02.1959 – 27.01.1960	
17.02.1969 – 05.02.1970		06.02.1970 – 26.01.1971		27.01.1971 – 14.02.1972	
05.02.1981 – 24.01.1982		25.01.1982 – 12.02.1983		13.02.1983 – 01.02.1984	
23.01.1993 – 09.02.1994		10.02.1994 – 30.01.1995		31.01.1995 – 18.02.1996	
09.02.2005 – 28.01.2006		29.01.2006 – 17.02.2007		18.02.2007 – 06.02.2008	
28.01.2017 – 15.02.2018		16.02.2018 – 04.02.2019		05.02.2019 – 24.01.2020	

Die dritte Zahl ist der Code des Wunsches, z. B. Sie möchten gesund werden, dann nehmen Sie das Schlüsselwort *Gesundheit* und addieren die den Buchstaben zugeordneten Zahlen. Mein Beispiel: Gesundheit = 7 + 5 + 1 + 3 + 5 + 4 + 8 + 5 + 9 + 2 = 49. Addieren Sie weiter 4 + 9 = 13 und wieder weiter 1 + 3 = 4.

Die dritte Reihe sieht folgendermaßen aus: 5, 2, 4.

Somit sieht mein Quadrat so aus:

1	8	2
4	2	1
5	2	4

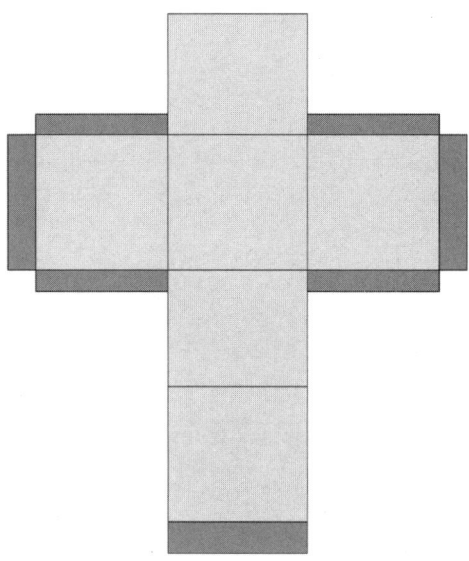

Die Arbeit mit Powerschungit®

In diesem Buch haben Sie schon von dem sogenannten *Power-schungit*® gehört. Viele Wissenschaftler beschäftigen sich mit Schungiten. Dieser Stein fasziniert durch seine Geheimnisse. Es gibt mehrere Schungitarten. Der Powerschungit® ist eine spezielle Schungitart, eine sogenannte heilende Steinart, die viel Neu-energie und eine bestimmte hohe Kohlenstoffmenge besitzt. Viele wissenschaftliche Studien fanden bereits statt. Es ist selten, dass sich auch die Wissenschaft mit Steinen befasst. In diesem Fall fas-zinierte der Stein auch sie. Sogar Schulmediziner sprechen bereits über dieses Wunder!

Es gibt also Schungite mit 1, 10, 25 und 50 Prozent an Kohlen-stoffgehalt. All diese Steine sind seltene Edelsteine der Neuzeit.

Der Mensch selbst besteht aus 25 Prozent Kohlenstoff, und unser Rasen hat 1 bis 5 Prozent Kohlenstoff in sich. Daher passt der Powerschungit® so gut zu unserem Körper, und der Schungit wird oft für unseren Rasen als Düngung verwendet. Sie sehen die Parallelen.

Wo der Powerschungit®-Stein herkommt, ist noch unklar. Es gibt zwei Theorien: Eine erklärt das Vorkommen des Steines durch Algen, die vor Milliarden von Jahren abgelagert wurden, und die zweite erklärt sein außerirdisches Vorkommen.

Er wird zur Energiearbeit, Kosmetik- und Nahrungsergänzungsmittel-Herstellung sowie für die Wasseraufbereitung und den Schutz gegen Elektrosmog eingesetzt. Er ist der speziellste seiner Art und etwas brüchiger als der normale Schungit. Der Stein lässt sich jedoch auch gut formen. Er ist ein seltenes Mineral mit einem besonderen Kristallgitter (Matrix), basierend auf spezifischem Kohlenstoff. Diese Kohlenstoffart, *Fulleren* ist einzigartig. Das Fullerenmolekül ist der Träger verschiedener Stoffe zur Zellmembran. Es ist kugelförmig und in seinem Inneren leer und kann dadurch »ausgefüllt« werden. So bringt ein Fullerenmolekül nötige Stoffe in die Zelle und nimmt auf dem Rückweg vor der Ausscheidung die schädlichen freie Radikale und Giftstoffe mit. Diese geheimnisvolle Essenz des Steines, Fullerene, die nach dem Diamanten und Graphit die dritte Form des Kohlenstoffs darstellen, sind im Moment das Thema in der wissenschaftlichen Forschung. Fast alle wissenschaftlichen Labors der Welt, die sich mit diesem Thema beschäftigten, sind mit dem Nobelpreis ausgezeichnet worden. Das sagt viel aus. Der Powerschungit® ist in der Lage, Schmerzen aus dem Körper zu ziehen. Das ist ein Geheimnis des Gesteins, das wissenschaftlich noch nicht geklärt ist. Wie es genau funktioniert, ist unklar, aber dass es funktioniert, davon ist seit Jahrhunderten mehrfach berichtet worden. Energetiker erklären diese Fähigkeit durch alte Steinkräfte. Halten Sie einen Stein direkt an die Schmerzstelle. Schon nach 15 Minuten, spätestens jedoch nach 25 Minuten merken Sie einen Unterschied. Oft ist der Schmerz weg oder zumindest gelindert.

Bei Hauterkrankungen helfen Powerschungit®-Bäder. Entdecken Sie diesen Stein für sich, dann werden Sie ihn nicht mehr missen wollen! Ich persönlich arbeite sehr gerne damit und kann ihn Ihnen nur ans Herz legen.

Es gibt eine Vielzahl von Tests, wie man heilende Powerschungite® erkennt. Wir verlassen uns jedoch in erster Linie auf chemische Untersuchungen. Im Powerschungit® sind viele verschiedene Stoffe und Mineralien enthalten:

SiO_2: Siliciumoxid oder Kieselsäure (Quarz) kommt in Lebewesen vor, z. B. in Algen. Silicium ist ein lebensnotwendiges Element. Es ist nur in kleinen Mengen im Blut und im Gewebe vorhanden. Die Aufgaben des Siliciums im menschlichen Körper sind vielfältig: Der Zellstoffwechsel, der Zellaufbau, die Verlangsamung des Alterungsprozesses im Gewebe (das Gewebe jüngerer Menschen weist immer einen höheren Gehalt an Silicium auf). Silicium ist wichtig für die Funktion des Bindegewebes, der Festigkeit der Blutgefäße und wirkt entzündungshemmend.

TiO_2: Titanoxid ist ein ungiftiges Pigment. Es ist mittlerweile zu einem alltäglichen Begleiter in unserem Leben geworden. Man findet es in Kosmetika, Lebensmitteln und Medikamenten. Es wird in der Lebensmittelindustrie zur UV-Schutzwirkung eingesetzt. In Sonnenschutzmitteln wird TiO_2 seit den 90er Jahren als physikalischer UV-Filter verwendet. Bedingt durch ihre Größe haben TiO_2-Partikel spezifische physikalische und chemische Eigenschaften, die in Kosmetik und Medizin genutzt werden. »TiO_2

ist ein wirksamer Photokatalysator«, so die österreichische Akademie der Wissenschaften.

Al_2O_3: Aluminiumoxid, Tonerde wird zur Behandlung von Akne und Talkdrüsen eingesetzt. Aluminiumoxid (Alumina) ist auch ein wichtiges Mittel bei der homöopathischen Behandlung von Demenz und Alzheimer.

FeO: Eisenoxid. Eisen ist eines der am häufigsten vorkommenden Metalle auf der Erde. Es wird in Form von Eisenoxiden abgebaut. Eisen ist wichtig für unser Blut. Der menschliche Körper enthält zwischen 2,5 und 4 Gramm Eisen. Der Körper braucht Eisen für viele wichtige Vorgänge, wie z. B. für den Sauerstofftransport.

MgO: Magnesiumoxid ist ein Säureregulator. Es wird aufgrund seiner Fähigkeit, Säuren neutralisieren zu können, in der Medizin, in Lebensmitteln und bei der Trinkwasseraufbereitung eingesetzt. Magnesium ist wichtig für unsere Muskeln und unseren Stoffwechsel. In der 2. Ausgabe der Fachzeitschrift »American Journal of Epidemiology« 2011 wurde eine Studie publiziert, nach der eine ausreichende Magnesiumversorgung das Risiko von Darmkrebs reduziert. Die Forscher befragten mehr als 35.000 Frauen. Wissenschaftler empfehlen die Aufnahme von täglich mindestens 300 mg Magnesium, um das Darmkrebsrisiko zu verringern.

CaO: Calciumoxid ist Bestandteil der Heilerde und dient dem Stoffwechsel. Calcium ist wichtig für unsere Knochen und Knorpel. Das im Skelett gebundene Calcium hat ein Gesamtgewicht von zirka 1 kg. Der Rest ist im Blut und im Gewebe gespeichert. Calcium ist wichtig für die Mineralisation von Knochen und Zähnen, für die Membranstabilisation und die Blutgerinnung. Es bewirkt die Zellaktivierung und reguliert zahlreiche Enzyme. Sinkt der Serum-Calcium-Spiegel stark ab, treten Krampfanfälle auf, und langfristig gibt es Veränderungen an Haut, Haaren und Nägeln.

Na_2O: Natriumoxid wird sogar als Heilmittel in der Homöopathie eingesetzt. Natrium ist ein Elektrolyt, welches sich hauptsächlich im Blut befindet. Natrium ist an der Funktionsfähigkeit jeder Körperzelle beteiligt. Sein Gegenspieler ist Kalium. Natrium spielt eine große Rolle im Säure-Basen-Haushalt. Laut Medizin ist es wichtig für den osmotischen Druck im Körper. Natrium ist auch das am häufigsten vorkommende Elektrolyt in den Körperflüssigkeiten außerhalb der Zellen und reguliert den Wasserhaushalt.

K_2O: Kaliumoxid ist in der Heilerde zu finden und wird auch in der Homöopathie eingesetzt. Kalium befindet sich innerhalb unserer Zellen. Dieses Element ist sehr wichtig für unser Herz. Erwachsene benötigen pro Tag zirka 2 Gramm Kalium. Der Mineralstoff gehört zu den Elektrolyten und ist wie Natrium für unseren Wasserhaushalt wichtig.

S: Schwefel wird sowohl äußerlich als auch innerlich eingesetzt, besonders bei entzündlichen Hauterkrankungen. Schwefel ist für alle Organismen von essentieller Bedeutung. Im menschlichen Körper sind zirka 140 bis 150 g Schwefel enthalten. Der Tagesbedarf liegt bei zirka 900 mg. Reiner Schwefel ist für den Menschen nicht giftig, da er unverändert den Darm passiert und danach ausgeschieden wird. Zudem spielt dieser Mineralstoff eine Rolle im Eiweißstoffwechsel und bei der Entgiftung.

C: Kohlenstoff ist ein Baustein des Lebens. Er ermöglicht das Leben der Zelle. Kohle ist ein Adsorptionsmittel. In der Medizin

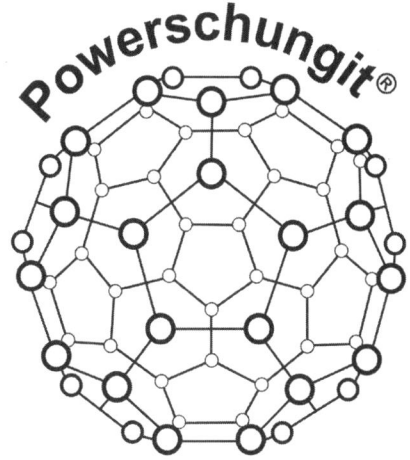

wird Kohlenstoff verwendet, um Gifte aus dem Magen-Darm-Trakt zu entfernen. Für die Erforschung des »Wundermaterials« Graphen erhielten die Physiker Andre Geim und Konstantin Novoselov 2010 in ihrer Fachrichtung, im Bereich der Forschung über Kohlenstoff und Fullerene, den Nobelpreis. Schon 1998 forschte die Gesellschaft für Schwerionenforschung (GSI), nahe Darmstadt, gemeinsam mit Medizinern des Deutschen Krebsforschungszentrums und der Radiologischen Universitätsklinik in Heidelberg, über den Einsatz der Kohlenstoffionen gegen Krebs.

H_2O: Auch Wasser ist in diesem Stein erhalten.

Ansonsten sind im Powerschungit® viele andere Mikro- und Mengenelemente gefunden worden. Es gibt keinerlei Bleireste oder Ähnliches, was schaden könnte. Interessant ist, dass einige Elemente in kleinen Mengen auch in der Heilerde vorhanden sind. Die universelle Wirkung von Heilerde ist bereits von Sebastian

Kneipp, Emanuel Felke und Adolf Just propagiert worden. Just sagte sogar, dass Heilerde »das beste Heilmittel der Natur« sei. Das Wichtigste, was Powerschungit® zusätzlich beinhaltet, ist der Kohlenstoff.

Versuchen auch Sie mit diesem Stein zu arbeiten! Dieses Geheimnis wollte ich Ihnen nicht vorenthalten!

Nachwort

Liebe Leser,

ich hoffe, Sie werden mit dem Gelesenen viel anfangen können. Energie ist eine sehr interessante Materie und kann beherrscht werden, auch wenn Sie persönlich damit noch nie gearbeitet haben. Menschen haben ein altes Wissen in sich, das Wissen können Sie aktivieren und mit einfachen Techniken verknüpfen. Jeder, der mein Buch gelesen hat, ist in der Lage, eine geistige Komplettsanierung seines Lebens durchzuführen. Trauen Sie sich an diese Materie! Sie werden schnell erkennen, dass es funktionieren wird.

Denken Sie an das Gefühl der ersten Liebe. Ihre Energiehülle ist wie ein Apfel – rund und knackig. Gehen Sie in das Zentrum des Apfels. Eine Seite ist die Liebe zu den Menschen. Die zweite ist die Liebe zu sich selbst, und die dritte ist die Liebe zum Universum. Ihr Ziel ist, alle diese Seiten zu vereinigen.

Leben Sie heute. Es gibt nichts Unsinnigeres, als langjährige Pläne zu schmieden. Planen Sie nur kurzfristig, jeder Tag ist ein Wunder! Um das zu merken und die Tage als Wunder wirken zu lassen, sollte man immer etwas Neues geschehen lassen. Laufen Sie nicht vielem hinterher, sondern gehen Sie in die Tiefe. Qualität ist wichtiger als Quantität. Einige schätzen Bücher nach Seitenzahlen, wobei Bücher keine Hanteln sind. Das wahre Wissen ist kurz und bündig. Lernen Sie das neue Wissen kennen! Menschen wollen immer alles lernen, wissen aber letztendlich nichts. Konzentrieren Sie sich daher auf das wichtigste Ziel. Etwas nicht zu schaffen, ist immer besser, als etwas nicht anzufangen. Suchen Sie nach neuen Zielen in Ihrem Leben! Vergessen Sie nie Ihre Träume, sie bewegen Ihr Leben. Träumen Sie, und schauen Sie nach vorne!

Die Energielehre ist sehr umfangreich und kann in einem einzigen Buch nicht alle Ihre Fragen beantworten. Sollten Sie das Bedürfnis haben, noch mehr zu lernen, wird es mich freuen, wenn Sie sich für meine Seminare interessieren. Weitere Informationen bekommen Sie auf meiner Internetseite www.vadimtschenze.ch.

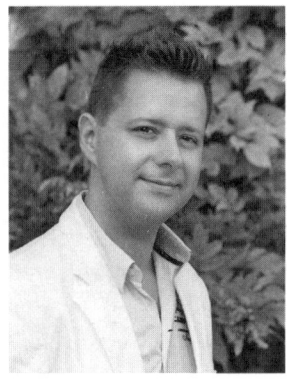

Ihr Vadim Tschenze

Literatur

Bücher des Autors:

»Russisch-tibetische Honigmassage«, Videel 2001
»Das geheime Wissen – Einführung in die Welt der Esoterik«, Silberschnur 2006
»Russisches Orakel – uraltes Geduldsspiel«, Urania 2007
»Orientalisches Wahrsagen – Kaffeesatzlesen«, Silberschnur 2007
»Karma-Orakel – der Mensch und die karmischen Gesetze«, Urania 2007
»Geheimnisse der Liebesmagie«, Silberschnur 2008
»Übersinnliche Phänomene«, Silberschnur 2008
»Das alte russische Wissen«, Silberschnur 2009
»Die russische Kräuterheilkunde«, Aquamarin Verlag 2012
»Geheimnisse der Edelsteine«, Neuzeit Verlag, Tägerwilen 2013

Geführte Meditationen auf CD

»Goldene Mitte: Verändere Dein Leben – Meditation zur Blockadenlösung bei karmischen Ursachen«

»Heilende Gebete für Liebe, Wohlbefinden, Geld und Blockadenlösung«

»Wasser aufladen: Heilende Töne für die Seele zum Wasserauf-
laden und für mehr Lebensqualität«

Seminare auf DVD

»Kartenlegen einfach gelernt, Seminar für Anfänger und Fortgeschrittene mit Vadim Tschenze – Basiskurs«

»Kartenlegen einfach gelernt, Seminar für Fortgeschrittene mit
Vadim Tschenze – Aufbaukurs«

»Wohlfühlmassagen«

»Aberglaube, Magie, Wünsche und Heilung – Ein Vortrag mit
Vadim Tschenze«

Ausbildungen und Seminare an der
Vadim Tschenze Akademie

Eine Auswahl:
Russischer Schamanismus
Heilseminare
Geistheilung und Blockadenlösung
Kartenlegen nach russischer und sibirischer Tradition
Moderne Karmalehre und Numerologie
Engelweisheiten, Traumarbeit und Kaffeesatzlesen
Geheimnisse der Magie
Spirituelle Geistheilung hautnah in der Karibik
Channeling
Vetucha Healing
Therapie-Heilstein-Berater
Farb-Aromatherapie-Berater

Fordern Sie bitte das Gesamtverzeichnis an!
Vadim Tschenze Akademie

Homepage: www.vadimtschenze.ch

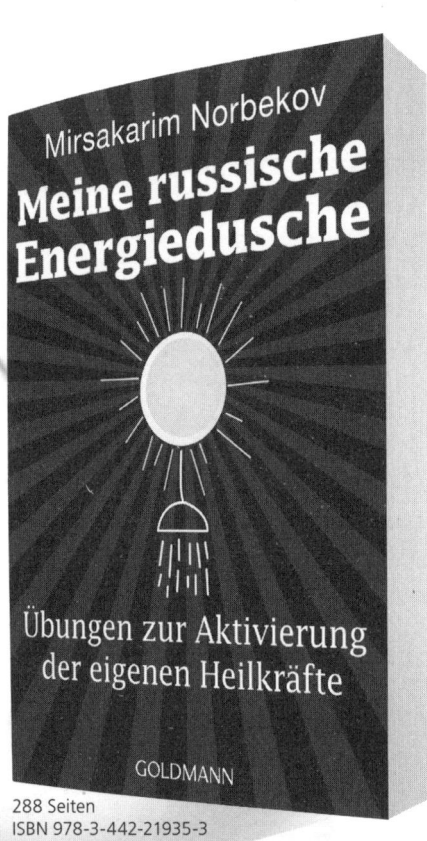
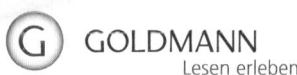

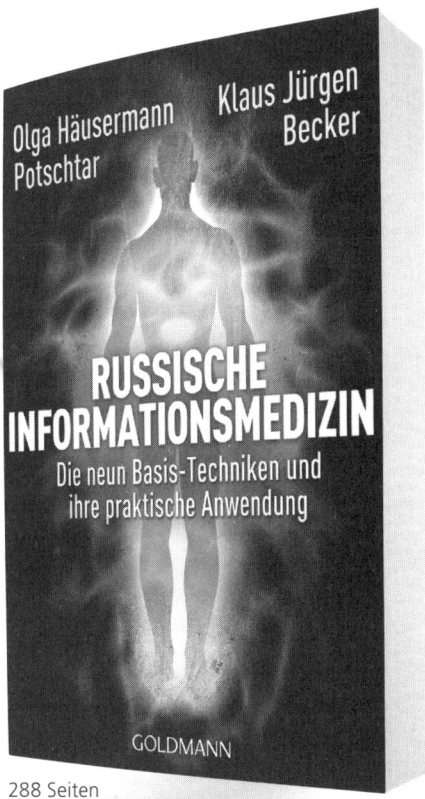
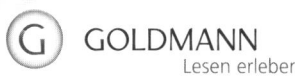

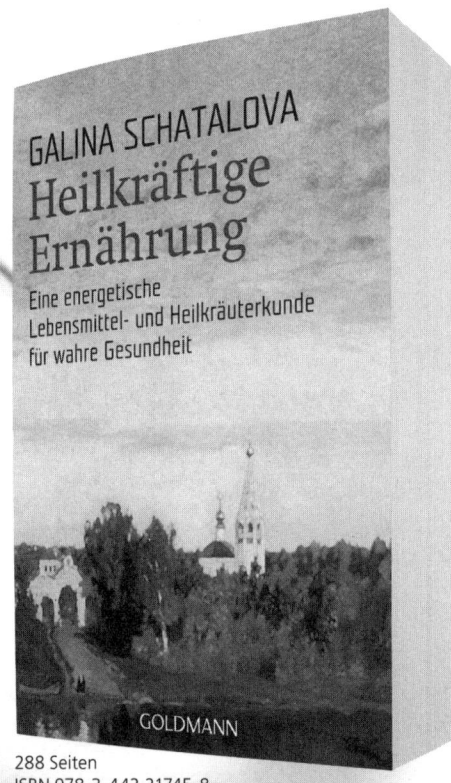
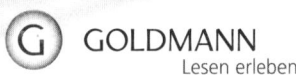